ERNÄHRUNG

Alles Wissenswerte für ein
glückliches und gesundes Leben

DK London

Lektorat Katie Cowan, Andrea Page, Holly Kyte,
Salima Hirani, Alastair Laing, Dawn Henderson
Gestaltung und Bildredaktion Maxine Pedliham, Alison Gardner,
Louise Brigenshaw, Marianne Markham, Heather Blagden
Herstellung David Almond, Luca Bazzoli
Illustrationen Nelli Velichko, Sally Caulwell
Fotos Stephanie McLeod

Für die deutsche Ausgabe:
Verlagsleitung Monika Schlitzer
Programmleitung Heike Faßbender
Projektbetreuung Carmen Brand
Herstellungsleitung Dorothee Whittaker
Herstellungskoordination Claudia Rode
Herstellung Jenny Kolbe

Titel der englischen Originalausgabe:
The Science of Nutrition

Übersetzung Wiebke Krabbe
Lektorat Elke Sagenschneider

ISBN 978-3-8310-4593-8

Druck und Bindung TBB, a.s., Slowakei

MIX
Papier | Fördert gute Waldnutzung
FSC® C018179

www.dk-verlag.de

RHIANNON LAMBERT

ERNÄHRUNG

Alles Wissenswerte für ein glückliches und gesundes Leben

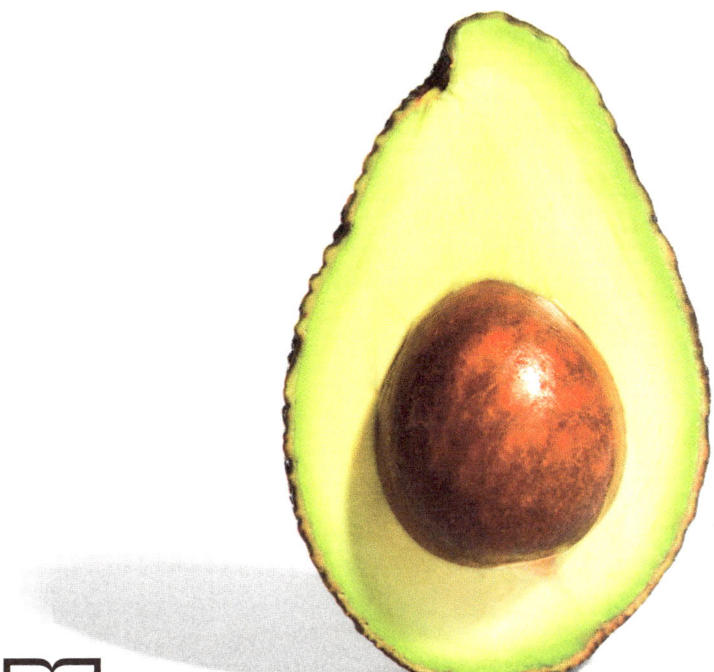

DK

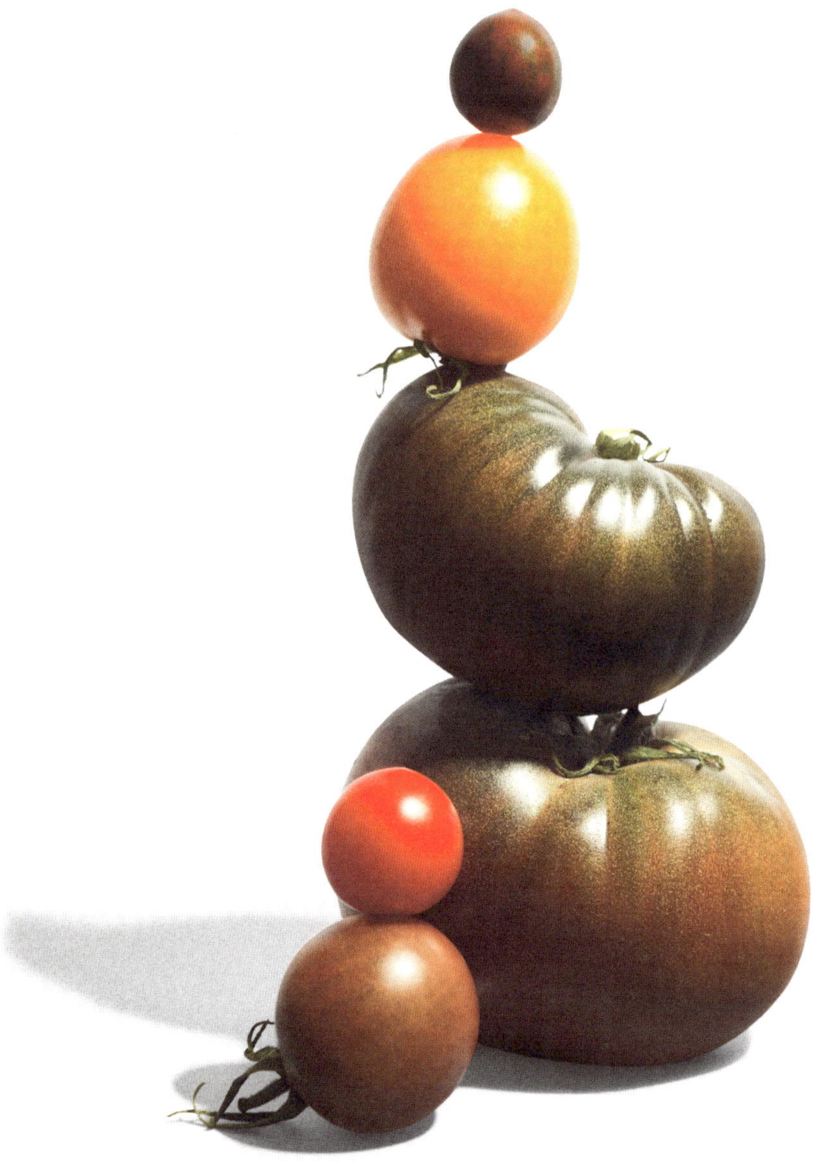

INHALT

VORWORT

Die Entscheidung für ein Studium der Ernährungswissenschaften an der University of Roehampton hat mein Leben verändert. Ich wusste aus erster Hand, wie leicht jeder und jede von uns in eine ungesunde Beziehung zum Essen geraten kann. Der Druck, bestimmte ästhetische »Normen« zu erfüllen, verleitet dazu, eine Diät nach der anderen auszuprobieren, und dabei verlernen wir es, Essen entspannt zu genießen.

Im Alter von 17 Jahren war ich eine vielversprechende Sopranistin. Bei Classic FM gewann ich den Titel »Young Musician of the Year«, und plötzlich stand ich im Rampenlicht. Ich studierte an der Royal Academy of Music und sang auf der Bühne der Royal Albert Hall und der Pariser Modewoche … Das Leben war unglaublich aufregend! Aber nachdem ich vier Jahre lang dem Druck der Musikindustrie ausgesetzt war und eine Modediät nach der anderen ausprobiert hatte, stellte ich fest, dass ich diese Karriere nicht fortsetzen wollte. Die Entscheidung war radikal, aber sie war einer der besten Schritte, die ich je gemacht habe.

Nach vier weiteren aufreibenden, aber spannenden Jahren hatte ich einen Bachelor- und einen Master-Abschluss in Ernährungswissenschaften und begann ein neues Leben als Ernährungsberaterin. 2016 habe ich Rhitrition gegründet, meine eigene Praxis in der Londoner Harley Street, in der ich mit einem Team von Spezialisten zusammenarbeite. Unser Ethos ist ganz einfach: Wir sind überzeugt, dass jeder mit der richtigen Ernährung und den richtigen Alltagsgewohnheiten gesund leben kann. Unsere Körper sind so einzigartig wie unsere Persönlichkeiten, daher braucht jeder Mensch eine maßgeschneiderte Ernährungsweise, die für sie oder ihn funktioniert.

Die Arbeit mit meinen Patienten hat mir bewusst gemacht, wie oft wir mit pseudowissenschaftlichen Aussagen konfrontiert werden: Auf Etiketten im Supermarkt, auf Anzeigen im Instagram-Feed und vor allem in Zeitschriften begegnen uns plakative Aussagen in einem Jargon, der scheinbar auf fundierten Forschungsergebnissen basiert. Mit diesem Buch möchte ich ein Gegengewicht setzen, Ihnen harte Fakten an die Hand geben und so den Weg für ein verändertes Denken über Lebensmittel ebnen.

Mit eindeutigen Antworten und anschaulichen Grafiken möchte ich eine Vielzahl von Themen verständlicher machen, von der Darmflora über Gewichtsmanagement, Herzgesundheit und die Stärkung des Immunsystems bis hin zu veganer Ernährung und Intervallfasten. Ich möchte mit diesem Buch populäre Ernährungsmythen und falsche Diätversprechen entlarven und Sie in die Lage versetzen, wohlbegründete Entscheidungen über Ihre persönliche Ernährung zu fällen und so letztlich die Verantwortung für ein gesundes und zufriedenes Leben in die eigenen Hände zu nehmen.

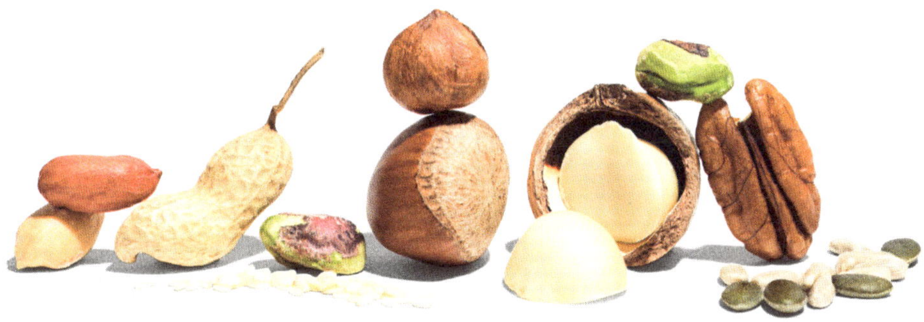

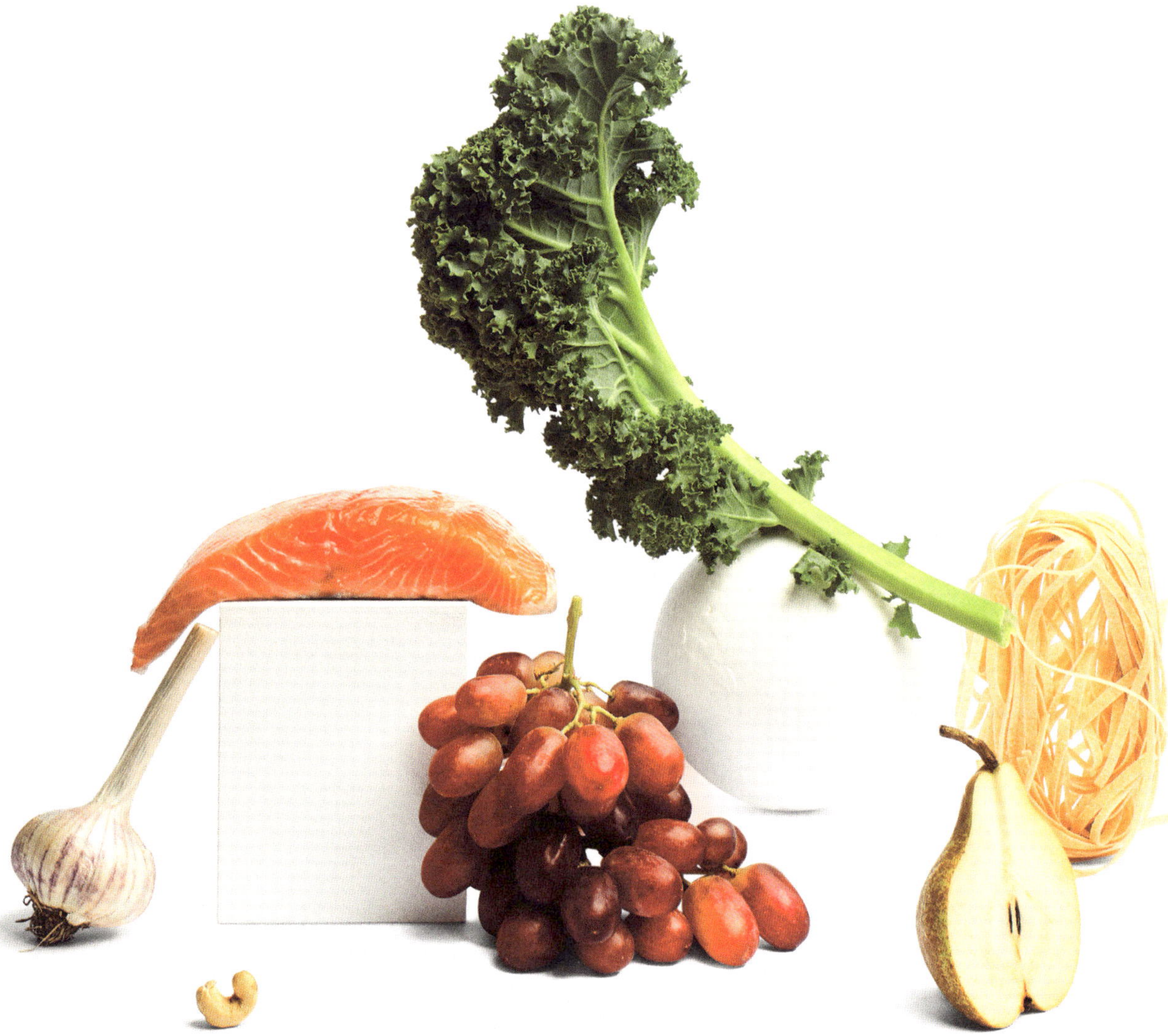

WAS IST ERNÄHRUNG?

WAS VERSTEHT MAN UNTER ERNÄHRUNG?

Ernährung ist der Prozess, durch den unser Körper mit allen Stoffen versorgt wird, die er braucht, um zu wachsen und gesund zu bleiben. Die wichtigste Rolle spielen dabei die Lebensmittel, die wir zu uns nehmen.

Mit einer ausgewogenen Ernährung schaffen wir die Voraussetzung dafür, dass wir gesund bleiben und uns wohlfühlen. Die richtige Ernährung sorgt dafür, dass der Organismus optimal funktioniert und sich gegen Krankheiten erfolgreich zur Wehr setzen kann.

Makronährstoffe spielen in der Ernährung eine entscheidende Rolle, aber Mikronährstoffe sind nicht weniger wichtig. Eine ausgewogene Ernährung enthält viele verschiedene Arten von beiden.

MAKRONÄHRSTOFFE

Kohlenhydrate (siehe S. 12–13), Proteine (siehe S. 14–15) und Fette (siehe S. 16–17) sind die drei Makronährstoffe. Sie liefern dem Körper die Energie, die er braucht.

Viele Prozesse führt der Körper ohne unsere bewusste Kontrolle durch (z.B. Atmung, Temperaturregulierung, Verdauung und Zellreparatur). Dafür benötigt er Energie, ebenso für die Bewegung. Jeder der Makronährstoffe wird täglich in relativ großen Mengen benötigt, um die lebenswichtigen Funktionen des Körpers zu unterstützen.

MIKRONÄHRSTOFFE

Vitamine und Mineralstoffe, die sogenannten Mikronährstoffe, brauchen wir in viel geringeren Mengen als Makronährstoffe, aber auch sie sind für die Körperfunktionen unerlässlich. Vor allem bei Kindern sind sie auch für ein gesundes Wachstum und eine gesunde Entwicklung erforderlich.

Die Bedeutung von Mikronährstoffen wird oft unterschätzt, weil wir von ihnen nur geringe Mengen benötigen. Meist konzentrieren wir uns eher auf die Frage, welche Makronährstoffe wir brauchen. Doch die Weltgesundheitsorganisation (WHO) geht davon aus, dass ein Mangel an Mikronährstoffen für einige der häufigsten Mangelerkrankungen verantwortlich ist, darunter Anämie (Eisen), Rachitis und Osteoporose (Vitamin D). Sie alle wirken sich negativ auf unsere Gesundheit und unser Wohlbefinden aus.

Die meisten Vitamine und Mineralstoffe kann man mit pflanzlichen Lebensmitteln zu sich nehmen. Ihre Farbe gibt Hinweise darauf, welche Nährstoffe in ihnen enthalten sind. So weist Orange oft auf Vitamin A hin, Violett auf Antioxidanzien, Grün auf Vitamin K und Eisen, und rotes Gemüse enthält viel Vitamin C. Eine farbenfrohe Ernährung versorgt Sie also mit den verschiedensten Nährstoffen.

Der Tagesbedarf an Mikronährstoffen ist von Mensch zu Mensch unterschiedlich. Wer sich insgesamt abwechslungsreich ernährt und sowohl pflanzliche als auch tierische Lebensmittel verzehrt, erhält wahrscheinlich alle notwendigen Mikronährstoffe und benötigt keine Ergänzungspräparate. Wer keine tierischen Produkte isst, kann mit einer durchdachten Ernährung und einer gezielten Nahrungsergänzung den Bedarf an essenziellen Nährstoffen decken (siehe S. 128–131). Wenn Sie Ihre Ernährung optimieren möchten, sollten Sie sich an einen qualifizierten Ernährungsberater wenden.

Individueller Bedarf

ES GIBT KEIN PATENTREZEPT FÜR ALLE MENSCHEN. Die optimale Zufuhr der einzelnen Makro- und Mikronährstoffe hängt von zahlreichen Faktoren ab, etwa von Alter, Geschlecht, genetischer Veranlagung, Stoffwechsel, körperlicher Aktivität und persönlichen Vorlieben. Lernen Sie, auf Ihren Körper zu hören. Achten Sie darauf, wie Sie sich fühlen, und suchen Sie Ihren Hausarzt auf, wenn Sie sich Sorgen machen.

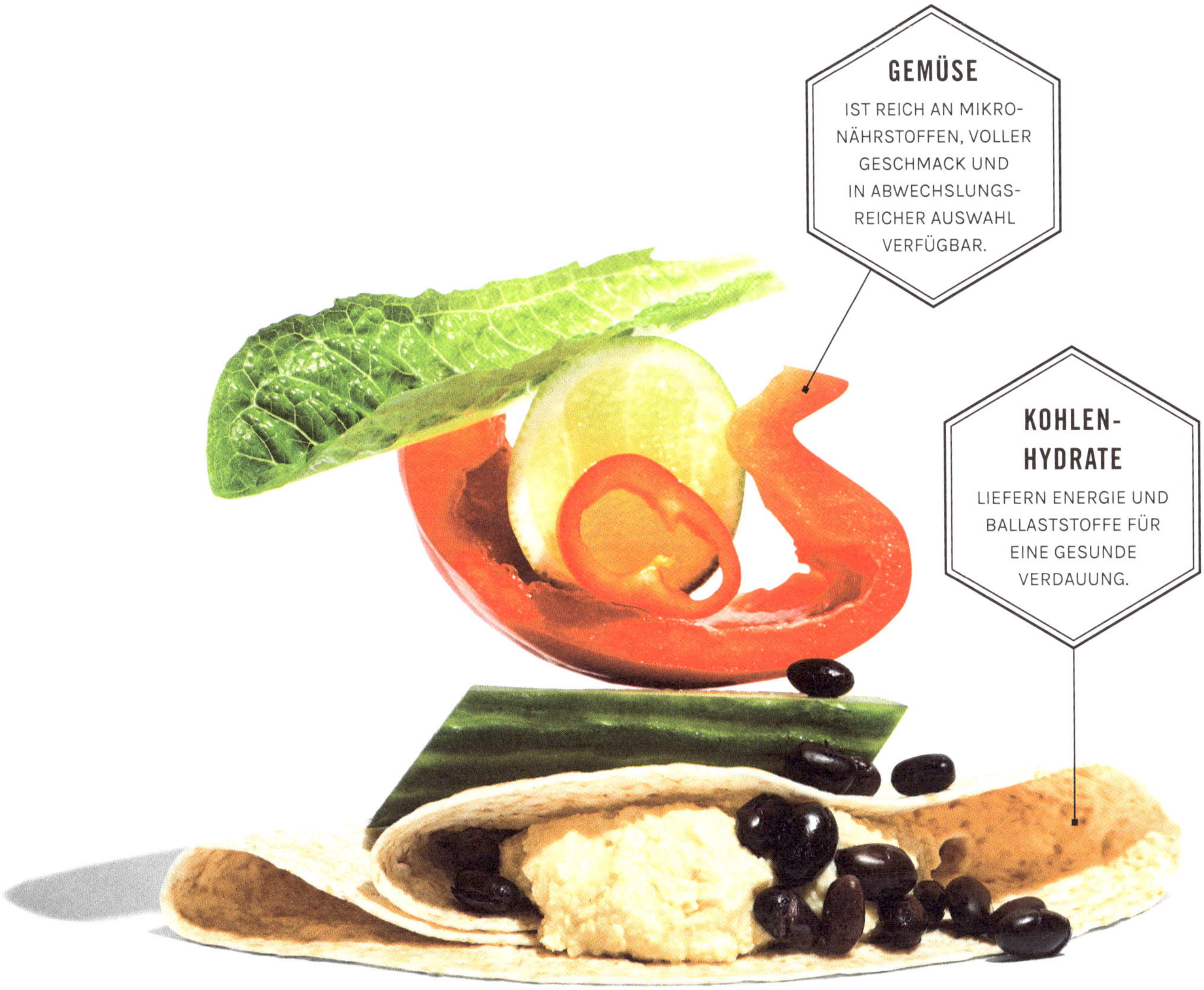
GEMÜSE
IST REICH AN MIKRONÄHRSTOFFEN, VOLLER GESCHMACK UND IN ABWECHSLUNGSREICHER AUSWAHL VERFÜGBAR.
KOHLENHYDRATE
LIEFERN ENERGIE UND BALLASTSTOFFE FÜR EINE GESUNDE VERDAUUNG.

WAS SIND KOHLENHYDRATE?

Kohlenhydrate versorgen den Körper mit Glukose, die er nutzt, um Energie zu gewinnen und zu speichern. Für die Gesundheit des Darms sind sie wichtig, weil sie – in Form von Ballaststoffen – gut für den Verdauungstrakt sind.

Glukose versorgt die Muskeln mit Energie. Erst wenn der Glukosevorrat des Körpers erschöpft ist, greift er zur Energiegewinnung auf Fett zurück. Glukose liefert auch die Energie für zahlreiche unbewusst ablaufende biologische Prozesse. Außerdem ist sie ein wichtiger Brennstoff für das Gehirn, sie fördert die Konzentration.

Kohlenhydrate tragen zur Versorgung des Gehirns mit Serotonin bei: Das stimmungsregulierende Hormon wird aus Tryptophan gewonnen, einer Aminosäure (siehe S. 15). Kohlenhydrate helfen bei der Umwandlung, sodass der Verzehr von Kohlenhydraten die Stimmung verbessern kann.

Es gibt nicht genügend Studien, um zu belegen, dass der Verzehr größerer Mengen an Kohlenhydraten oder tryptophanhaltigen Proteinen die Stimmung hebt. Denkbar ist aber, dass ein niedriger Kohlenhydratkonsum ein Stimmungstief verursacht.

Wer schon einmal eine kohlenhydratarme Diät gemacht hat, erinnert sich vielleicht an Stimmungsschwankungen, Konzentrationsschwierigkeiten oder Müdigkeit. Serotonin wird in Melatonin umgewandelt, ein Hormon, das zur Regulierung des Schlaf-Wach-Rhythmus, unserer inneren Uhr, beiträgt.

DIE VERDAUUNG VON KOHLENHYDRATEN

Im Dünndarm (siehe S. 28) werden die weniger stärkehaltigen komplexen Kohlenhydrate, Mehrfachzucker oder Polysaccharide genannt, in einfache Kohlenhydrate aufgespalten (siehe unten).

Einfache und komplexe Kohlenhydrate

Monosaccharide und Disaccharide sind einfache Kohlenhydrate. Komplexe Kohlenhydrate bestehen aus vielen Monosacchariden und Stärke in unterschiedlichen Mengen. Weniger stärkehaltige komplexe Kohlenhydrate sind etwa in Brokkoli, Zucchini, Tomaten und Auberginen enthalten, stärkehaltigere komplexe Kohlenhydrate in z. B. Kartoffeln, Bohnen, Mais und Kichererbsen.

EIN MOLEKÜL

Monosaccharide
Mono bedeutet »eins«, *Saccharid* bedeutet »Zucker«. Dies sind Kohlenhydrate in ihrer einfachsten Form.

GLUKOSE
Getreide, Nudeln

FRUKTOSE (FRUCHTZUCKER)
Obst, Gemüse, Honig

GALAKTOSE
Milchprodukte

ZWEI MOLEKÜLE

Disaccharide
Wenn zwei Monosaccharide eine chemische Verbindung eingehen, entsteht ein Disaccharid.

LAKTOSE (MILCHZUCKER)
Milchprodukte

SACCHAROSE
Zuckerrüben, Zuckerrohr

MALTOSE
Melasse, Bier

VIELE MOLEKÜLE

Polysaccharide
Komplexe Kohlenhydrate bestehen aus Hunderten oder Tausenden von Molekülen.

Viele Gemüsesorten, Hülsenfrüchte, Vollkorngetreide

Alle Einfachzucker (Monosaccharide), die nicht bereits Glukose sind, werden in der Leber in Glukose umgewandelt. Sie wird in den Blutkreislauf abgegeben und entweder sofort verbraucht oder in Glykogen (einen Mehrfachzucker aus Glukose) umgewandelt, das in Leber und Muskeln zur späteren Verwendung gespeichert wird (siehe S. 110–111).

Ballaststoffe (siehe S. 18–19) sind alle komplexen Kohlenhydrate, die von den Enzymen im Dünndarm nicht aufgespalten werden können (siehe S. 28–29). Diese Ballaststoffe gelangen in den Dickdarm, wo sie zur Bildung von nützlichen kurzkettigen Fettsäuren beitragen und die Darmschleimhaut nähren.

GUTE UND SCHLECHTE KOHLENHYDRATE

Kohlenhydrate sind nicht von sich aus gut oder schlecht – es kommt nur auf die richtige Menge an. Generell sind ballaststoffhaltige Kohlenhydrate nahrhafter als solche, denen der Ballaststoffanteil entzogen wurde. Obst und Gemüse sind ausgezeichnete Kohlenhydratquellen.

Empfohlen wird, raffinierte Kohlenhydrate, z.B. aus Weißbrot, zu meiden und vorwiegend komplexe Kohlenhydrate, z.B. aus Vollkornprodukten, zu sich zu nehmen (siehe S. 45), die langsam Energie freisetzen. Raffinierte Kohlenhydrate liefern zwar schnell Energie, aber in der Regel keine wichtigen Nährstoffe.

Was ist der GI?

GLUKOSE AUS EINFACHEN KOHLENHYDRATEN WIRD SCHNELL INS BLUT AUFGENOMMEN, WÄHREND KOMPLEXE KOHLENHYDRATE LANGSAMER VERSTOFFWECHSELT WERDEN. Der glykämische Index (GI) gibt an, wie schnell ein kohlenhydrathaltiges Lebensmittel den Blutzuckerspiegel ansteigen lässt. Je höher der GI, desto schneller die Wirkung. Die glykämische Last (GL) berücksichtigt sowohl den GI als auch die Kohlenhydratmenge des Lebensmittels. Ein Beispiel: Nudeln haben einen niedrigeren GI als Wassermelone, aber Nudeln enthalten mehr Kohlenhydrate und haben daher eine höhere GL. Wenn Sie ähnliche Mengen von beiden essen, haben die Nudeln die stärkere Wirkung auf Ihren Blutzuckerspiegel.

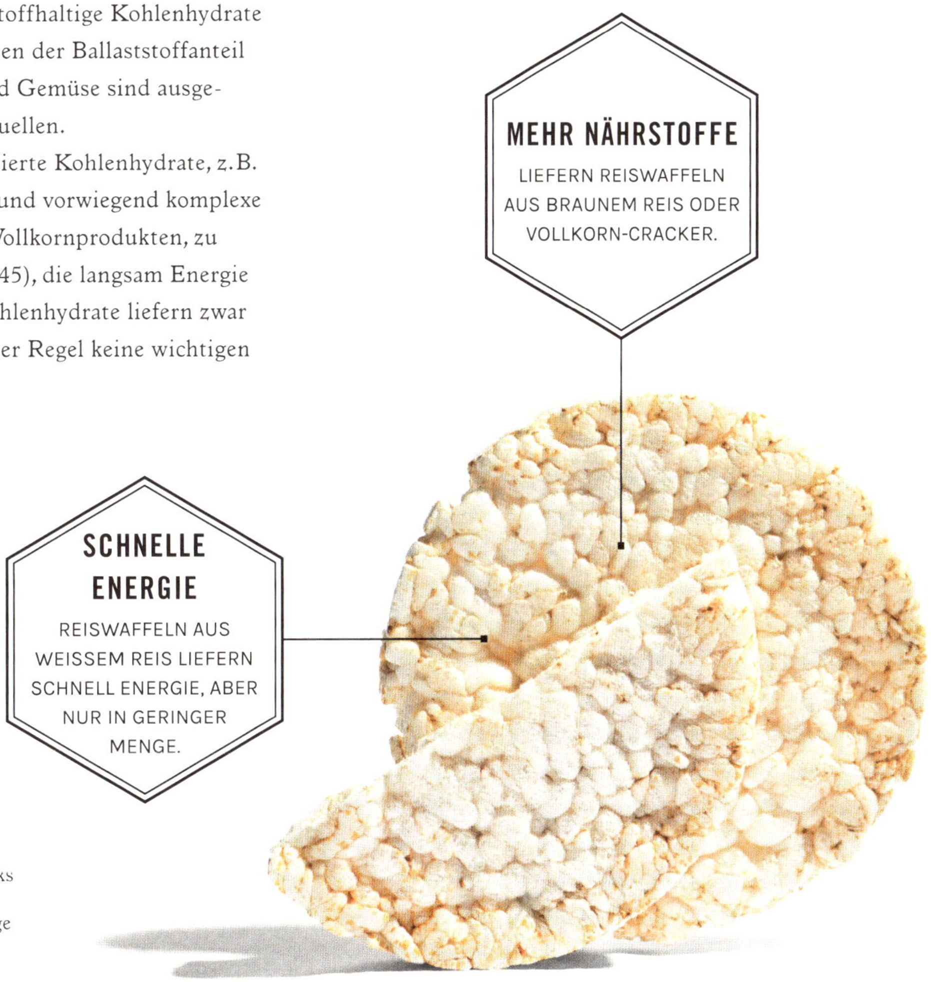

Reiswaffeln Viele Menschen gehen davon aus, dass diese beliebten kalorienarmen Snacks auch gesund sind. Tatsächlich enthalten sie jedoch nur wenige Nährstoffe.

Essenzielle Aminosäuren Unser Körper benötigt 20 Aminosäuren für seine Funktionen. Davon kann er elf selbst herstellen. Die übrigen neun müssen wir durch komplette Proteine (die alle neun Aminosäuren enthalten) oder eine Kombination von verschiedenen inkompletten Proteinen zu uns nehmen.

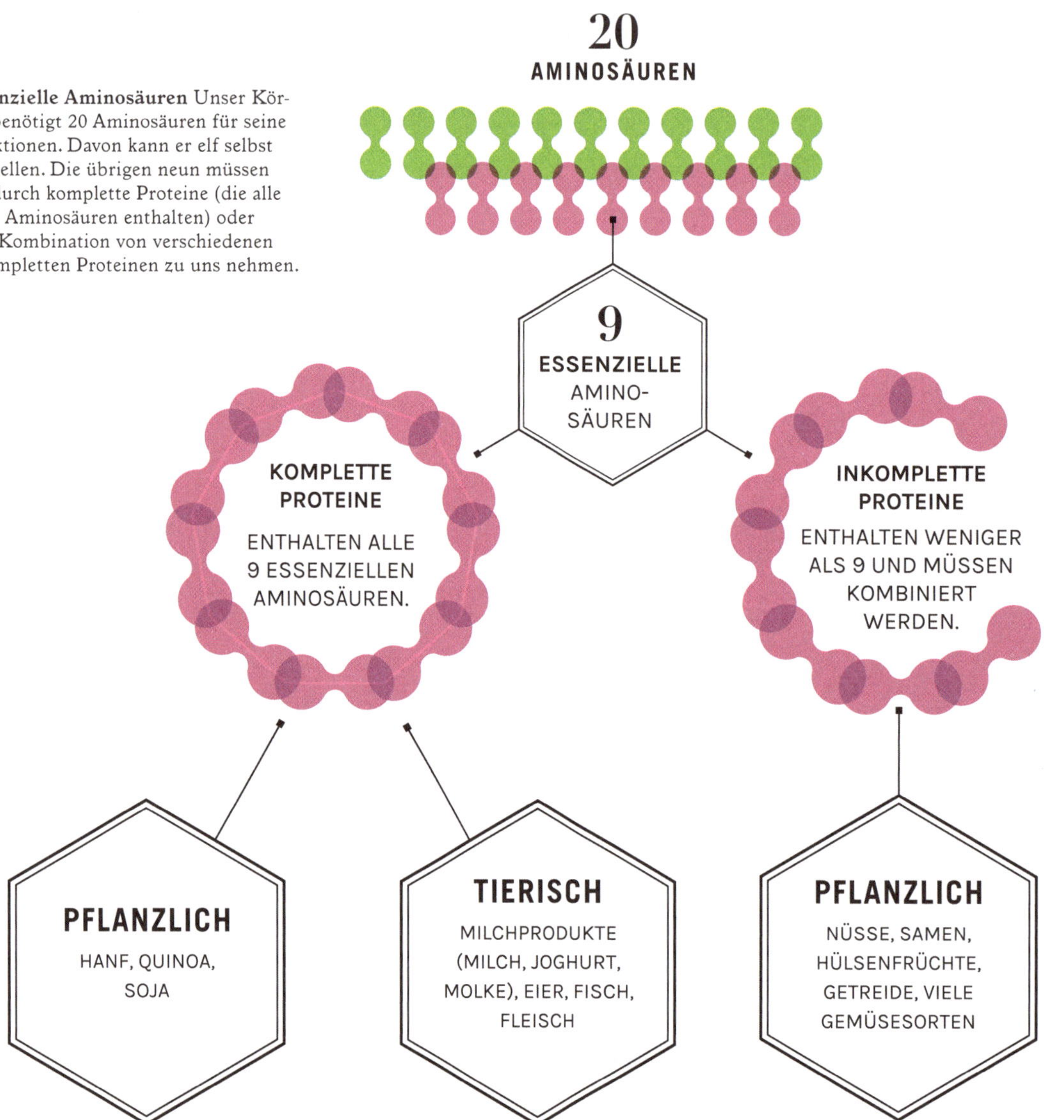

BEISPIELE FÜR KOMBINATIONEN INKOMPLETTER PROTEINE

LINSEN + SPÄTZLE

HAFER + NÜSSE

BRAUNER REIS + SCHWARZE BOHNEN

ERDNUSSMUS + VOLLKORNBROT

HUMMUS + BROT ODER CRACKER

PELLKARTOFFELN MIT QUARK

KARTOFFELN MIT SPIEGELEI

BURGER MIT BOHNENPATTY

NUDELN MIT BOHNEN

WAS SIND PROTEINE?

Proteine zählen zu den Makronährstoffen. Sie sind wichtig für die Bildung und Regeneration von Muskeln, Haut, Haaren und Nägeln. Daneben werden sie für viele lebenswichtige Stoffwechselfunktionen des Körpers benötigt.

Es gibt Tausende von Proteinen. Sie kommen in allen Körperzellen vor, bilden die Struktur von Geweben, transportieren Moleküle dorthin, wo sie gebraucht werden, und spielen eine wichtige Rolle bei vielen chemischen Reaktionen, etwa der Immunreaktion oder der Ausschüttung von Hormonen.

Proteine setzen sich aus Aminosäuren zusammen. Kurze Ketten von Aminosäuren werden als Peptide bezeichnet (sie sind durch Peptidbindungen miteinander verbunden), während längere Ketten als Polypeptide bezeichnet werden. Proteinketten können eine komplexe Struktur aufweisen, da sich immer mehr Ketten miteinander verbinden. Der Körper zerlegt lange Proteinketten in einzelne Peptide, um sie je nach Bedarf für bestimmte Zwecke zu verwenden. Das Hormon Insulin (siehe S. 170–171) ist zum Beispiel ein Peptid.

Der Körper kann viele Aminosäuren selbst herstellen, aber neun von ihnen müssen mit der Nahrung zugeführt werden (siehe S. 14); man nennt sie daher »essenzielle Aminosäuren«. Da der Körper Proteine nicht speichert, müssen wir sie täglich zu uns nehmen. Zahlreiche Studien belegen, dass eine Ernährung mit ausreichend Proteinen große gesundheitliche Vorteile mit sich bringt.

NAHRUNGSQUELLEN

Proteine, die alle neun essenziellen Aminosäuren in ausreichender Menge enthalten, werden als komplette Proteine bezeichnet. Sie sind in tierischen und wenigen pflanzlichen Lebensmitteln vorhanden.

Inkomplette Proteine stammen aus pflanzlichen Quellen, die nicht alle neun essenziellen Aminosäuren enthalten, oder nicht in ausreichender Menge, um den täglichen Bedarf zu decken. Sie sind dennoch nicht weniger wertvoll als die kompletten Proteine, denn man kann sie kombinieren, um den Körper mit allen essenziellen Proteinen zu versorgen. Gerade Veganer und Vegetarier sollten eine große Vielfalt an proteinreichen Lebensmitteln verzehren, um täglich alle essenziellen Aminosäuren aus kompletten und inkompletten Quellen aufzunehmen (siehe S. 128–129).

DER PROTEINBEDARF

Alter, Geschlecht und körperliche Aktivität bestimmen den Proteinbedarf. In Deutschland wird Erwachsenen empfohlen, täglich 0,8 g Protein pro Kilogramm Körpergewicht zu sich zu nehmen (aktive Menschen 1,2 g pro Kilo Körpergewicht). Ausgehend von durchschnittlichem Gewicht und Aktivitätsniveau liegt der Tagesbedarf für Männer bei 68 g und für Frauen bei 57 g. Das entspricht etwa zwei handtellergroßen Portionen Fleisch, Fisch, Tofu, Nüssen oder Hülsenfrüchten. Ältere Menschen brauchen mehr Proteine, weil ihr Körper sie nicht mehr so gut verwerten kann. Die Deutsche Gesellschaft für Ernährung empfiehlt für sie 1 g pro Kilogramm Körpergewicht.

Ich rate meinen Klientinnen und Klienten, über den Tag verteilt so viele komplette Proteine wie möglich zu sich zu nehmen und/oder inkomplette Quellen sinnvoll zu kombinieren. Konzentrieren Sie sich jedoch nicht nur auf die Wahl der Proteine, sondern achten Sie auch darauf, welche anderen Nährstoffe Sie mit den Proteinquellen zu sich nehmen.

Keine Sorge – Sie müssen nicht in jeder einzelnen Mahlzeit alle nötigen Proteine essen. Das Wichtigste ist, dass Ihr Proteinbedarf am Ende des Tages gedeckt ist.

WAS SIND FETTE?

Fett ist ein Makronährstoff, der in vielen Nahrungsmitteln enthalten ist. Fette sind lebenswichtig für Prozesse wie die Gehirnaktivität, die Hormonproduktion und die Aufnahme anderer Nährstoffe aus der Nahrung.

Etwa ein Drittel unserer Kalorienzufuhr sollte aus Fetten stammen. Sie werden im Körper in Triglyzeride aufgespalten (Fettsäure in Verbindung mit Glyzerin, einer Art Glukose), die vom Blut dorthin transportiert werden, wo sie verwendet oder gespeichert werden sollen.

Man unterscheidet zwischen gesättigten und ungesättigten Fettsäuren, bei den ungesättigten Fettsäuren wiederum zwischen einfach und mehrfach ungesättigten. Die meisten fetthaltigen Lebensmittel enthalten von Natur aus eine Mischung aus verschiedenen Fetten, sodass es nicht so einfach ist, eine Art zugunsten einer anderen auszuschließen. Empfohlen wird, gesättigte Fettsäuren zu reduzieren und bevorzugt einfach und mehrfach ungesättigte Fettsäuren aufzunehmen.

Transfette (siehe S. 58–59) sollten Sie meiden, da sie mit Entzündungen, ungesunden Cholesterinwerten, verengten Arterien und Insulinresistenz (siehe S. 170) in Verbindung gebracht werden.

EINFACH UNGESÄTTIGTE FETTSÄUREN

Die einfach ungesättigten Fettsäuren enthalten nur eine Doppelbindung in ihrer Molekularstruktur. Sie haben verschiedene Vorteile für die Gesundheit – so sollen sie z. B. das Risiko für schwere Krankheiten wie Herzerkrankungen und Diabetes verringern.

Fette mit einfach ungesättigten Fettsäuren sind bei Zimmertemperatur in der Regel flüssig und beim Erhitzen relativ stabil (siehe S. 66–67). Die häufigste einfach ungesättigte Fettsäure ist die Ölsäure, die in Olivenöl in großen Mengen enthalten ist. Hervorragende Quellen für die gesunden einfach ungesättigten Fettsäuren sind aber auch Avocados, Nüsse, Samen, Rapsöl, Fisch- und Nussöle.

MEHRFACH UNGESÄTTIGTE FETTSÄUREN

Mehrfach ungesättigte Fettsäuren enthalten zwei oder mehr Doppelbindungen in ihrer Molekularstruktur. Sie kommen in Sonnenblumenkernen, fettem Fisch, Walnüssen, Leinsamen und Pflanzenölen wie Distel-, Sonnenblumen- und Maisöl vor.

Omega-3- und Omega-6-Fettsäuren sind mehrfach ungesättigt. Omega-3-Fettsäuren spielen eine entscheidende Rolle bei der Produktion von Hormonen, fürs Immunsystem, bei der Blutgerinnung und beim Zellwachstum. Studien legen nahe, dass sie neurodegenerativen Erkrankungen, Herzkrankheiten und Diabetes vorbeugen können. Da Omega-3-Fettsäuren meist in kleinen Mengen und mit weniger häufig verzehrten Lebensmitteln wie fettem Fisch, Leinsamen oder Walnüssen aufgenommen werden, sollten wir unsere Zufuhr bewusst erhöhen.

GESÄTTIGTE FETTSÄUREN

Gesättigte Fettsäuren findet man hauptsächlich in tierischen Fetten. Sie sind bei Zimmertemperatur in der Regel fest. Bei hohen Temperaturen sind sie sehr stabil. Aus diesem Grund wird beispielsweise traditionell Butter zum Backen von Kuchen verwendet. Milch, Käse, fettes Fleisch wie Schweinefleisch, verarbeitetes Fleisch (Würstchen, Burger und Speck), Kokosöl, Kuchen und Kekse sind Quellen für gesättigte Fette.

Gesättigte Fettsäuren spielen zwar eine wichtige Rolle in der Ernährung, aber ein zu hoher Anteil davon wird mit Herzkrankheiten in Verbindung gebracht. Sie sollten daher nicht mehr als 10 Prozent der täglichen Kalorienmenge ausmachen. In der westlichen Welt nehmen wir noch immer zu viele gesättigte Fettsäuren zu uns.

Cholesterin

Cholesterin ist ein Lipid, das der Körper unter anderem zum Aufbau von Zellen benötigt. Es wird teilweise mit der Nahrung aufgenommen, hauptsächlich aber in der Leber hergestellt. Es bindet sich an ein Protein und bildet winzige Kügelchen (Lipoproteine), die im Blut an ihren Einsatzort transportiert werden. Man unterscheidet HDL und LDL.

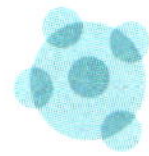

HDL-CHOLESTERIN

High-Density-Lipoprotein (HDL) ist das »gute« Cholesterin. Es hat einen sehr hohen Anteil von Proteinen. HDL schützt den Körper, indem es Cholesterin aus den Arterien zur Leber transportiert, und es hat entzündungshemmende Eigenschaften.

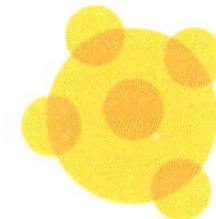

LDL-CHOLESTERIN

Low-Density-Lipoprotein (LDL) ist das »schlechte« Cholesterin. Sein Proteinanteil ist geringer. LDL transportiert Cholesterin zu den Zellen. Hat man zu viel LDL, kann es sich an den Innenwänden der Arterien festsetzen und zu Fettablagerungen führen, die den Blutfluss einschränken und Herzerkrankungen und Schlaganfälle nach sich ziehen können.

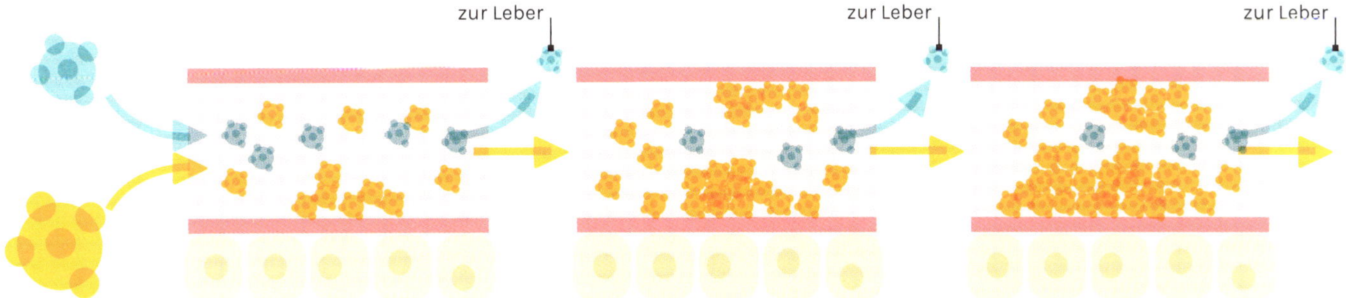

LDL-CHOLESTERIN BEGINNT, SICH AN DEN ARTERIENWÄNDEN ABZULAGERN.

DIE LDL-ABLAGERUNGEN NEHMEN MIT DER ZEIT ZU.

DIE ABLAGERUNGEN BEHINDERN NUN DEN WEG DES SCHÜTZENDEN HDL ZUR LEBER.

Mehr HDL- und weniger LDL-Cholesterin

Was können wir tun, um unser HDL-Cholesterin zu erhöhen und das LDL zu senken? Abgesehen von der Ernährung sind tägliche Bewegung und der Verzicht auf Nikotin wichtig. Vermeiden Sie Transfette vollständig, und setzen Sie vor allem auf die folgenden Lebensmittel:

Violettes Obst und Gemüse enthält Anthozyane, die zur Erhöhung des HDL-Spiegels beitragen können.

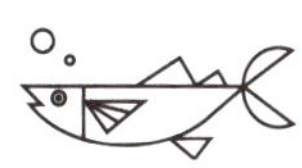

Fetter Meeresfisch, 1- bis 2-mal pro Woche, erhöht den HDL-Spiegel und hilft, das Herz gesund zu halten.

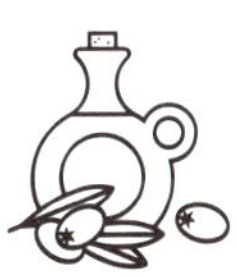

Olivenöl erhöht den HDL-Spiegel bei gesunden, älteren Menschen und Personen mit hohem LDL-Spiegel.

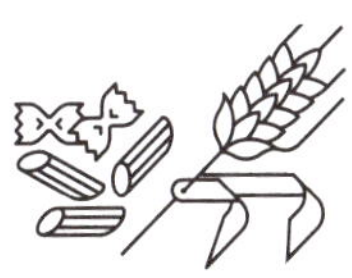

Vollkorngetreide soll vor Herzkrankheiten schützen. Hafer und Gerste enthalten Beta-Glucan, das den LDL-Spiegel senkt.

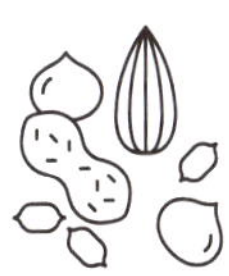

Nüsse sind reich an cholesterinsenkenden Fetten und Ballaststoffen sowie an herzstärkenden Mineralstoffen.

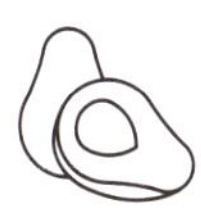

Avocados enthalten einfach ungesättigte Fettsäuren und Ballaststoffe. Beide senken den LDL-Spiegel.

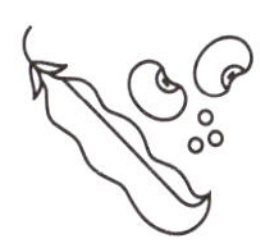

Hülsenfrüchte wie Erbsen oder Linsen senken den LDL-Spiegel und enthalten wertvolle pflanzliche Proteine.

WAS SIND BALLASTSTOFFE?

Ballaststoffe bestehen zum Teil aus langen Ketten von Glukosemolekülen (Mehrfachzuckern, siehe S. 12–13). Sie werden im Dünndarm nicht aufgespalten, sondern durchlaufen das ganze Verdauungssystem. Das ist sehr vorteilhaft für die Gesundheit.

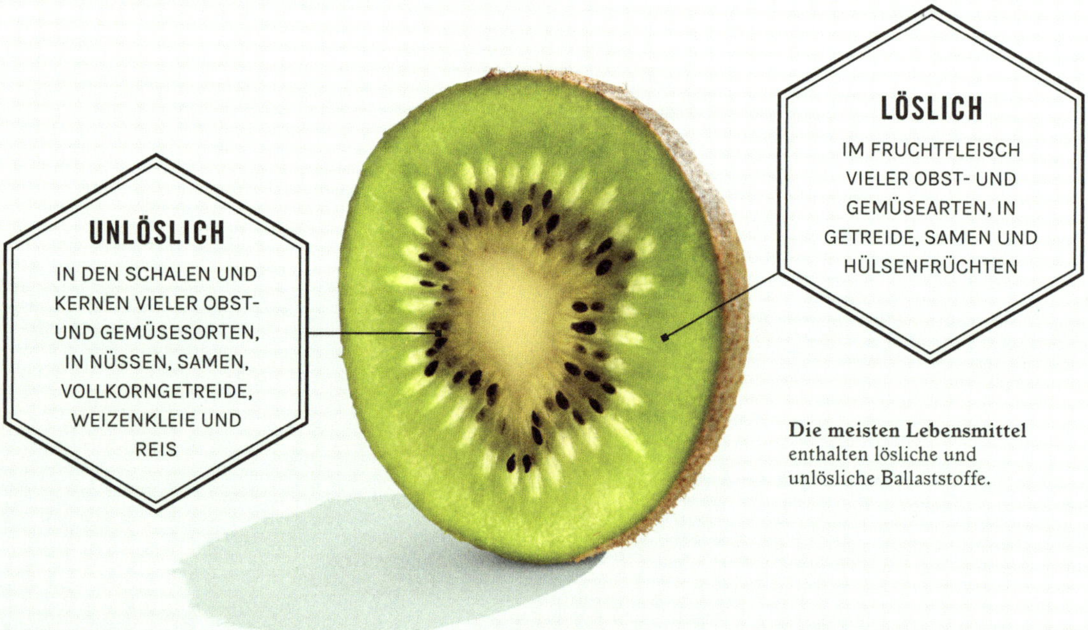
LÖSLICH
IM FRUCHTFLEISCH VIELER OBST- UND GEMÜSEARTEN, IN GETREIDE, SAMEN UND HÜLSENFRÜCHTEN
UNLÖSLICH
IN DEN SCHALEN UND KERNEN VIELER OBST- UND GEMÜSESORTEN, IN NÜSSEN, SAMEN, VOLLKORNGETREIDE, WEIZENKLEIE UND REIS

Die meisten Lebensmittel enthalten lösliche und unlösliche Ballaststoffe.

Ballaststoffe halten das Verdauungssystem gesund. Sie verlangsamen die Verdauung, wodurch der Blutzuckerspiegel reguliert wird und wir uns länger satt fühlen, also auch weniger Snacks essen, die uns zunehmen lassen. Die meisten Menschen nehmen nicht genug Ballaststoffe zu sich, dabei kann schon die Erhöhung der Tageszufuhr um 8 g das Risiko für Typ-2-Diabetes um 15 Prozent, für Herzerkrankungen um 19 Prozent und für Darmkrebs um 80 Prozent senken.

LÖSLICHE BALLASTSTOFFE

Diese Ballaststoffe lösen sich in Wasser und bilden eine gelartige Substanz, die den Stuhl weich macht. Der Nahrungsbrei kann leichter durch den Darm wandern, was einer Verstopfung vorbeugt. Lösliche Ballaststoffe (z.B. in Obst und Gemüse) verlangsamen die Verdauung, erhöhen das Sättigungsgefühl (siehe S. 104) und regulieren den Blutzuckerspiegel. Im Dünndarm verringern sie die Aufnahme von Cholesterin in den Blutkreislauf, was zu einer Senkung des ungünstigen LDL-Cholesterins (siehe S. 17) führt.

UNLÖSLICHE BALLASTSTOFFE

Unlösliche Ballaststoffe lösen sich nicht in Wasser und können bei der Verdauung nicht abgebaut werden. Sie erhöhen das Stuhlvolumen, regen die Verdauung an und beugen so Verdauungsproblemen vor. Ausreichender Verzehr von unlöslichen Ballaststoffen fördert die Regelmäßigkeit des Stuhlgangs und trägt zur Regulierung des Blutzuckerspiegels bei.

RESISTENTE STÄRKE

Als »resistente Stärken« bezeichnet man verschiedene Formen natürlicher Stärke, die im Dünndarm nicht abgebaut werden. In dieser Hinsicht verhalten sie sich wie Ballaststoffe – auch wenn Stärke an sich zu den Kohlenhydraten gehört. Resistente Stärken gelangen in den Dickdarm, wo sie von Darmbakterien verstoffwechselt werden. Dabei entstehen kurzkettige Fettsäuren, die das Immunsystem anregen und die psychische Gesundheit beeinflussen.

Gekochte und abgekühlte Kartoffeln und Reis enthalten resistente Stärke, ebenso Vollkorngetreide wie Gerste, Hafer und Sorghum, grüne Bananen und Hülsenfrüchte.

GENUG BALLASTSTOFFE ESSEN

Unsere durchschnittliche tägliche Ballaststoffaufnahme beträgt 22 g, anstreben sollten wir 30 g. Als ballaststoffreich gelten Lebensmittel mit 6 g Ballaststoffen pro 100 g. Wichtig ist eine gute Mischung verschiedener Ballaststoffquellen, beispielsweise Vollkornprodukte, Gemüse, Obst, Bohnen, Linsen, Nüsse und Samen.

Lebensmittel können mehrere Ballaststoffarten enthalten. Vollkornprodukte liefern beispielsweise unlösliche Ballaststoffe und resistente Stärke. Sie können helfen, Herzkrankheiten, Diabetes und verschiedenen Krebsarten vorzubeugen.

Eine plötzliche Erhöhung der Ballaststoffaufnahme kann allerdings zu Problemen wie Blähungen und weichem Stuhlgang führen. Erhöhen Sie den Ballaststoffanteil schrittweise und gegebenenfalls unter Aufsicht Ihres Arztes oder Ernährungsberaters.

Gekocht und abgekühlt

WEISSER REIS, KARTOFFELN, SÜSSKARTOFFELN UND NUDELN LIEFERN MEHR RESISTENTE STÄRKE, WENN MAN SIE KOCHT UND DANACH MINDESTENS 12 STUNDEN ABKÜHLT.

Auch wenn man sie später wieder aufwärmt, bleibt der Gehalt an resistenter Stärke erhöht. Grund genug, etwas mehr zu kochen und für den nächsten Tag im Kühlschrank aufzubewahren. Bei der Lagerung von gekochtem Reis ist aber Vorsicht geboten. Er kann bakterielle Sporen enthalten, die bei Zimmertemperatur gedeihen und Lebensmittelvergiftungen verursachen. Reis sollten Sie darum rasch abkühlen, nicht länger als einen Tag im Kühlschrank lagern und vor dem Verzehr kräftig erhitzen.

Stärke und Ballaststoffe

Sie werden oft verwechselt, da beide in denselben Lebensmitteln enthalten sind und aus Mehrfachzuckern bestehen. In Stärke sind die Glukoseketten (Einfachzucker, siehe S. 12) jedoch durch Alpha-Bindungen verbunden, die im Dünndarm aufgespalten werden können. In Ballaststoffen – und in resistenten Stärken – sind die Glukoseketten durch Beta-Bindungen verbunden, die nicht aufgespalten werden können. Stattdessen bleiben die Ketten während ihrer Passage durch den Dünndarm intakt.

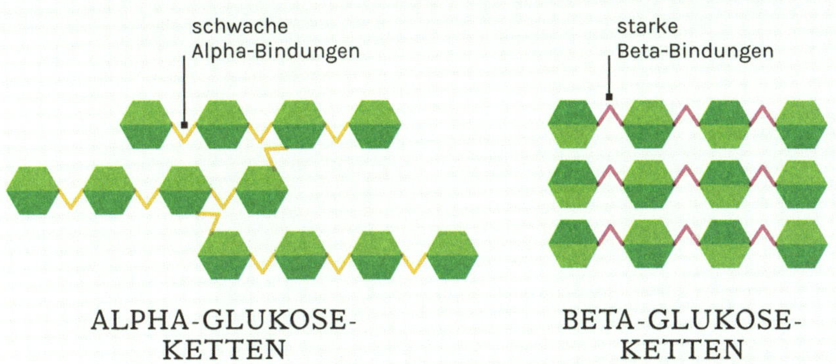

STÄRKE

Mehrfachzucker wie Amylopektin (in Reis, Kartoffeln, Gerste, Weizen) bestehen aus Alpha-Glukoseketten. Wenn sie sich verbinden, entstehen Bindungswinkel, die eine verzweigte und/oder spiralförmige Struktur bilden. Diese Bindungen können von den Verdauungsenzymen aufgespalten werden.

BALLASTSTOFFE

Mehrfachzucker wie Zellulose (in Pflanzen) bestehen aus Beta-Glukoseketten. Die Bindungswinkel dieser Einheiten bilden stabile parallele Ketten, die stark miteinander verknüpft sind. Im Dünndarm gibt es keine Enzyme, die in der Lage sind, diese Beta-Bindungen aufzuspalten.

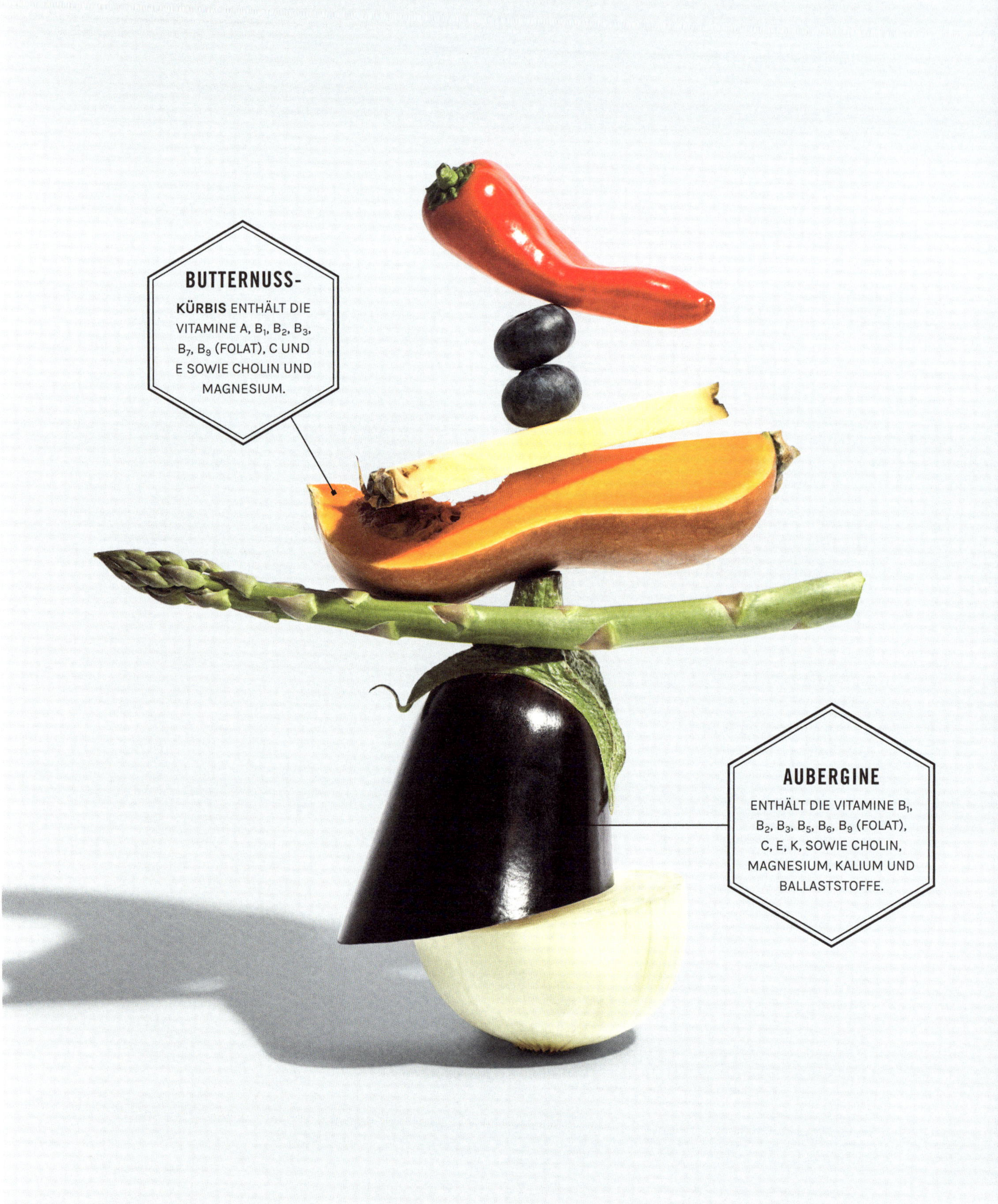
BUTTERNUSS-KÜRBIS ENTHÄLT DIE VITAMINE A, B_1, B_2, B_3, B_7, B_9 (FOLAT), C UND E SOWIE CHOLIN UND MAGNESIUM.
AUBERGINE
ENTHÄLT DIE VITAMINE B_1, B_2, B_3, B_5, B_6, B_9 (FOLAT), C, E, K, SOWIE CHOLIN, MAGNESIUM, KALIUM UND BALLASTSTOFFE.

WAS SIND VITAMINE?

Vitamine sind Nährstoffe, die wir mit der Nahrung zu uns nehmen müssen, um gesund zu bleiben. Wenn wir täglich eine bunte Vielfalt an Gemüse und Obst essen, bekommen wir alle Vitamine, die wir brauchen.

Damit unser Körper funktioniert, braucht er Mikronährstoffe (siehe S. 10), die er allerdings nicht selbst herstellen kann. Also müssen wir sie mit der Nahrung zu uns nehmen. Wer sich ausgewogen ernährt, ist meist ausreichend mit Vitaminen versorgt. Vegetarier und besonders Veganer sollten eventuell einem Mangel vorbeugen (siehe S. 130–131).

Grundsätzlich unterscheidet man zwischen wasserlöslichen und fettlöslichen Vitaminen.

WASSERLÖSLICHE VITAMINE

Sie gehen beim Kochen größtenteils verloren und werden mit Körperflüssigkeiten ausgeschieden, darum müssen sie täglich aufgenommen werden.

- **B-Vitamine** sind wichtig, um das Nervensystem gesund zu halten und Energie aus der Nahrung zu gewinnen. Folat (Vitamin B_9) fördert bei Ungeborenen die Entwicklung von Gehirn und Rückenmark (siehe S. 178). **Quellen** für B-Vitamine sind:
- **B_1** Erbsen, Bananen, Nüsse, Vollkornprodukte
- **B_2** Milch, Eier, Getreide, Pilze
- **B_3** Fleisch, Fisch, Weizenmehl, Eier
- **B_5** Hühnerfleisch, Rindfleisch, Eier, Avocado
- **B_6** Schweinefleisch, Sojabohnen, Erdnüsse, Hafer, Bananen, Milch
- **B_7** ist in vielen Nahrungsmitteln enthalten. Es wird nur in sehr geringen Mengen benötigt.
- **B_9** Blattgemüse, Kichererbsen, Edamame, Brokkoli, Leber, mit Folsäure angereicherte Lebensmittel
- **B_{12}** tierische Produkte wie Eier, Fleisch oder Fisch oder angereicherte pflanzliche Lebensmittel. Veganer müssen Vitamin B_{12} über Nahrungsergänzungsmittel zu sich nehmen.

- **Vitamin C** gilt vielen als Heilmittel für Erkältungen. Es unterstützt die Heilung, hält Haut, Blutgefäße und Knorpel gesund und spielt eine Rolle bei der Produktion von Kollagen, das die Elastizität und Festigkeit unserer Haut erhält. Zu den **Quellen** gehören Orangen, Paprika, Brokkoli und Bananen.

FETTLÖSLICHE VITAMINE

Fettlösliche Vitamine reichern sich im Körper an und müssen nicht täglich aufgenommen werden.

- Die **Vitamine A und E** sind starke Antioxidanzien, die Zellen vor freien Radikalen schützen. Vitamin A trägt zur Zellerneuerung und -reparatur bei. In der Schwangerschaft sollte man mit Vitamin A jedoch vorsichtig sein, denn ein Überschuss kann das ungeborene Baby schädigen (siehe S. 183). Vitamin E beugt Hautalterung vor und senkt das Hautkrebsrisiko. Zu den **Quellen** für Vitamin A gehören Leber, Karotten und Süßkartoffeln. Zu den **Quellen** für Vitamin E gehören Mandeln und Avocados.

- **Vitamin D** kann der Körper bei Sonnenlicht selbst produzieren. Wenn wir uns ausreichend der Sonne aussetzen, müssen wir es nicht über die Nahrung aufnehmen. Vor allem in Nordeuropa wird jedoch empfohlen, Vitamin D zuzuführen (siehe S. 138–139). Zu den **Nahrungsquellen** gehören Eigelb, rotes Fleisch, fetter Fisch und Wildpilze.

- **Vitamin K** ist wichtig für die Blutgerinnung und somit für die Wundheilung, und es gibt Hinweise darauf, dass es sich positiv auf die Gesundheit der Knochen auswirkt. Zu den **Quellen** gehören grünes Blattgemüse, einige Getreidearten und Pflanzenöle.

WAS SIND MINERALSTOFFE?

Unser Körper braucht bestimmte Mineralstoffe, um gut zu funktionieren. Viele Lebensmittel enthalten sowohl Vitamine als auch Mineralstoffe, sodass eine abwechslungsreiche Ernährung normalerweise genügt, um den Bedarf zu decken.

Vitamine sind organische, von Pflanzen oder Tieren hergestellte Verbindungen. Mineralstoffe sind anorganische chemische Elemente aus Boden, Gestein oder Wasser. Sie werden von den Pflanzen während ihres Wachstums aufgenommen, und dadurch von Tieren, die diese Pflanzen fressen. Jeder der vielen Mineralstoffe hat einen gesundheitlichen Wert. Einige benötigen wir in größeren Mengen, etwa Kalzium, Chloride, Magnesium, Phosphor, Kalium und Natrium. Von anderen, wie Jod, Eisen, Selen und Zink, braucht man nur Spuren, also sehr geringe Mengen.

- **Kalzium** ist ein wichtiger Baustoff für Knochen und Zähne. Es wird auch für Nervensystem, Muskeln und Herz benötigt. **Quellen** sind Milchprodukte und Spinat.

- **Jod** ist für eine normale Schilddrüsenfunktion und die Produktion von Schilddrüsenhormonen unerlässlich. Diese sind an vielen Prozessen im Körper beteiligt, z.B. Wachstum, Gehirnentwicklung und Knochenerhalt. Schilddrüsenhormone regulieren auch den Stoffwechsel. Etwa ein Drittel der Welt-

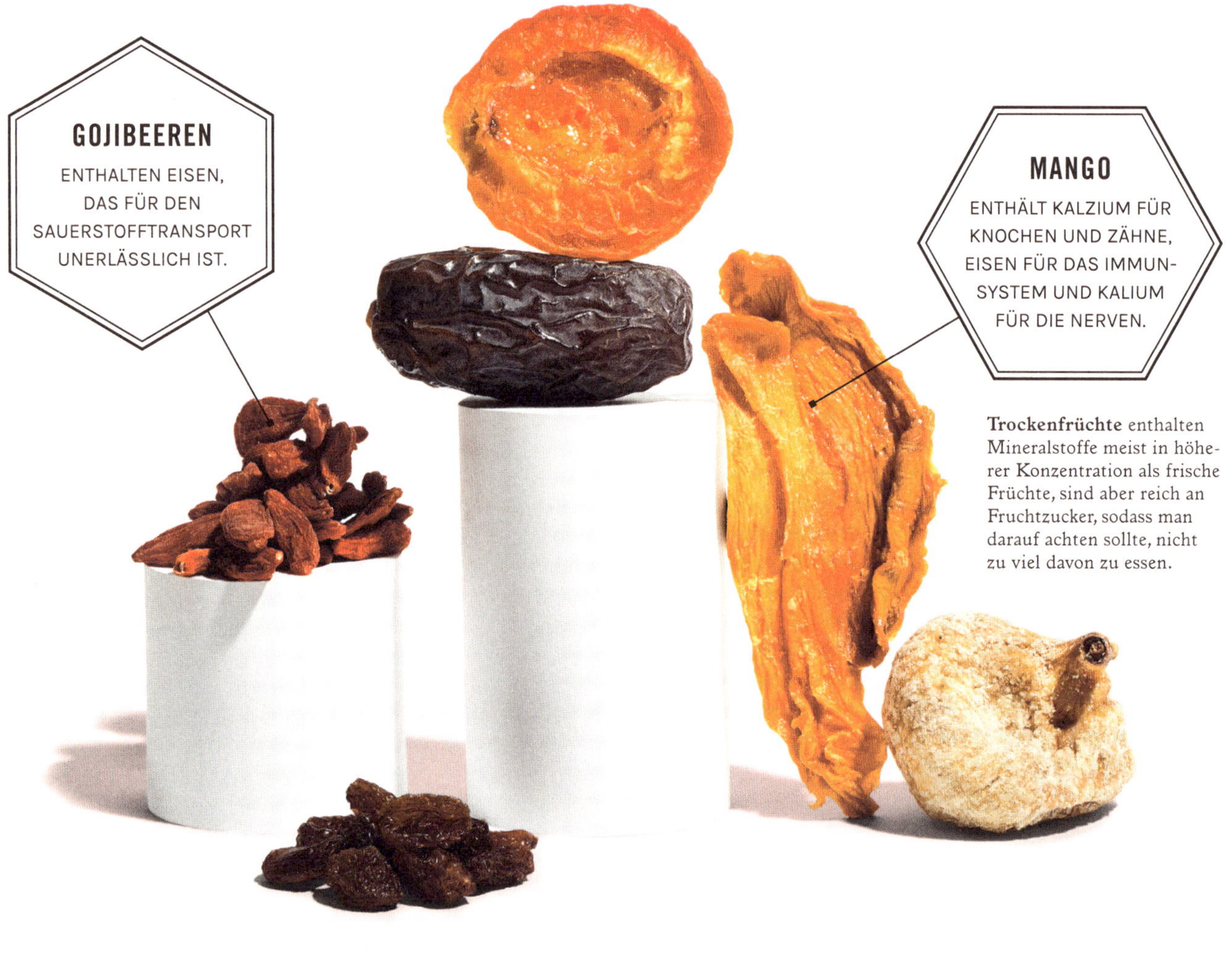
GOJIBEEREN
ENTHALTEN EISEN, DAS FÜR DEN SAUERSTOFFTRANSPORT UNERLÄSSLICH IST.
MANGO
ENTHÄLT KALZIUM FÜR KNOCHEN UND ZÄHNE, EISEN FÜR DAS IMMUNSYSTEM UND KALIUM FÜR DIE NERVEN.

Trockenfrüchte enthalten Mineralstoffe meist in höherer Konzentration als frische Früchte, sind aber reich an Fruchtzucker, sodass man darauf achten sollte, nicht zu viel davon zu essen.

bevölkerung leidet unter Jodmangel. Zu den **Quellen** gehören Fisch, Milchprodukte, Eier und Algen.

- **Eisen** fehlt 30 Prozent der Weltbevölkerung. Eisenmangel ist somit der häufigste Ernährungsmangel der Welt und der einzige, der in den Industrieländern vorherrscht. Zu wenig Eisen hemmt den Sauerstofftransport im Blut und beeinträchtigt so die Funktionen von Immunsystem und Gehirn. Zu den **Quellen** für Eisen gehören Schalentiere, Brokkoli, rotes Fleisch, Hülsenfrüchte und Tofu.

- **Magnesium** ist an über 600 zellulären Prozessen beteiligt, z.B. an der Energieproduktion, der Funktion des Nervensystems und der Muskelkontraktion. **Quellen** sind Avocados, Nüsse und Blattgemüse.

- **Mangan** trägt zur Bildung und Aktivierung einiger Enzyme bei, die z.B. für die Aufspaltung von Nahrung nötig sind. Zu den **Quellen** gehören Brot, Nüsse, Cerealien und grünes Gemüse.

- **Kalium** reguliert Blutdruck und Flüssigkeitshaushalt und wird für Nerven und Muskeln benötigt. **Quellen** sind Bananen, Spinat, Kartoffeln und Aprikosen.

- **Phosphor** ist wichtig für den Knochenaufbau und um Energie aus der Nahrung zu gewinnen. **Quellen** sind rotes Fleisch, Milchprodukte, Fisch, Geflügel, Hafer und Brot.

- **Selen** unterstützt das Immunsystem, verhindert Zell- und Gewebeschäden und fördert die Gesundheit des Fortpflanzungssystems. Zu den **Quellen** gehören Paranüsse, Eier, Fleisch und Fisch.

- **Zink** unterstützt das Immunsystem, die Hormonproduktion und die Fruchtbarkeit. Es kann dazu beitragen, Hautentzündungen zu verringern und die Wundheilung zu unterstützen, und es schützt vor UV-Schäden durch die Sonne. Zu den **Quellen** zählen Schalentiere, rotes Fleisch, Eier und Kichererbsen.

BRAUCHE ICH ERGÄNZUNGSPRÄPARATE?

Grundsätzlich kann der Körper Nährstoffe aus Lebensmitteln besser aufnehmen als aus Tabletten. Nahrungsergänzungsmittel können sich gegenseitig beeinflussen oder einen oder mehrere gleiche Nährstoffe enthalten, was zu einer gesundheitsschädlichen Anreicherung führen kann. Im Allgemeinen ist ein Übermaß an wasserlöslichen Vitaminen weniger schädlich als an fettlöslichen, da sie leicht über den Urin ausgeschieden werden und sich daher weniger im Körper anreichern können. Dennoch ist Vorsicht geboten. Ein Übermaß an Vitamin C oder Zink (ein wasserlöslicher Mineralstoff) kann zu Übelkeit, Durchfall und Magenkrämpfen führen. Zu viel Selen kann Haarausfall, Magen-Darm-Beschwerden, Müdigkeit und leichte Nervenschäden nach sich ziehen.

Die Einnahme von Nahrungsergänzungsmitteln kann also unerwünschte Folgen haben. Außerdem sind die Präparate oft kostspielig. Daher ist es sinnvoll, sie nur auf ausdrückliche Empfehlung Ihres Arztes einzunehmen.

Manchmal gibt es triftige Gründe für die Einnahme von Nahrungsergänzungsmitteln, z.B. während der Schwangerschaft (siehe S. 178–181) oder bei einem Mangel an Eisen oder Vitamin B_{12}. Wenn Sie befürchten, an einem Nährstoffmangel zu leiden, sprechen Sie mit Ihrem Hausarzt. Er kann Defizite durch eine Blutuntersuchung diagnostizieren und wird dann geeignete Präparate verordnen, um den Mangel zu beheben.

GEHÖRT FLÜSSIGKEIT ZUR ERNÄHRUNG?

Die Flüssigkeitszufuhr ist enorm wichtig, damit alle Prozesse im Körper reibungslos funktionieren. Ohne Nahrung könnten wir viel länger überleben als ohne Wasser.

Fast alle Körpersysteme brauchen Wasser. Das Kreislaufsystem braucht es, um Sauerstoff und Nährstoffe zu den Zellen zu transportieren. Die Nieren benötigen es, um Abfallprodukte herauszufiltern (siehe rechts). Wasser braucht der Körper auch, um Schweiß zur Abkühlung zu bilden. Und Wasser ist unerlässlich für die Verdauung.

Doch das ist noch nicht alles: Unser Gehirn besteht zu 75 Prozent aus Wasser. Neben den körperlichen Prozessen spielt die Flüssigkeitszufuhr also auch eine entscheidende Rolle bei der Regulierung von Stimmung, Produktivität und Konzentration.

Unser Körper verbraucht jeden Tag viel Wasser, das ersetzt werden muss, damit er seine Funktionen erfüllen kann. Also trinken Sie reichlich.

TAGESZIEL

Empfohlen wird, täglich 1,5–2 l Wasser zu trinken. Das sind etwa 8–10 Gläser mit 200 ml Volumen. Diese Empfehlung entspricht der Mindestmenge, sie sollte keinesfalls unterschritten werden. Um die Wasserzufuhr besser im Blick zu behalten, empfiehlt sich die Anschaffung einer nachfüllbaren Trinkflasche.

Säuglinge und Kinder brauchen weniger Wasser als Erwachsene: Für Kinder wird eine Menge von 6–8 Gläsern pro Tag empfohlen. Ab dem Alter von 6 Monaten können Sie Ihr Kind an Leitungswasser gewöhnen.

Wichtig ist, die Mengen individuell anzupassen. Wer viel schwitzt (z.B. beim Sport) oder Urlaub in einem heißen Land macht, braucht mehr Wasser. Dasselbe gilt für stillende Mütter.

Und auch das Alter spielt eine Rolle. Gerade ältere Menschen trinken oft zu wenig, weil sie ein geringeres Durstgefühl haben, nicht mobil genug sind, oder es vergessen. Aber besonders sie fühlen sich allerdings im Alltag oft viel wohler, wenn sie sich angewöhnen können, genügend Wasser zu trinken.

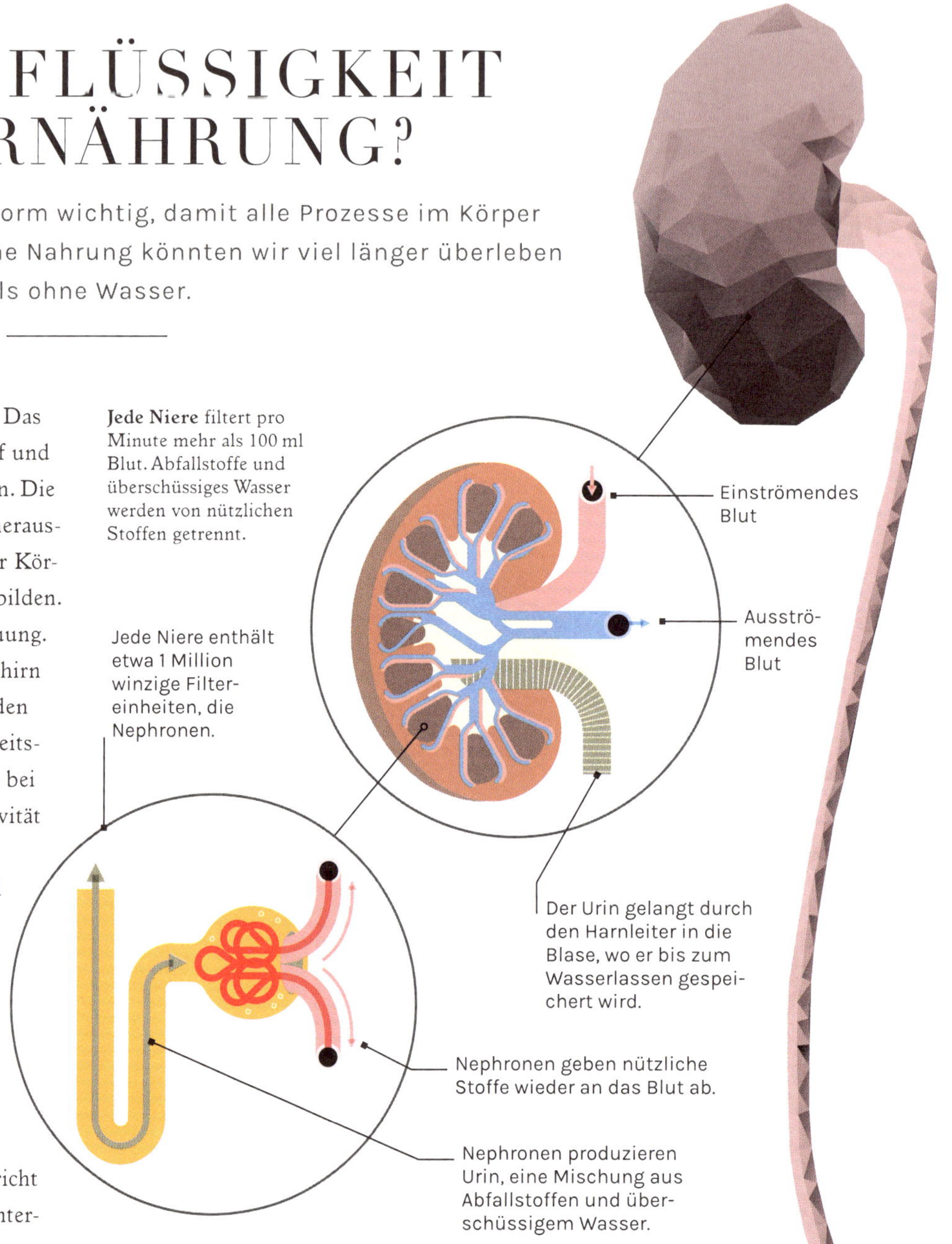

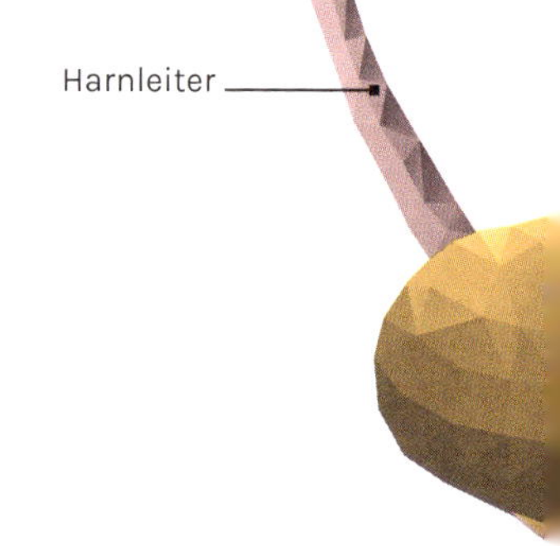

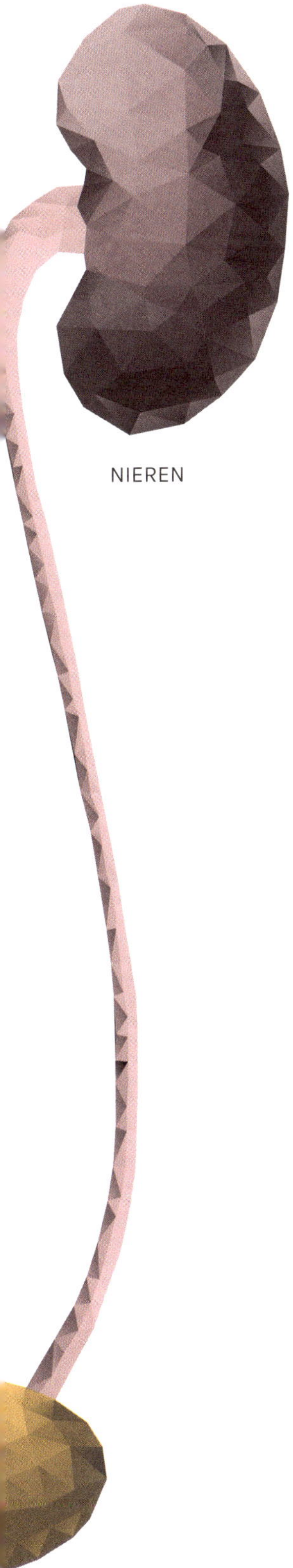

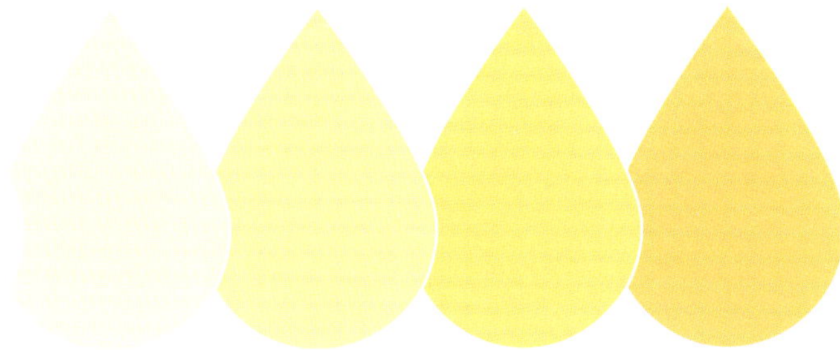

Die Farbe des Urins
Der Urin sollte ziemlich klar sein. Je dunkler er ist, desto dehydrierter sind Sie und desto mehr müssen Sie trinken, um Ihren Flüssigkeitsbedarf zu decken.

WAS SOLLTE MAN TRINKEN?

20 Prozent des Flüssigkeitsbedarfs werden über die Nahrung gedeckt. Die restliche Menge nehmen viele Menschen vorzugsweise in Form von zuckerhaltigen Getränken, Tee, Kaffee und Säften zu sich. In einer Umfrage gaben 23 Prozent der Befragten an, dass sie zu kohlensäurehaltigen Getränken greifen, um sich mit Flüssigkeit zu versorgen. All diese Getränke liefern zwar die benötigte Flüssigkeit, aber Sie führen Ihrem Körper damit auch Koffein, Zucker oder Süßstoffe zu – und das kann negative Folgen haben. Das gesündeste Getränk ist einfaches Wasser. In vielen europäischen Ländern kann man bedenkenlos Leitungswasser trinken.

ANZEICHEN FÜR DEHYDRIERUNG

Anzeichen für eine Dehydrierung sind ein trockener Mund, dunkelgelber Urin (siehe oben), Müdigkeit, Durst und Schwindelgefühl sowie weniger als viermal tägliches Wasserlassen. Studien zeigen, dass sich bereits ein Wasserverlust von 1 Prozent des Körpergewichts negativ auf die geistigen und körperlichen Funktionen auswirkt. Mit zunehmender Dehydrierung werden die Folgen gravierender.

Wenn man regelmäßig zu wenig Flüssigkeit zu sich nimmt, führt das häufig zu Verstopfung. Wenn Sie feststellen, dass Sie oft unter Verstopfung leiden, versuchen Sie, Ihre Flüssigkeitszufuhr zu erhöhen (siehe S. 155).

Den Wasserbedarf ermitteln

Verwenden Sie die Faustformel unten, um Ihren täglichen Wasserbedarf zu ermitteln. Nehmen Sie Anpassungen vor, wenn Sie beispielsweise stärker schwitzen (beim Sport oder bei körperlicher Arbeit).

IHR GEWICHT (KG) × **0,033** = **Liter** PRO TAG

Beispiel: Sie wiegen 60 kg.
60 × 0,033 = **1,98 l**

WAS IST VERDAUUNG?

Beim Verdauungsvorgang nimmt der Körper aus den Lebensmitteln, die wir essen, Nährstoffe auf. Sie gehen in den Blutkreislauf über und werden dorthin gebracht, wo sie im Körper benötigt werden. Abfallstoffe werden ausgeschieden.

Das Verdauungssystem eines Erwachsenen ist etwa 9 m lang, und auf der gesamten Länge leistet es sehr viel. Jeder Teil des Systems spielt eine wichtige Rolle.

MUND

Die Nahrung wird beim Kauen von den Zähnen zerkleinert. Verdauungsenzyme im Speichel beginnen mit der chemischen Aufspaltung der Nahrung. Der Nahrungsbrei wird geschluckt und gelangt in die Speiseröhre.

SPEISERÖHRE

Hinter der Zunge befindet sich der Kehldeckel. Er bedeckt beim Schlucken die Luftröhre und verhindert so, dass Nahrungsbrei auf dem Weg zur Speiseröhre versehentlich in die Luftröhre gelangt. Die Speiseröhre ist ein großer muskulöser Schlauch, der sich von der Kehldeckelspitze bis zum Magen erstreckt. Ihre Muskeln befördern den Nahrungsbrei in den Magen. Am Übergang zwischen Speiseröhre und Magen befindet sich ein Muskelring. Wenn dieser nicht richtig schließt, kommt es zu saurem Reflux.

MAGEN

Der Magen setzt Verdauungsenzyme und Magensäure frei, die den Nahrungsbrei aufspalten. Seine Muskeln ziehen sich zusammen, um die Nahrung zu kneten, sodass die Chemikalien sie aufspalten können. Die Magensäure tötet unerwünschte Mikroben in der Nahrung ab. Während dieses Vorgangs wird das Sättigungshormon Leptin ausgeschüttet (siehe S. 105). (Bei leerem Magen wird das Hungerhormon Ghrelin produziert.) Der verflüssigte Nahrungsbrei wird dann weiter in den Dünndarm transportiert.

DÜNNDARM

Die Nährstoffaufnahme findet hauptsächlich in diesem 7 m langen Darmabschnitt statt. Er ist mit zahlreichen winzigen Zotten und Mikrovilli (siehe S. 28–29) bedeckt, die Nährstoffe aus dem Speisebrei aufnehmen und in den Blutkreislauf abgeben.

Die Nahrung verbringt 2–6 Stunden im Dünndarm, wo sie durch Verdauungsenzyme aufgespalten wird. Einige dieser Enzyme werden von der Bauchspeicheldrüse bereitgestellt, die auch Hormone zur Regulierung des Blutzuckerspiegels freisetzt, wenn dieser nach einer Mahlzeit ansteigt (siehe S. 30–31). Die Gallenblase sondert Gallenflüssigkeit in den Dünndarm ab, um die Verdauung zu unterstützen.

Nachdem ihm die Nährstoffe entzogen wurden, besteht der Rest des Dünndarminhalts hauptsächlich aus Wasser, Bakterien, abgestorbenen Zellen der Darmschleimhaut und unverdaulichen Ballaststoffen (siehe S. 18). Sie wandern durch den Dünndarm bis zur Ileozökalklappe, dem Tor zum Dickdarm.

DICKDARM

Im Dickdarm wird der Verdauungsprozess beendet. Der anfangs flüssige Brei, der aus dem Dünndarm kommt, bleibt hier 12–30 Stunden. In dieser Zeit wird Wasser absorbiert, der Brei verdickt sich.

Im Dickdarm leben Milliarden von Bakterien, die bei der Synthese wichtiger Nährstoffe eine Rolle spielen und auch mit den Immunzellen kommunizieren, um Entzündungen zu verhindern. Die Darmbakterien verstoffwechseln die unverdaulichen Ballaststoffe im Dickdarm. Dabei entstehen kurzkettige Fettsäuren (siehe S. 18). Ein weiteres Produkt dieser Bakterien ist Gas (siehe S. 154). Wenn wir unseren Darmbakterien viele verschiedene Arten

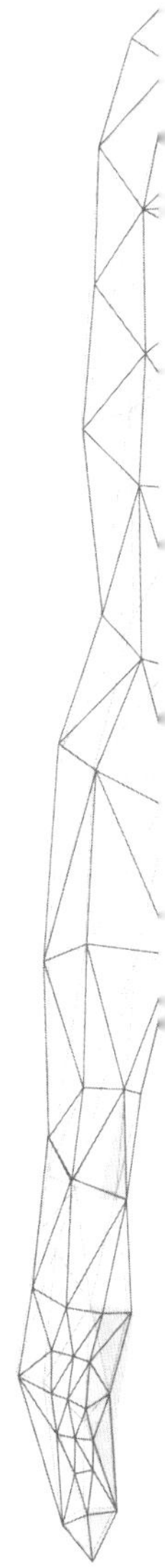

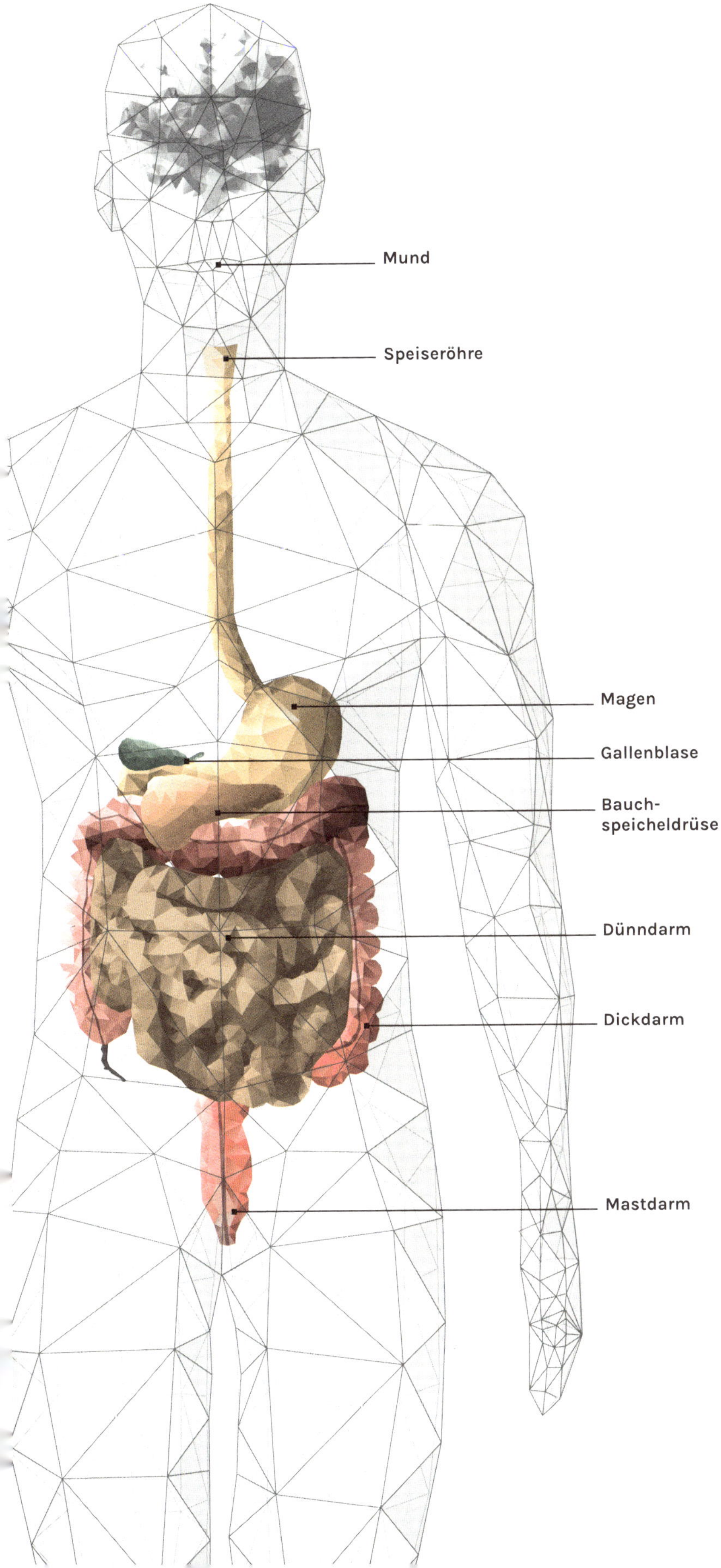

von Ballaststoffen zur Verfügung stellen, fördert dies die Verdauungsprozesse und trägt zur Unterstützung der nützlichen Darmbakterien bei (siehe S. 48–51).

MASTDARM UND ANUS

Das Endprodukt des Verdauungsvorgangs ist ein halbfester Abfallstoff, der als Kot oder Stuhl bezeichnet wird. Dieser wird im Mastdarm oder Enddarm gesammelt, der sich am hinteren Ende des Dickdarms befindet, kurz vor den beiden Schließmuskeln am Ausgang. Durch das Zusammenziehen und Entspannen der Analmuskeln wird der Stuhl durch die Schließmuskeln und aus dem Anus herausgeschoben.

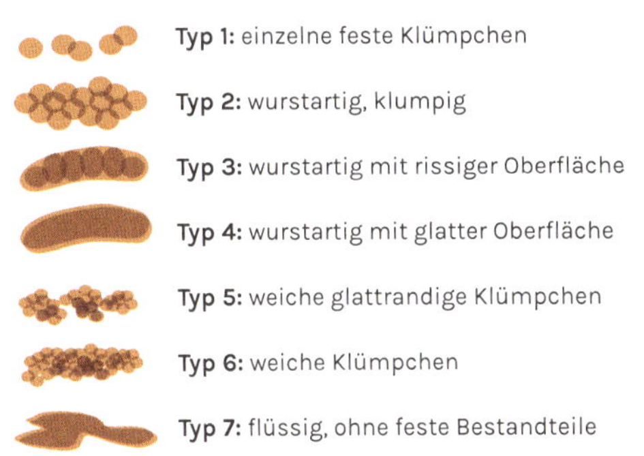
Typ 1: einzelne feste Klümpchen
Typ 2: wurstartig, klumpig
Typ 3: wurstartig mit rissiger Oberfläche
Typ 4: wurstartig mit glatter Oberfläche
Typ 5: weiche glattrandige Klümpchen
Typ 6: weiche Klümpchen
Typ 7: flüssig, ohne feste Bestandteile

Bristol-Stuhlformen-Skala Mithilfe dieser Skala lässt sich die Gesundheit des Verdauungssystems anhand der Form und Konsistenz des Stuhls beurteilen. Die Typen 1 und 2 weisen auf Verstopfung hin; die Typen 3, 4 und 5 gelten als normaler Stuhl; bei den Typen 6 und 7 handelt es sich um Durchfall.

WIE GELANGEN DIE NÄHRSTOFFE IN DEN KÖRPER?

Nachdem die Nährstoffe im Verdauungstrakt aus der Nahrung herausgelöst wurden (siehe S. 26), müssen sie in die Blutbahn geschleust werden, damit der Körper sie nutzen kann. Das geschieht im Magen, im Dünn- und Dickdarm.

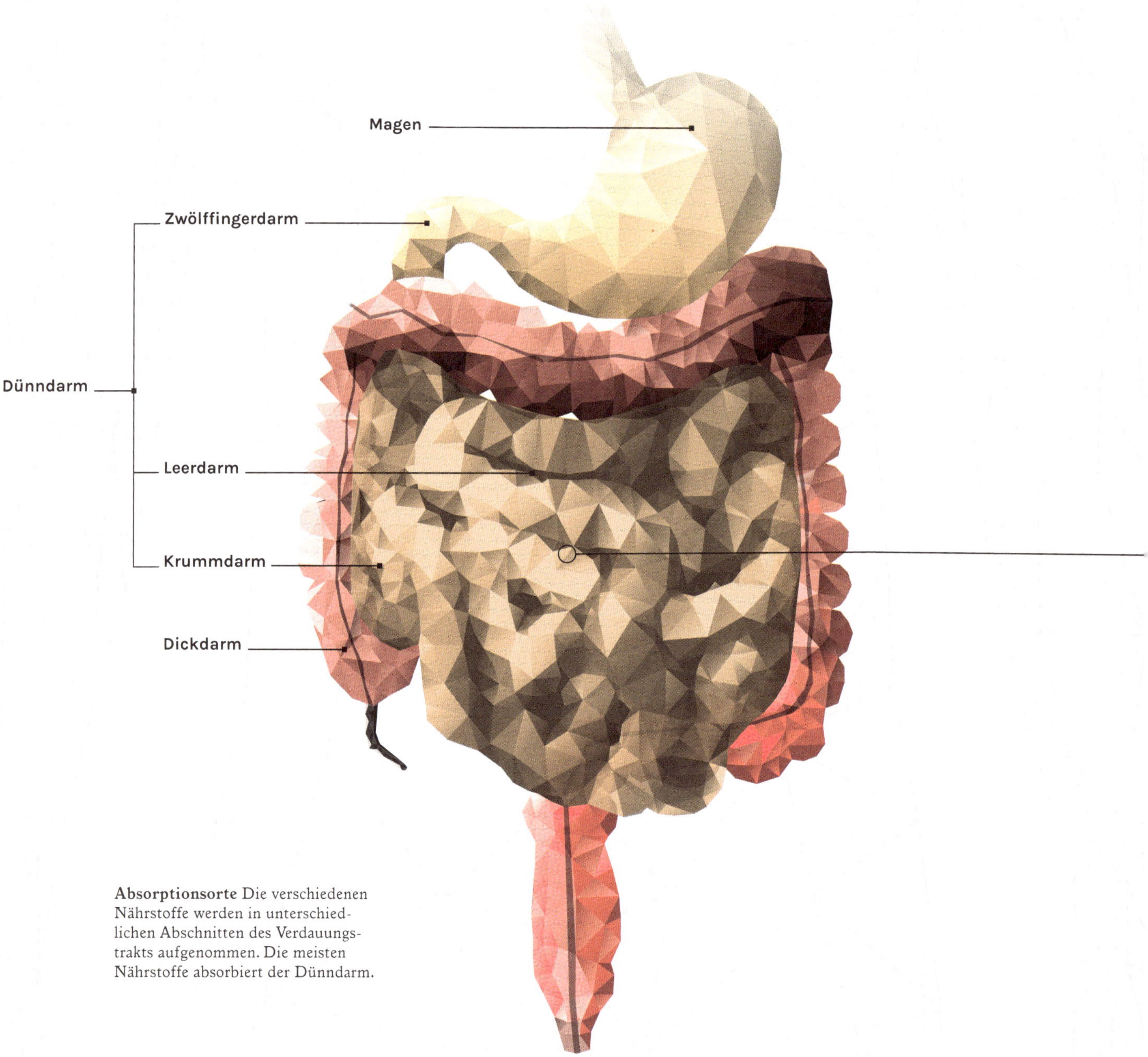

Absorptionsorte Die verschiedenen Nährstoffe werden in unterschiedlichen Abschnitten des Verdauungstrakts aufgenommen. Die meisten Nährstoffe absorbiert der Dünndarm.

Nährstoffe werden durch einen Prozess aufgenommen, den man als Diffusion bezeichnet. Die Innenwand des Dünndarms enthält viele winzige Ausstülpungen, die Zotten oder *Villi*. Diese vergrößern die für die Absorption zur Verfügung stehende Oberfläche enorm: Der durchschnittliche Dünndarm hat eine Oberfläche von 250 Quadratmetern! Die Zotten sind ihrerseits mit mikroskopisch kleinen Fortsätzen bedeckt, den *Mikrovilli*. Nährstoffpartikel, die im Dünndarm freigesetzt werden, gelangen durch diese feinen Fortsätze in die Zotten. Jede Zotte enthält ein Netz von Lymphgefäßen und Kapillaren, die den Darm im Wesentlichen mit dem Kreislauf- und Lymphsystem des Körpers verbinden. Proteine (aufgespalten in Aminosäuren) und Kohlenhydrate (aufgespalten in Glukose) gelangen in die Blutgefäße. Fette (zerlegt in Lipide) gelangen in die Lymphgefäße.

Diese Blut- und Lymphgefäße transportieren die Nährstoffe dann zu den verschiedenen Teilen des Körpers, wo sie je nach Bedarf verwendet oder für eine spätere Verwendung gespeichert werden.

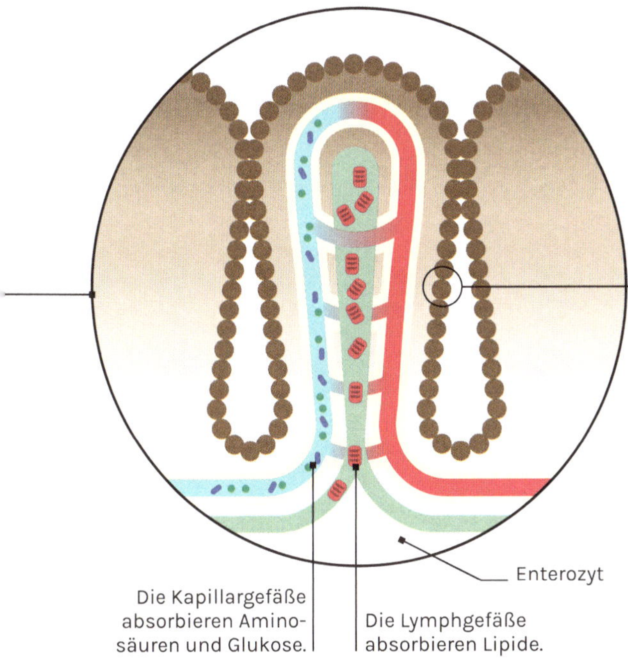

Zotten Diese winzigen fingerartigen Ausstülpungen der Dünndarmwand vergrößern die Oberfläche des Darms erheblich. In ihnen befinden sich Blut- und Lymphgefäße, die die von den Zotten aufgenommenen Nährstoffe in andere Teile des Körpers transportieren.

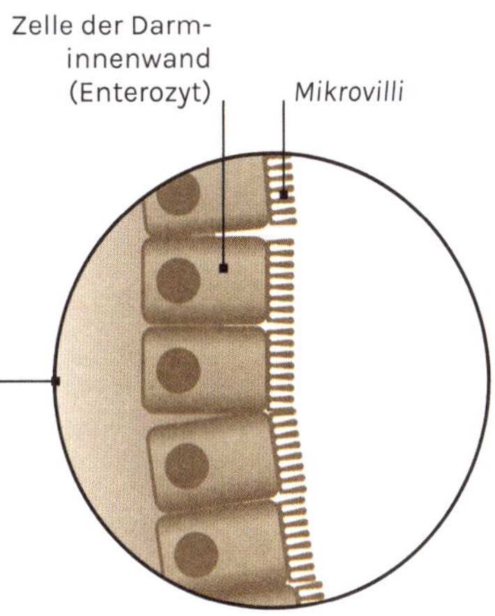

Mikrovilli Die Oberfläche jeder Zotte ist mit mikroskopisch kleinen Fäden bedeckt. Diese Ausläufer der epithelialen (äußeren) Zellwände sorgen für den Übergang der Nährstoffe in die Zotten.

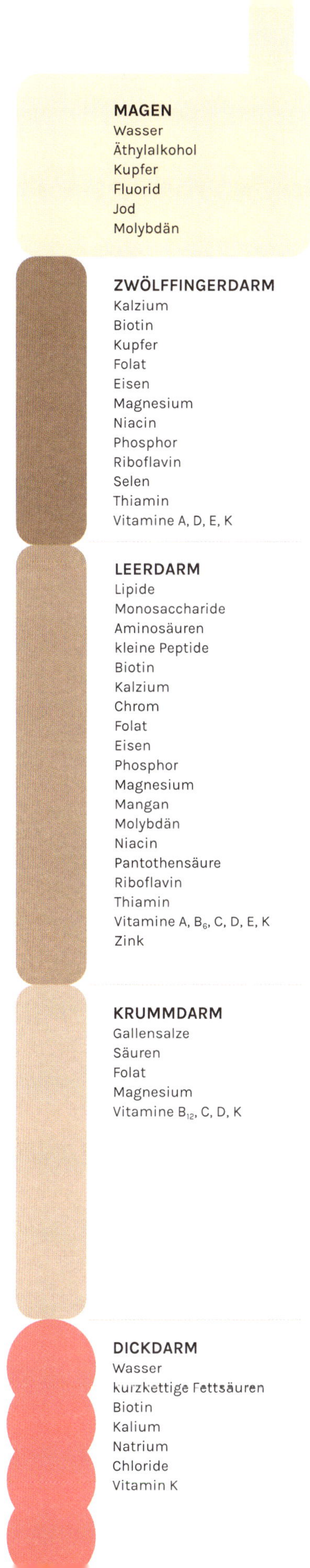

WAS IST DER STOFFWECHSEL?

Stoffwechsel ist der Sammelbegriff für die zahlreichen chemischen Reaktionen, die im Körper ablaufen. Er ist eng mit der Ernährung verknüpft, denn die Lebensmittel, die wir essen, liefern Nährstoffe und die Energie, die für den Stoffwechsel benötigt wird.

Unser Körper verbraucht etwa 10 Prozent der aufgenommenen Energie für die Verdauung und 20 Prozent für körperliche Aktivität. Rund 70 Prozent brauchen Organe und Gewebe, um den Körper am Leben zu erhalten. Jeder Vorgang, von der Atmung bis zum Denken, verbraucht Energie. Der Grundumsatz eines Menschen ist die Kalorienmenge, die er im Ruhezustand für die Aufrechterhaltung der Körperfunktionen benötigt.

IM GESÄTTIGTEN ZUSTAND

Während oder nach einer Mahlzeit wird die Nahrung aufgespalten und Glukose (siehe S. 12–13) in das Blut abgegeben, damit die Zellen sie als Brennstoff verwenden können. Dadurch steigt der Blutzuckerspiegel, und Insulin wird ausgeschüttet. Dieses hilft der Glukose, in die Zellen zu gelangen, wo sie direkt in Energie umgewandelt wird oder – in Leber- und Muskelzellen – dazu anregt, die überschüssige Glukose im Blut in Glykogen umzuwandeln und für den späteren Gebrauch zu speichern. Insulin löst auch die Umwandlung von Glukose in Triglyzeride (Fette) im Fettgewebe aus. Überschüssige Fettsäuren aus der Nahrung werden im Fettgewebe gespeichert.

Wie viel Energie gespeichert wird, hängt zum Teil vom Grundumsatz ab, der von Faktoren wie unseren Genen, Alter, Geschlecht und Körperzusammensetzung beeinflusst wird. Wir müssen – vereinfacht gesagt – dem Körper so viel Energie zuführen, wie er zum Überleben verbraucht, zuzüglich der Energie, die er für körperliche Aktivitäten benötigt. Wenn wir ständig mehr Kalorien zuführen als wir verbrennen, wird der Überschuss als Fett gespeichert.

IM NÜCHTERNEN ZUSTAND

Einige Stunden nach dem Essen sinkt der Blutzuckerspiegel, und die Bauchspeicheldrüse schüttet Glukagon aus (siehe S. 31). Dies regt die Leber und das Fettgewebe dazu an, gespeichertes Glykogen in Glukose zu verwandeln. Diese wird ins Blut freigesetzt, damit der Körper sie als Energie nutzen kann.

Nach längerem Fasten wird das Fett aus den Fettspeichern zu Glyzerin und Fettsäuren abgebaut. Ein Nebenprodukt dieser Reaktion sind Ketonkörper (siehe S. 170). Proteine werden erst in letzter Instanz als Brennstoff verwendet (siehe S. 33).

Bauchspeicheldrüse

Als Langerhans-Inseln bezeichnet man Zellverbände in der Bauchspeicheldrüse. Sie sondern Hormone ab, die für die Regulierung des Stoffwechsels verantwortlich sind, z. B. Insulin und Glukagon. Diese Hormone sorgen für den Ausgleich des Blutzuckerspiegels, wenn der Körper zwischen gesättigtem und nüchternem Zustand schwankt.

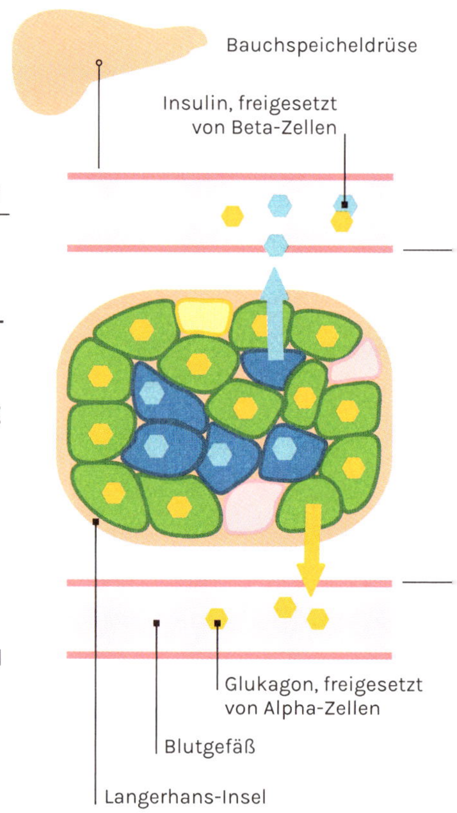

Nährstoffe werden durch einen Prozess aufgenommen, den man als Diffusion bezeichnet. Die Innenwand des Dünndarms enthält viele winzige Ausstülpungen, die Zotten oder *Villi*. Diese vergrößern die für die Absorption zur Verfügung stehende Oberfläche enorm: Der durchschnittliche Dünndarm hat eine Oberfläche von 250 Quadratmetern! Die Zotten sind ihrerseits mit mikroskopisch kleinen Fortsätzen bedeckt, den *Mikrovilli*. Nährstoffpartikel, die im Dünndarm freigesetzt werden, gelangen durch diese feinen Fortsätze in die Zotten. Jede Zotte enthält ein Netz von Lymphgefäßen und Kapillaren, die den Darm im Wesentlichen mit dem Kreislauf- und Lymphsystem des Körpers verbinden. Proteine (aufgespalten in Aminosäuren) und Kohlenhydrate (aufgespalten in Glukose) gelangen in die Blutgefäße. Fette (zerlegt in Lipide) gelangen in die Lymphgefäße.

Diese Blut- und Lymphgefäße transportieren die Nährstoffe dann zu den verschiedenen Teilen des Körpers, wo sie je nach Bedarf verwendet oder für eine spätere Verwendung gespeichert werden.

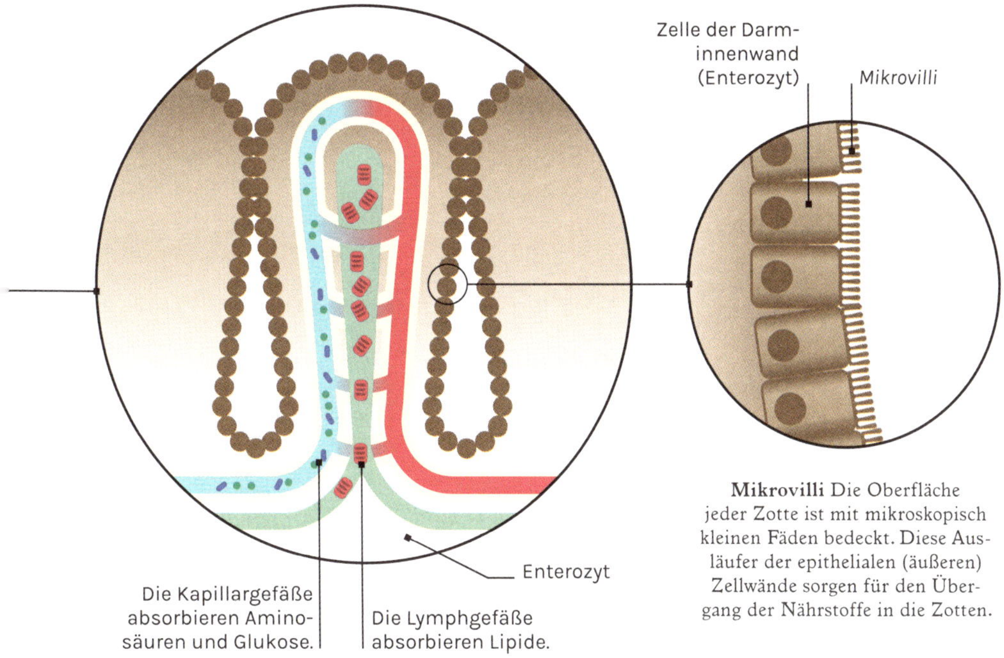

Mikrovilli Die Oberfläche jeder Zotte ist mit mikroskopisch kleinen Fäden bedeckt. Diese Ausläufer der epithelialen (äußeren) Zellwände sorgen für den Übergang der Nährstoffe in die Zotten.

Zotten Diese winzigen fingerartigen Ausstülpungen der Dünndarmwand vergrößern die Oberfläche des Darms erheblich. In ihnen befinden sich Blut- und Lymphgefäße, die die von den Zotten aufgenommenen Nährstoffe in andere Teile des Körpers transportieren.

MAGEN
Wasser
Äthylalkohol
Kupfer
Fluorid
Jod
Molybdän

ZWÖLFFINGERDARM
Kalzium
Biotin
Kupfer
Folat
Eisen
Magnesium
Niacin
Phosphor
Riboflavin
Selen
Thiamin
Vitamine A, D, E, K

LEERDARM
Lipide
Monosaccharide
Aminosäuren
kleine Peptide
Biotin
Kalzium
Chrom
Folat
Eisen
Phosphor
Magnesium
Mangan
Molybdän
Niacin
Pantothensäure
Riboflavin
Thiamin
Vitamine A, B_6, C, D, E, K
Zink

KRUMMDARM
Gallensalze
Säuren
Folat
Magnesium
Vitamine B_{12}, C, D, K

DICKDARM
Wasser
kurzkettige Fettsäuren
Biotin
Kalium
Natrium
Chloride
Vitamin K

WAS IST DER STOFFWECHSEL?

Stoffwechsel ist der Sammelbegriff für die zahlreichen chemischen Reaktionen, die im Körper ablaufen. Er ist eng mit der Ernährung verknüpft, denn die Lebensmittel, die wir essen, liefern Nährstoffe und die Energie, die für den Stoffwechsel benötigt wird.

Unser Körper verbraucht etwa 10 Prozent der aufgenommenen Energie für die Verdauung und 20 Prozent für körperliche Aktivität. Rund 70 Prozent brauchen Organe und Gewebe, um den Körper am Leben zu erhalten. Jeder Vorgang, von der Atmung bis zum Denken, verbraucht Energie. Der Grundumsatz eines Menschen ist die Kalorienmenge, die er im Ruhezustand für die Aufrechterhaltung der Körperfunktionen benötigt.

IM GESÄTTIGTEN ZUSTAND

Während oder nach einer Mahlzeit wird die Nahrung aufgespalten und Glukose (siehe S. 12–13) in das Blut abgegeben, damit die Zellen sie als Brennstoff verwenden können. Dadurch steigt der Blutzuckerspiegel, und Insulin wird ausgeschüttet. Dieses hilft der Glukose, in die Zellen zu gelangen, wo sie direkt in Energie umgewandelt wird oder – in Leber- und Muskelzellen – dazu anregt, die überschüssige Glukose im Blut in Glykogen umzuwandeln und für den späteren Gebrauch zu speichern. Insulin löst auch die Umwandlung von Glukose in Triglyzeride (Fette) im Fettgewebe aus. Überschüssige Fettsäuren aus der Nahrung werden im Fettgewebe gespeichert.

Wie viel Energie gespeichert wird, hängt zum Teil vom Grundumsatz ab, der von Faktoren wie unseren Genen, Alter, Geschlecht und Körperzusammensetzung beeinflusst wird. Wir müssen – vereinfacht gesagt – dem Körper so viel Energie zuführen, wie er zum Überleben verbraucht, zuzüglich der Energie, die er für körperliche Aktivitäten benötigt. Wenn wir ständig mehr Kalorien zuführen als wir verbrennen, wird der Überschuss als Fett gespeichert.

IM NÜCHTERNEN ZUSTAND

Einige Stunden nach dem Essen sinkt der Blutzuckerspiegel, und die Bauchspeicheldrüse schüttet Glukagon aus (siehe S. 31). Dies regt die Leber und das Fettgewebe dazu an, gespeichertes Glykogen in Glukose zu verwandeln. Diese wird ins Blut freigesetzt, damit der Körper sie als Energie nutzen kann.

Nach längerem Fasten wird das Fett aus den Fettspeichern zu Glyzerin und Fettsäuren abgebaut. Ein Nebenprodukt dieser Reaktion sind Ketonkörper (siehe S. 170). Proteine werden erst in letzter Instanz als Brennstoff verwendet (siehe S. 33).

Bauchspeicheldrüse

Als Langerhans-Inseln bezeichnet man Zellverbände in der Bauchspeicheldrüse. Sie sondern Hormone ab, die für die Regulierung des Stoffwechsels verantwortlich sind, z. B. Insulin und Glukagon. Diese Hormone sorgen für den Ausgleich des Blutzuckerspiegels, wenn der Körper zwischen gesättigtem und nüchternem Zustand schwankt.

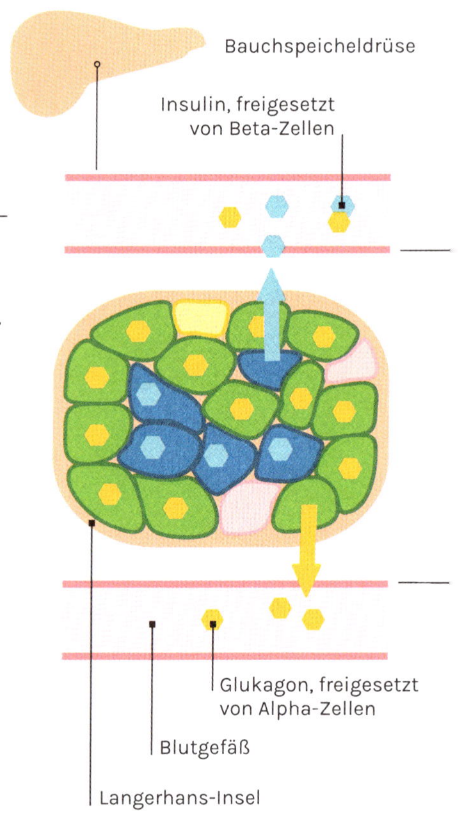

Was bedeutet kcal?

Eine Kilokalorie (kcal), umgangssprachlich Kalorie, ist die Energiemenge, die benötigt wird, um die Temperatur von 1 g Wasser um 1 °C zu erhöhen.

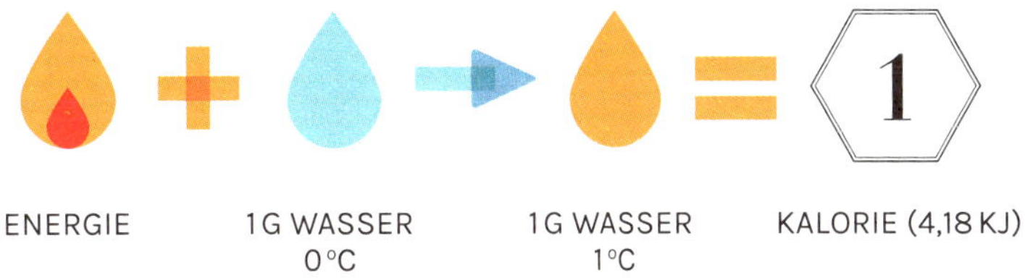

WAS SIND KALORIEN?

Diese Maßeinheit gibt an, wie viel Energie in Lebensmitteln gespeichert ist. Es gibt grobe Richtwerte für den Tages-Kalorienbedarf von Männern (ca. 2500 kcal) und Frauen (ca. 2000 kcal), doch zusätzlich müssen immer Faktoren wie Alter, Größe und körperliche Aktivität berücksichtigt werden.

Nicht immer nimmt der Körper die gesamte, in der Nahrung enthaltene Energie auf. Ballaststoffreiche Lebensmittel wie Nüsse erfordern mehr Energie zur Verdauung, und nur die verbleibende Energie wird vom Körper aufgenommen. Auch individuelle Faktoren wie die Länge des Darms und die Darmgesundheit spielen eine Rolle dabei, wie viel Energie der Körper aus der Nahrung aufnehmen kann.

Die Kalorienzahl sollte man nicht überbewerten. Sie sagt definitiv nichts darüber aus, wie gesund Sie sind oder wie gut Sie sich ernähren. Wenn Sie beispielsweise zum Frühstück, Mittag- und Abendessen jeweils einen Schokoladen-Brownie essen, überschreiten Sie zwar die für Ihren Körper empfohlene Kalorienmenge nicht. Aber bei dieser »Brownie-Diät« sind Sie keineswegs mit allen wichtigen Makronährstoffen, Mikronährstoffen und Ballaststoffen versorgt, die Sie brauchen, um gesund und glücklich zu sein.

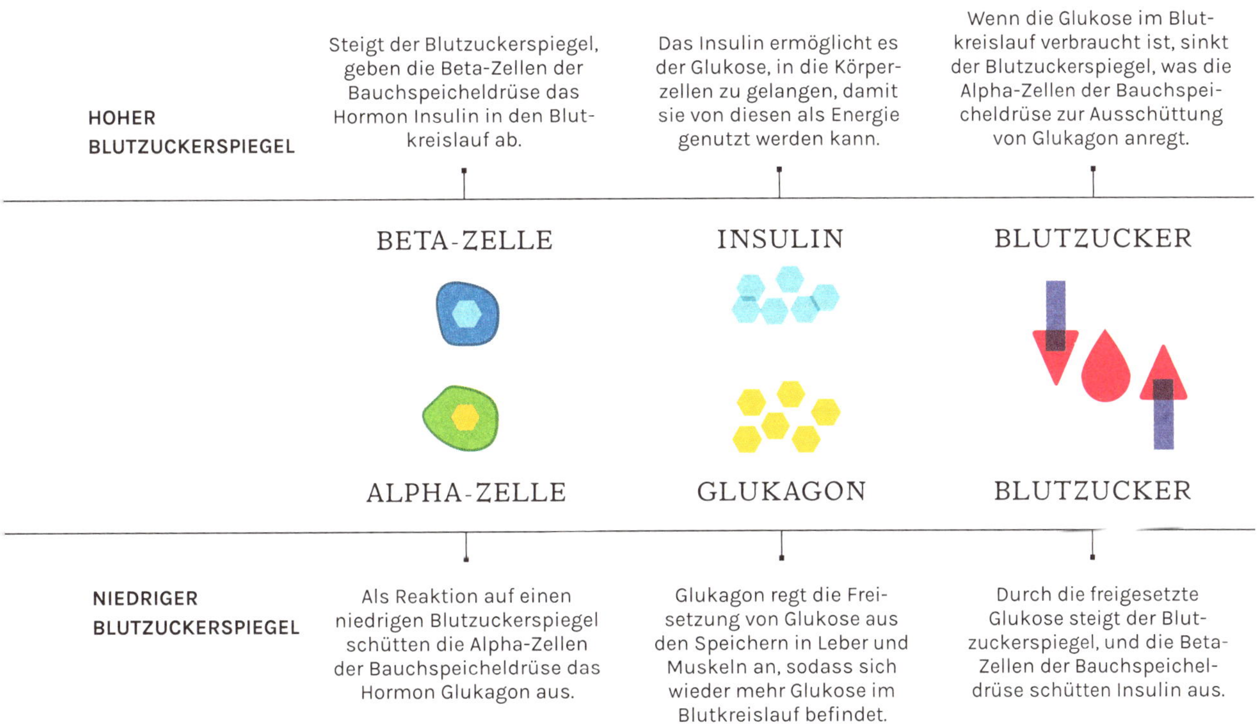

WAS IST MANGELERNÄHRUNG?

Mangelernährung liegt vor, wenn die tägliche Nahrung den Körper nicht mit den notwendigen Nährstoffen versorgt. Nach dieser Definition können nicht nur untergewichtige Personen von Mangelernährung betroffen sein.

Zu den sozialen Ursachen der Mangelernährung gehören Armut und fehlendes Wissen über Ernährung, körperliche Ursachen sind oft chronische oder akute Krankheiten. So leiden etwa 65–75 Prozent der Menschen mit Morbus Crohn und bis zu 62 Prozent der Menschen mit Colitis ulcerosa an Mangelerscheinungen (siehe S. 164–165). Auch Essstörungen können eine Ursache sein (siehe S. 210).

Mangelernährung tritt am häufigsten bei Kindern und älteren Menschen auf, Frauen sind stärker betroffen als Männer. Weil ihre Muskulatur weniger ausgeprägt ist, benötigen Frauen 25 Prozent weniger Energie pro Tag als Männer, aber die gleiche Menge an Nährstoffen. In Schwangerschaft und Stillzeit ist ihr Nährstoffbedarf noch höher.

Warnzeichen

MANGELERNÄHRUNG BEEINTRÄCHTIGT GESUNDHEIT UND LEBENSQUALITÄT. ZEICHEN SIND:

- häufige Krankheiten und Infektionen
- langsame Wundheilung
- häufigere Stürze
- gedrückte Stimmung
- Antriebsschwäche
- verringerte Muskelkraft und Muskelmasse (siehe S. 33)
- verringerte Lebensqualität
- verringerte Unabhängigkeit und Fähigkeit, den Alltag zu bewältigen
- Mangel wichtiger Mikronährstoffe (siehe S. 20–23).

Wer bei sich oder Angehörigen Mangelernährung vermutet, sollte sich an einen Arzt wenden.

MANGELERNÄHRUNG BEI KINDERN

Einen großen Teil der gemeldeten Fälle von mangelernährten Kindern machen Kinder mit Vorerkrankungen aus. Auch Nahrungsmittelunverträglichkeiten oder -allergien können die Nährstoffversorgung verschlechtern. Außerdem haben Kleinkinder kleine Mägen, sie müssen daher häufiger essen als Erwachsene, um alle nötigen Nährstoffe zu sich zu nehmen – für Eltern ist das oft eine Herausforderung. Wenn Kinder nicht wie erwartet wachsen oder an Gewicht zunehmen, sind das mögliche Anzeichen für Mangelernährung.

Es ist wichtig, mit Kindern über ein gesundes Gewicht zu sprechen. Dabei ist Feinfühligkeit wichtig, denn schon das Wiegen von Kindern kann zu einem gestörten Verhältnis zum Essen führen.

MANGELERNÄHRUNG ERKENNEN

Mangelernährung ist nicht dasselbe wie Unterernährung. Mangelernährung bezeichnet jedes starke Ungleichgewicht von Energie und Nährstoffen im Körper. Dies kann sich auf vielfältige Weise äußern, beispielsweise dadurch, dass dem Körper bestimmte Nährstoffe fehlen, oder dass die Energiezufuhr (Nahrung) den Energiebedarf (körperliche Aktivität) übersteigt. Bei Fettleibigkeit liegt der Mangel oft in einer Unterversorgung mit Mikronährstoffen, weil Betroffene vorzugsweise raffinierte Kohlenhydrate, Süßigkeiten, Zucker, Junkfood und stark verarbeitete Lebensmittel zu sich nehmen. Sowohl Unter- als auch Überernährung sind Formen der Fehlernährung, und beide sind der Gesundheit abträglich.

Nach Angaben der Weltgesundheitsorganisation (WHO) sind 1,9 Milliarden Erwachsene übergewichtig oder fettleibig, 462 Millionen sind untergewichtig.

Muskelabbau

Wenn die Energie aus der Nahrung dem Körper nicht ausreicht, um seine Grundfunktionen zu erfüllen, entzieht er den Muskeln Protein, um es als Energie zu nutzen. Mit der Zeit verringert sich dadurch die Muskelmasse, der Körper wird schwächer, und das Verletzungsrisiko steigt.

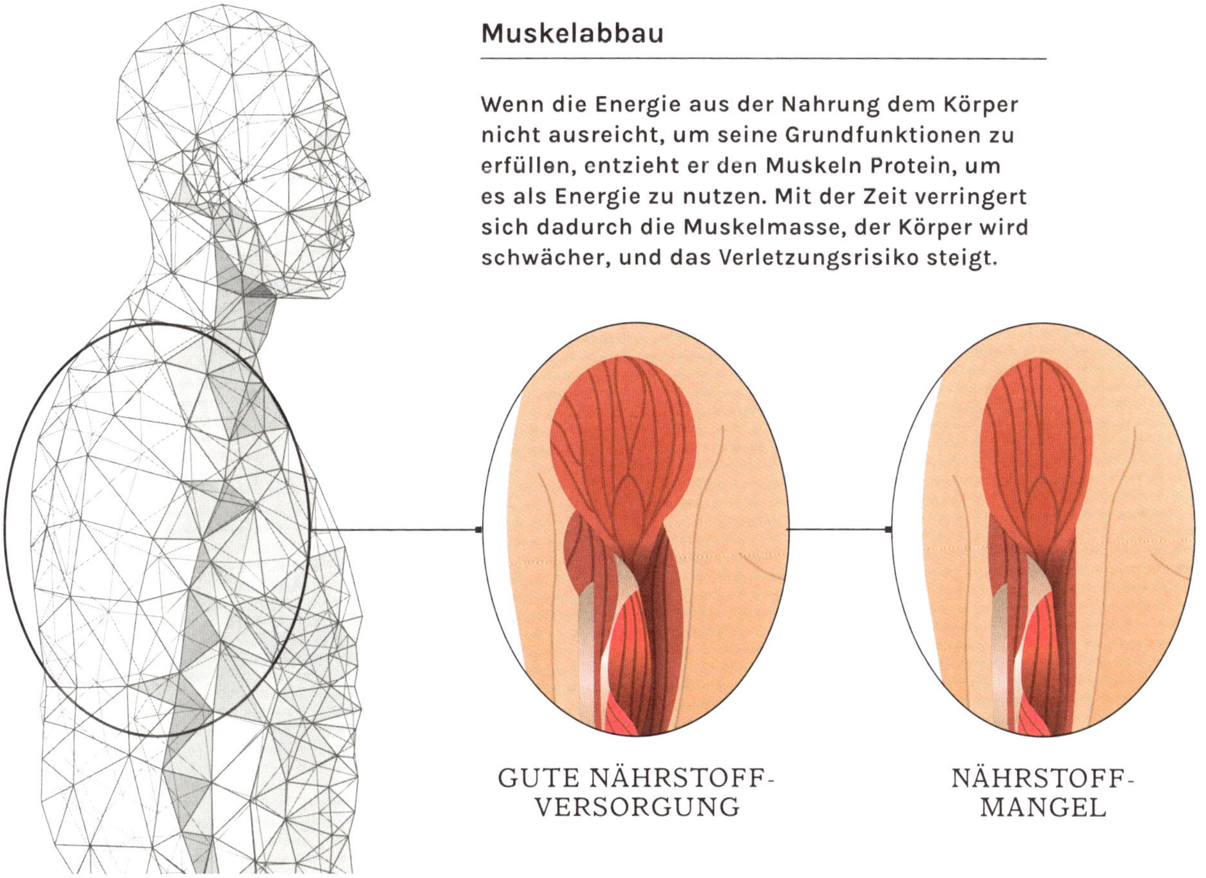

KÖRPERLICHE AUSWIRKUNGEN

Ein Vitamin- und Mineralstoffmangel wirkt sich negativ auf viele Prozesse im Körper aus und kann sogar Einschränkungen im Alltag nach sich ziehen.

Bei starker Unterernährung greift der Körper, sobald er seine Glykogenspeicher (siehe S. 110) aufgebraucht hat, zuerst auf seine Fettreserven zurück. Reduzierte Fettspeicher können zu hormonellen Störungen führen. Bei Frauen kann die Periode ausbleiben, bei Männern die morgendliche Erektion. Sind die Fettspeicher erschöpft, bleibt dem Körper nur der Abbau von Proteinen zur Freisetzung von Aminosäuren für die Energiegewinnung. Dies führt zu Muskelabbau (siehe oben). Auch die Funktion einzelner Organe kann leiden.

Mangelernährung bei Kindern kann Störungen des Wachstums und der geistigen Entwicklung und Verhaltensstörungen verursachen, und sogar ihr Leben gefährden.

Mangelernährung im Alter

RUND 5–10 % DER ALLEIN LEBENDEN SENIOREN SIND VON MANGELERNÄHRUNG BETROFFEN. BEI PFLEGEBEDÜRFTIGEN LIEGT DIE ZAHL DEUTLICH HÖHER.

In vielen Fällen ist die Kalorienzufuhr ausreichend, aber die Ernährung enthält zu viel Fett, Zucker und Salz und nicht genug Obst, Gemüse und fetten Fisch. Dies kann auf eingefahrene Gewohnheiten oder eingeschränkte Fähigkeiten im Alltag zurückzuführen sein. Ältere Menschen verlieren oft ihren Geruchs- und Geschmackssinn, was den Appetit verringert. Psychologische Faktoren wie ein schlechtes Gedächtnis oder Demenz können zu einer geringeren Nährstoffaufnahme beitragen, ebenso eine Verschlechterung der Magen-Darm-Gesundheit. Auch andere körperliche Probleme wie Schluckstörungen können die Mangelernährung begünstigen.

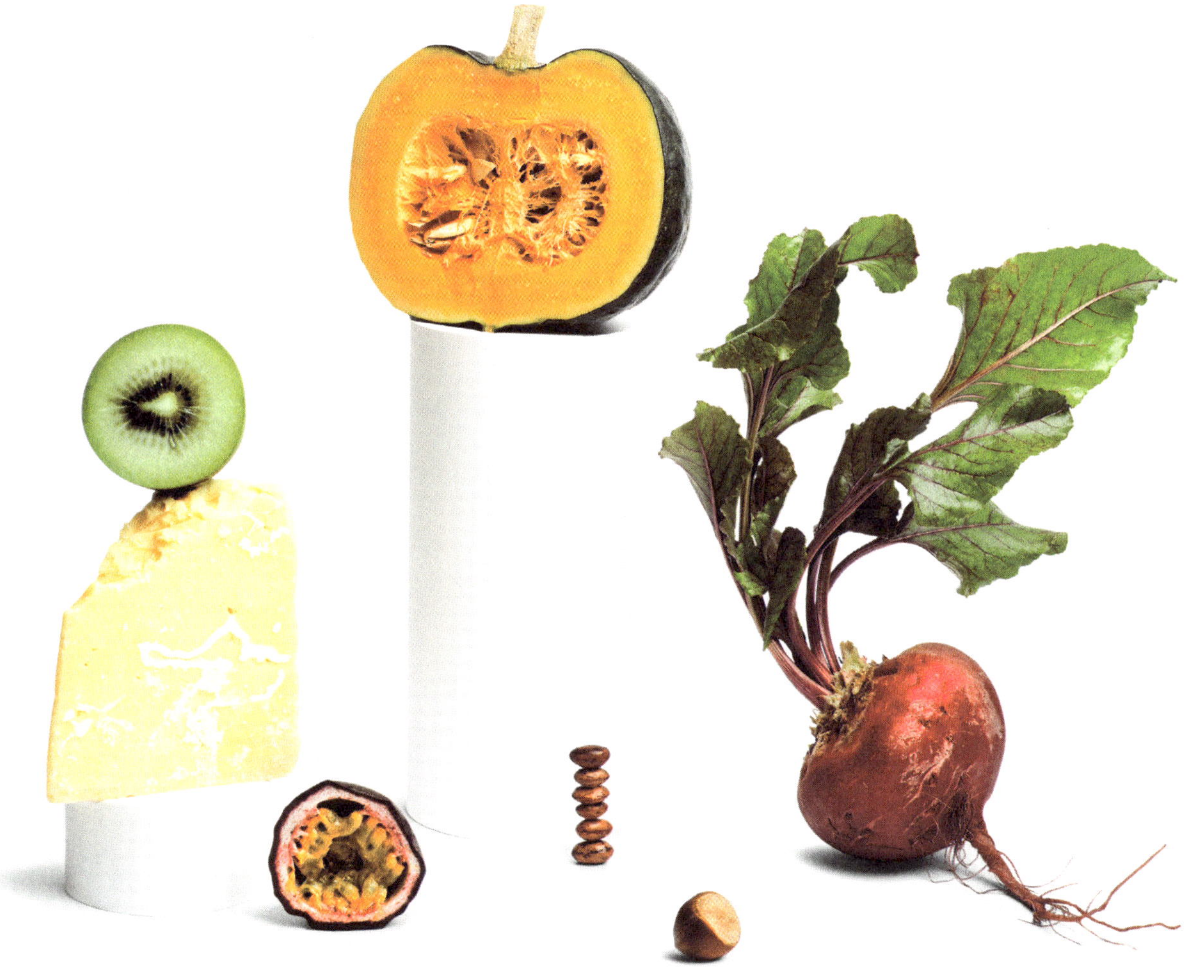

WIE KÖNNEN WIR UNS GUT ERNÄHREN?

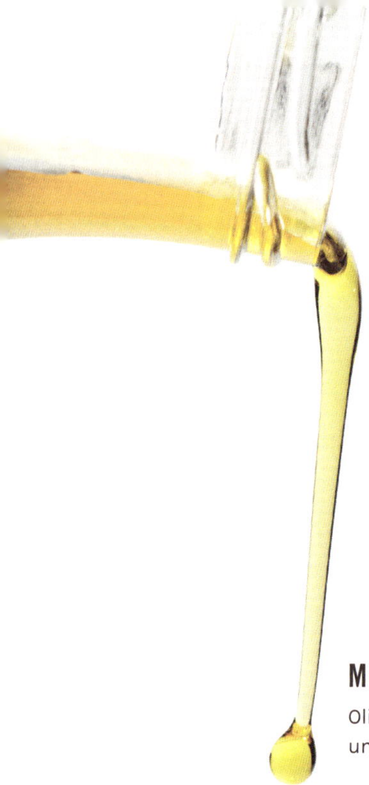

MEDITERRAN

Olivenöl enthält viele ungesättigte Fettsäuren.

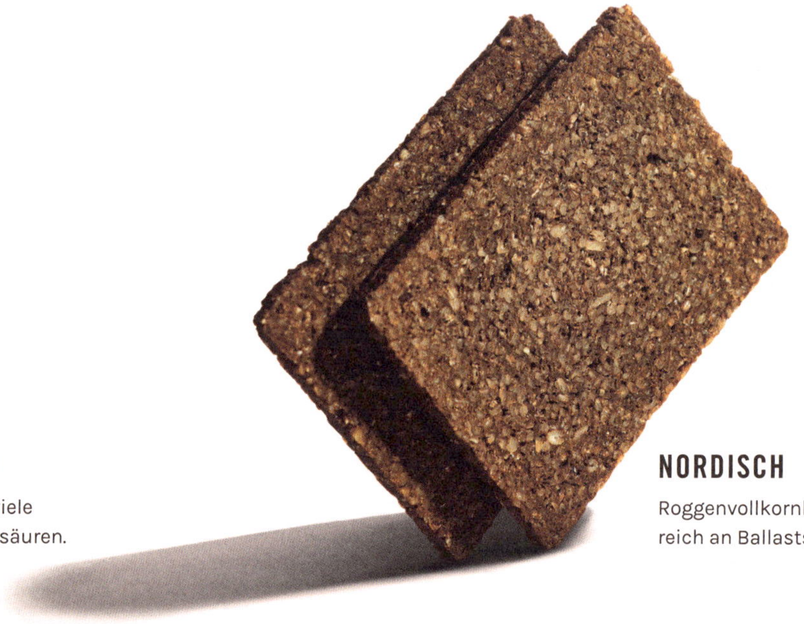

NORDISCH

Roggenvollkornbrot ist reich an Ballaststoffen.

MEDITERRANE, NORDISCHE, JAPANISCHE ERNÄHRUNG: WAS KÖNNEN WIR LERNEN?

Chronische Krankheiten sind heute die häufigste Todesursache weltweit. Doch in einigen Teilen der Welt sind die Menschen offenbar gesünder und leben länger. Das könnte mit ihrer Ernährung zusammenhängen.

Das Konzept der **mediterranen Ernährung** entstand, als Forscher einen Zusammenhang zwischen der traditionellen Ernährung in Olivenanbaugebieten wie Süditalien und Griechenland und dem geringen Auftreten chronischer Krankheiten bei älteren Menschen feststellten. Das Hauptaugenmerk bei dieser Ernährung liegt auf frischen, saisonalen, vorwiegend pflanzlichen Produkten und ungesättigten Fettsäuren, insbesondere aus Olivenöl. Gemüse, Hülsenfrüchte, Vollkornprodukte und Nüsse machen den Großteil der Mahlzeiten aus. Tierisches Eiweiß stammt in moderatem Umfang aus fettem Fisch und Geflügel. Rotes Fleisch, Eier, Joghurt und Käse werden selten gegessen.

Die **nordische Ernährung** wurde als Reaktion darauf entwickelt, dass immer mehr Menschen als fettleibig gelten. Sie soll die Menschen dazu ermutigen, lokal produzierte, nachhaltige Lebensmittel zu essen. Die meisten Kalorien stammen aus pflanzlichen Lebensmitteln, sind also ballaststoffreich. Fisch aus Meer

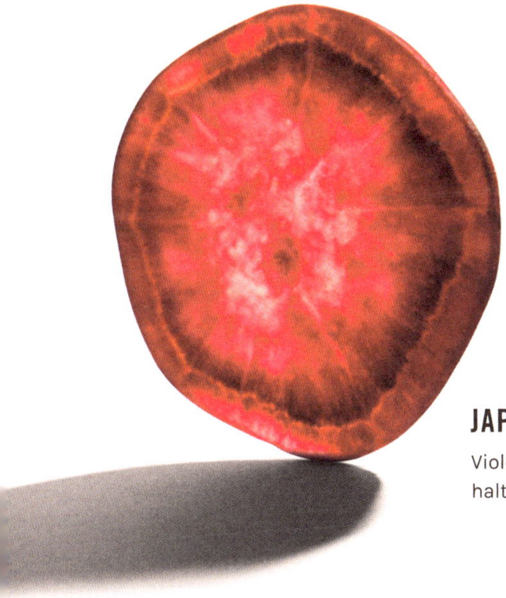

JAPANISCH

Violette Süßkartoffeln enthalten viele Antioxidanzien.

Essen für ein langes Leben

AUF DER JAPANISCHEN INSEL OKINAWA HABEN DIE MENSCHEN DIE WELTWEIT HÖCHSTE LEBENSERWARTUNG.
Die Gene, soziale Gewohnheiten und Bewegung spielen dabei eine Rolle, aber auch die traditionelle Ernährung, die stark auf violetten Süßkartoffeln basiert. Sie enthalten viele Ballaststoffe, Nährstoffe wie Kalium und die Vitamine A und C, sowie Anthozyane (Antioxidanzien, die Studien zufolge vor Krankheiten wie Herz-Kreislauf-Erkrankungen schützen können). Außerdem essen die Okinawaner angeblich 18 verschiedene Lebensmittel täglich, darunter sieben Gemüse- und Obstsorten.

und See sowie mageres Wildfleisch sind wichtige Eiweißquellen. Zum Kochen wird Rapsöl verwendet, das reich an einfach ungesättigten Fettsäuren ist.

Japan hat weltweit die höchste Lebenserwartung und die niedrigste Übergewichtsrate. Der Schwerpunkt der dortigen Ernährung liegt auf pflanzlichen Lebensmitteln wie Blattgemüse, Sojaprodukten wie Tofu oder Miso, Getreide(-produkten) wie Reis und Nudeln sowie tierischem Eiweiß aus Fisch und Schweinefleisch. Die Präfektur Okinawa ist für die Langlebigkeit der Menschen bekannt. Hier gehört ballaststoffreiches Wurzelgemüse anstelle von Reis zu den Grundnahrungsmitteln, Fisch und Schweinefleisch werden in sehr geringen Mengen verzehrt, Rindfleisch, Eier und Milchprodukte gar nicht.

DER GESUNDHEITLICHE NUTZEN

Herzgesundheit: Studien belegen, dass die mediterrane Ernährung das Risiko von Herz-Kreislauf-Erkrankungen senkt. Die Zahl der Todesfälle durch Herzinfarkt und Schlaganfall verringert sich schon nach fünf Jahren mediterraner Ernährung signifikant. Auch die nordische Ernährung reduziert wichtige Risikofaktoren für Herz-Kreislauf-Erkrankungen, z.B. Bluthochdruck. Japan hat eine niedrigere Rate an Herz-Kreislauf-Erkrankungen als andere Industrieländer. Ein Grund könnte der hohe Verzehr von Sojaprodukten und fettem Fisch sein. Sie erhöhen das »gute« HDL-Cholesterin und helfen, andere Cholesterinarten aus dem Blut zu entfernen.

Krebs und Diabetes: Studien zufolge kann die mediterrane Ernährung das Risiko für verschiedene Krebsarten (u.a. Brust, Prostata, Darm) senken. Sie hilft bei der Regulierung des Blutzuckerspiegels. Eine konsequent nordische Ernährung soll das Risiko für Typ-2-Diabetes verringern, hier liegen aber erst wenige Ergebnisse vor.

Kognitive Gesundheit: In Japan ist die Rate altersbedingter Demenzerkrankungen niedrig, die Rolle der Ernährung ist aber noch nicht genau erforscht. Mehrere Studien bringen die mediterrane Ernährung mit einem langsameren Schwinden des Gedächtnisses und der kognitiven Fähigkeiten in Verbindung, weil ihr hoher Gehalt an pflanzlichen Antioxidanzien Krankheiten wie der Alzheimer-Demenz vorbeugen kann.

Auf den Seiten 38–39 erfahren Sie, wie Sie diese Ernährungsweisen in den Alltag integrieren können.

MEDITERRANE, NORDISCHE UND JAPANISCHE ERNÄHRUNG IM ALLTAG UMSETZEN?

Kleine, aber konsequente Veränderungen, die sich mit den persönlichen Vorlieben und dem Budget vereinbaren lassen, sind oft der effektivste Weg zu einer gesünderen Ernährung. Schauen Sie sich in anderen Ländern um!

MUSS ICH SÜSSKARTOFFELN ESSEN?

Violette Süßkartoffeln (oder Algen oder Bittergurken, die auch in der japanischen Ernährung vorkommen) könnte man gelegentlich im Rahmen einer abwechslungsreichen Ernährung essen. Meist werden diese Lebensmittel jedoch importiert, was ihre Kosten und ihren ökologischen Fußabdruck erhöht. Ähnlich gesunde Lebensmittel gibt es auch aus heimischer Produktion: Beeren und Kohl enthalten beispielsweise viele Ballaststoffe, und Rotkohl, Heidelbeeren und Brombeeren sind leichter zugängliche und nachhaltige Quellen von Anthozyanen.

RAPSÖL ODER OLIVENÖL?

Olivenöl genießt einen besseren Ruf als Rapsöl, da die Mittelmeerdiät gut erforscht ist. Beide enthalten jedoch einfach ungesättigte Fettsäuren, die für ein gesundes Herz und den Cholesterinspiegel von Vorteil sind. Rapsöl hat weniger gesättigte Fettsäuren und ein besonders gutes Verhältnis von Omega-3- zu Omega-6-Fettsäuren, während Olivenöl, insbesondere natives Olivenöl extra, einen höheren Gehalt an antioxidativen Substanzen (Polyphenolen) aufweist. Rapsöl behält seine antioxidativen Eigenschaften und seinen neutralen Geschmack auch bei höheren Temperaturen, eignet sich also zum Kochen und Braten. Beide Öle haben einen hohen Kaloriengehalt: Olivenöl hat etwa 120 Kalorien pro Esslöffel.

SOLLTE ICH NÜSSE UND SAMEN ESSEN?

Nüsse und Samen werden in der mediterranen und der nordischen Küche verwendet. Sie enthalten viele einfach ungesättigte Fettsäuren und Proteine, außerdem sind sie eine gute Quelle für Ballaststoffe und Vitamine. Ihr Nährwertprofil ist unterschiedlich: Walnüsse enthalten viele ungesättigte Fettsäuren. Mandeln sind reich an Kalzium, während Paranüsse, Macadamianüsse und Cashewkerne etwas mehr gesättigte Fettsäuren enthalten. Insgesamt sind sie eine gesunde Zwischenmahlzeit oder können über das Frühstücksmüsli oder über Salat und Gemüse gestreut werden. Eine Portion entspricht der Menge, die in einen Handteller passt. Wählen Sie nach Möglichkeit rohe und ungesalzene Sorten.

AUF ABWECHSLUNG ACHTEN

Es gibt zwar Hinweise darauf, dass bestimmte Ernährungsweisen die Gesundheit besser schützen, aber es ist nicht klar, ob dies auf einzelne Elemente oder auf die Ernährung als Ganzes zurückzuführen ist. Dies deutet darauf hin, dass es nicht die eine »perfekte« Ernährung gibt. Abwechslung und ein ausgewogenes Verhältnis von gesunden Lebensmitteln sind wahrscheinlich wichtiger.

Gemeinsamkeiten

Eins haben alle drei Ernährungsweisen gemeinsam: Ein breites Spektrum an verschiedenen Gemüsesorten macht den Hauptbestandteil der Mahlzeiten aus. Andere Lebensmittel spielen eine eher untergeordnete Rolle.

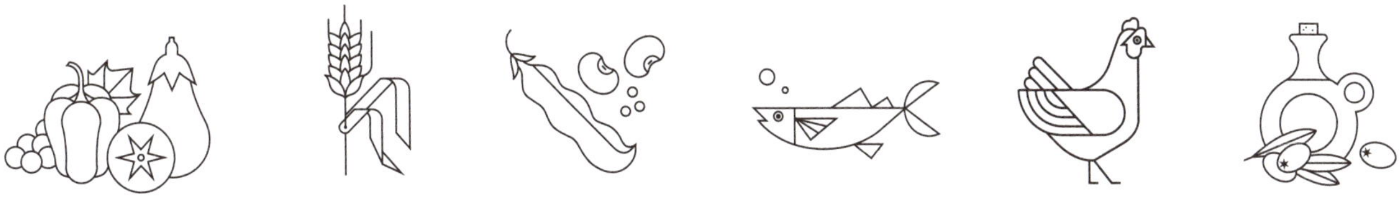

OBST UND GEMÜSE

VOLLKORN

HÜLSENFRÜCHTE

FETTER UND MAGERER FISCH

MAGERES FLEISCH & GEFLÜGEL

GESUNDE ÖLE

MEDITERRAN

HAUPTSÄCHLICH

Gemüse; Hülsenfrüchte (z. B. Kichererbsen, Kidneybohnen, weiße Bohnen und Linsen); Vollkorngetreide (auch Vollkornnudeln); Nüsse und Samen

MODERAT

Fisch (vor allem fetter); Geflügel; Olivenöl; Joghurt, Käse; Obst

WENIG

Mageres rotes Fleisch; verarbeitetes Fleisch

HAUPTMERKMAL

Olivenöl (höchste Qualität – natives Olivenöl extra)

HINWEIS

Einfach umzusetzen. Der hohe Wert für die Gesundheit ist nachgewiesen.

NORDISCH

HAUPTSÄCHLICH

Einheimisches Gemüse wie Kohl, Erbsen und Wurzelgemüse; lokale Früchte und Beeren; Vollkorngetreide (Roggenbrot, Hafer und Gerste); Nüsse und Samen

MODERAT

Salz-/Süßwasserfisch (auch fette Sorten wie Hering, Makrele, Lachs); fettarme Molkereiprodukte; Rapsöl

WENIG

Mageres rotes Fleisch/Wild; Geflügel; Eier; Käse

HAUPTMERKMAL

Rapsöl (höchste Qualität = kalt gepresst)

HINWEIS

Einige Wurzelgemüse, wie Kartoffeln, Rüben und Pastinaken, enthalten viele stärkehaltige Kohlenhydrate (S. 12–13).

JAPANISCH (OKINAWA)

HAUPTSÄCHLICH

Einheimisches Gemüse (u. a. violette und orangefarbene Süßkartoffeln, chinesische Okra, Bittermelone, Kohl, Algen, Bambussprossen)

MODERAT

Reis; Nudeln; Lebensmittel aus Sojabohnen (z. B. Tofu und Miso)

WENIG

Fisch und Meeresfrüchte; Schweinefleisch

HAUPTMERKMAL

Violette Süßkartoffeln

HINWEIS

Die Ernährung ist ballaststoffreich und proteinarm. Einige nahrhafte Lebensmittel wie Obst und Eier werden traditionell nicht verzehrt.

WAS SIND DIE GRUNDPRINZIPIEN GESUNDER ERNÄHRUNG?

Die enorme Vielzahl von Informationen und Theorien über gesunde Ernährung bewirkt, dass viele Menschen verwirrt sind. Dabei ist das Grundprinzip ganz einfach: Vielfalt und Ausgewogenheit auf dem Teller.

Es gibt kein Patentrezept für gesunde, ausgewogene Ernährung. Sie muss den Energiebedarf Ihres Körpers decken und zu Ihrem Lebensstil, Ihren Überzeugungen und Vorlieben passen. Das Modell des »ausgewogenen Tellers« ist ein nützlicher Leitfaden für die Arten und Mengenverhältnisse von Lebensmitteln, die wir zu uns nehmen sollten, und es lässt sich beim Einkaufen, Kochen oder Essengehen anwenden.

Nicht jede Mahlzeit muss streng ausgewogen sein. Betrachten Sie die Ausgewogenheit lieber als Tages- oder Wochenziel. Die Ernährung eines gesunden Erwachsenen sollte Kohlenhydrate, Eiweiß und Fett enthalten – in fünf wichtigen Lebensmittelgruppen. Auch Flüssigkeit gehört dazu, denn sie hilft bei der Aufnahme von Nährstoffen und verbessert das Sättigungsgefühl.

DER AUSGEWOGENE TELLER

- **Stärkehaltige Kohlenhydrate** wie Reis, Nudeln, Kartoffeln, Dinkel und Gerste sollten die Grundlage der Mahlzeit bilden und etwa ein Drittel der

Ein gesunder Tag

Am besten essen Sie täglich mehrere Lebensmittel aus diesen Gruppen und nur gelegentlich eine kleine Menge an fett-, zucker- oder salzreichen Lebensmitteln. Die Mengen beziehen sich auf eine durchschnittliche Frau und können variieren.

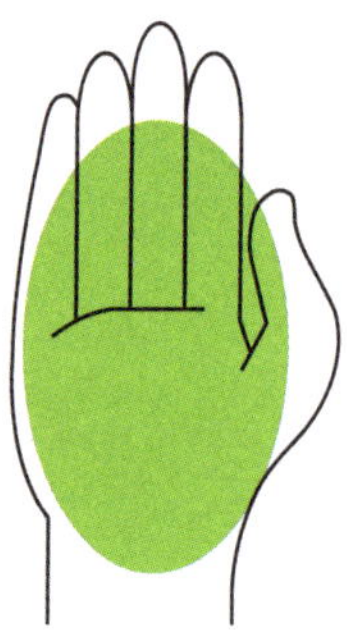

5+

PORTIONEN OBST UND GEMÜSE

1 PORTION

= 1 Handvoll/80 g/3–4 gehäufte Esslöffel gegarter Spinat/grüne Bohnen
= 1 mittlere Tomate
= 1 mittlerer Apfel/Orange/Banane
= 150 ml Fruchtsaft (Maximum pro Tag)

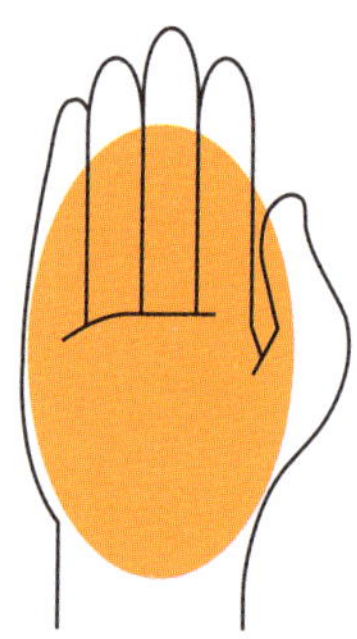

3–4

PORTIONEN STÄRKEHALTIGE KOHLENHYDRATE

1 PORTION

= 2 Handvoll getrockneter Reis/Nudeln/Couscous (weniger für 4 Portionen)
= 1 faustgroße Ofenkartoffel
= 2 Scheiben Brot

täglichen Aufnahme ausmachen. Ideal sind ballaststoffreiche Vollkornvarianten dieser Lebensmittel, die wenig oder gar kein Salz oder Zucker enthalten.

- **Gemüse und Obst** sind noch wichtiger. Empfohlen werden fünf Portionen täglich, es dürfen auch mehr sein – frisch, gefroren, getrocknet oder als Konserve (in Wasser oder Saft ohne Salz oder Zucker). Essen Sie mehr Gemüse als Obst, und stellen Sie Ihre Mahlzeiten immer wieder anders zusammen.

- **Proteinreiche Lebensmittel** sind Hülsenfrüchte (wie Kidneybohnen, Linsen und Kichererbsen), Quinoa, Sojaprodukte (wie Tofu und Tempeh), Nüsse, Eier, Fisch und Fleisch. Am besten ist es, die Menge an rotem und verarbeitetem Fleisch zu begrenzen (siehe S. 68–69).

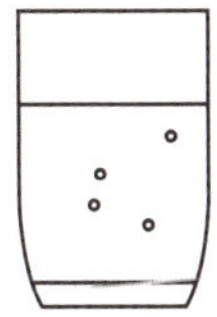

6–8
GLÄSER PRO TAG

Ideal sind Wasser oder zuckerfreie Getränke, auch Tee und Kaffee.

- **Milchprodukte** enthalten wertvolle Nährstoffe wie Kalzium und Phosphor. Dazu gehören Hart- und Weichkäse, Joghurt und Kuhmilch.

- **Ungesättigte Fette** wie Olivenöl und Rapsöl können Sie in kleinen Mengen verwenden.

VEGETARIER UND VEGANER

Für sie gelten dieselben Grundsätze. Da die meisten pflanzlichen Proteine nicht alle essenziellen Aminosäuren enthalten (siehe S. 128–129), müssen sie verschiedene Proteinquellen einplanen. Wählen Sie ungesüßte pflanzliche Milchalternativen, die mit Kalzium angereichert sind, sowie Walnüsse und Leinsamen als Quellen gesunder Omega-3-Fettsäuren. Veganer müssen auf jeden Fall Vitamin B_{12}, möglicherweise auch Vitamin D und Eisen ergänzen (siehe S. 130–131).

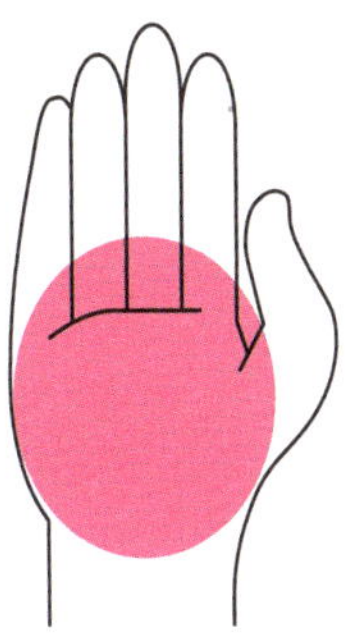

2–3
PORTIONEN PROTEINE

1 PORTION
= ½ Handvoll Lachs/Hühnchen/Steak
= 120 g gegarte Hülsenfrüchte
= 20 g Nüsse oder Samen
= 80 g Tofu

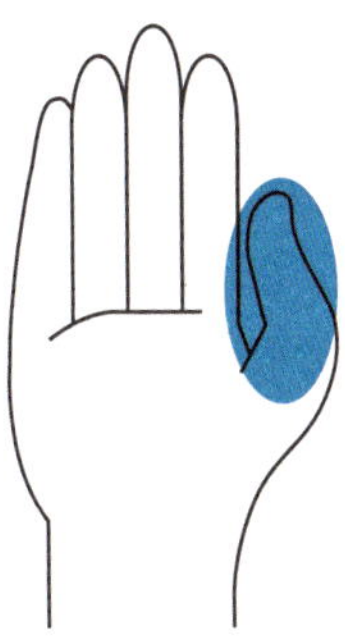

2–3
PORTIONEN MILCH ODER ALTERNATIVEN

1 PORTION
= 30 g/2 daumengroße Stücke Käse
= 200 ml Milch oder ungesüßte Milchalternative (125 ml auf Cerealien)
= 120 g fettarmer Joghurt

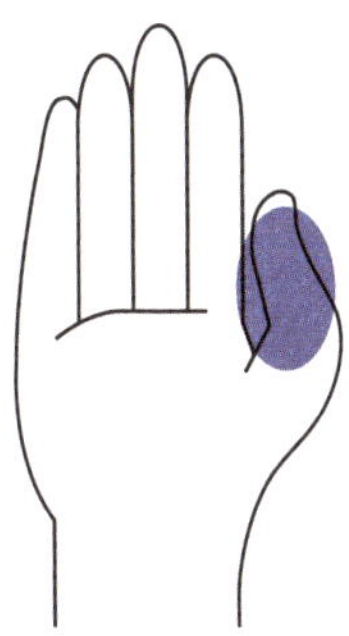

<1
KLEINE MENGE FETT

= 1 Esslöffel (10 ml) zum Kochen oder Braten

SOLLTE ICH WENIGER FLEISCH UND MEHR FISCH ESSEN?

Die meisten Menschen greifen, wenn es um Proteine geht, eher zu Fleisch als zu Fisch. Dabei lohnt es sich, öfter Fisch zu essen. Ob frisch, gefroren oder als Konserve: Er hat für die Gesundheit viel zu bieten.

Fisch und Schalentiere liefern durchschnittlich 15–20 g Proteine pro 100 g, was etwa einem Drittel der empfohlenen Tageszufuhr für Erwachsene entspricht. Zudem sind sie meist magerer als Fleisch.

Fetter Fisch wie Sardinen, Lachs, Hering und Makrele versorgt den Körper überdies mit den mehrfach ungesättigten Omega-3-Fettsäuren EPA (Eicosapentaensäure) und DHA (Docosahexaensäure). Er enthält mehr Fett als Weißfisch und Schalentiere (die relativ geringe Mengen an Omega-3-Fettsäuren liefern), doch dabei handelt es sich hauptsächlich um gesunde, mehrfach ungesättigte Fettsäuren: EPA und DHA sind gut für Herz, Gefäße und Gehirn. Wir können sie nur über die Nahrung aufnehmen. Studien zeigen, dass Menschen, die fetten Fisch essen, mehr graue Substanz haben – das wichtigste Funktionsgewebe des Gehirns, das mit dem Gedächtnis verbunden ist. Einige fette Fische gehören auch zu den wenigen Vitamin-D-Quellen unter den Lebensmitteln in der Ernährung (siehe S. 138–139).

EINE STUDIE ERGAB, DASS ZUCHTLACHS NUR 25 % DES VITAMIN-D-GEHALTS VON LACHS AUS WILDFANG AUFWEIST.

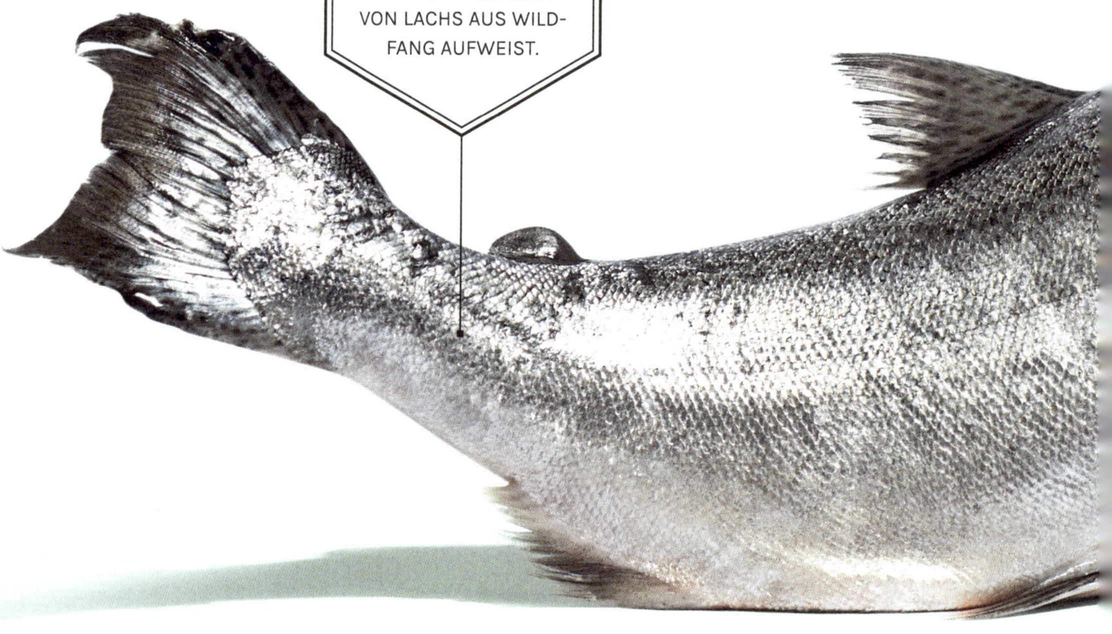

Ernährungsformen, die regelmäßigen Fischkonsum beinhalten, wie zum Beispiel die Mittelmeerdiät, werden mit einem geringeren Risiko für Übergewicht in Verbindung gebracht. In einer US-amerikanischen Studie mit über 40 000 Männern hatten diejenigen, die jede Woche mehr als eine Portion Fisch verzehrten, ein um 15 Prozent geringeres Risiko für Herzerkrankungen. Die deutsche Gesellschaft für Ernährung empfiehlt den Verzehr von ein bis zwei Portionen Fisch pro Woche, etwa ein Drittel davon sollte fetthaltig sein. Zurückhaltung ist bei großen Fischen wie Thunfisch oder Schwertfisch geboten, denn sie können mit Schwermetallen belastet sein. Frauen in der Schwangerschaft oder der Stillzeit sollten den Verzehr dieser Fischarten einschränken.

EINKAUF UND ZUBEREITUNG

Im Gegensatz zu verarbeiteten Fischprodukten kann gefrorener und konservierter Fisch genauso nahrhaft sein wie frischer. Wählen Sie Fischkonserven in Wasser. Lake enthält viel Salz, und Öl kann einen Teil der Omega-3-Fettsäuren aufnehmen. Bei hohen Temperaturen können die Omega-3-Fettsäuren abgebaut werden. Backen, Grillen und Dünsten schonen die Nährstoffe. Auch die Nachhaltigkeit spielt eine Rolle (siehe S. 124–127).

FISCHÖL-PRÄPARATE

Für Menschen, die keinen Fisch essen, können solche Präparate eine Lösung sein – allerdings könnten auch sie Schwermetalle enthalten. Da Fische die Omega-3-Fettsäuren durch den Verzehr von Algen gewinnen, ist Algenöl vielleicht die bessere Wahl. Krillöl wird aus Krustentieren gewonnen und ist reich an EPA und DHA. Lebertran enthält viel Vitamin A, was während der Schwangerschaft schädlich sein kann. Untersuchungen deuten darauf hin, dass eine langfristige Einnahme die Knochen schwächen kann.

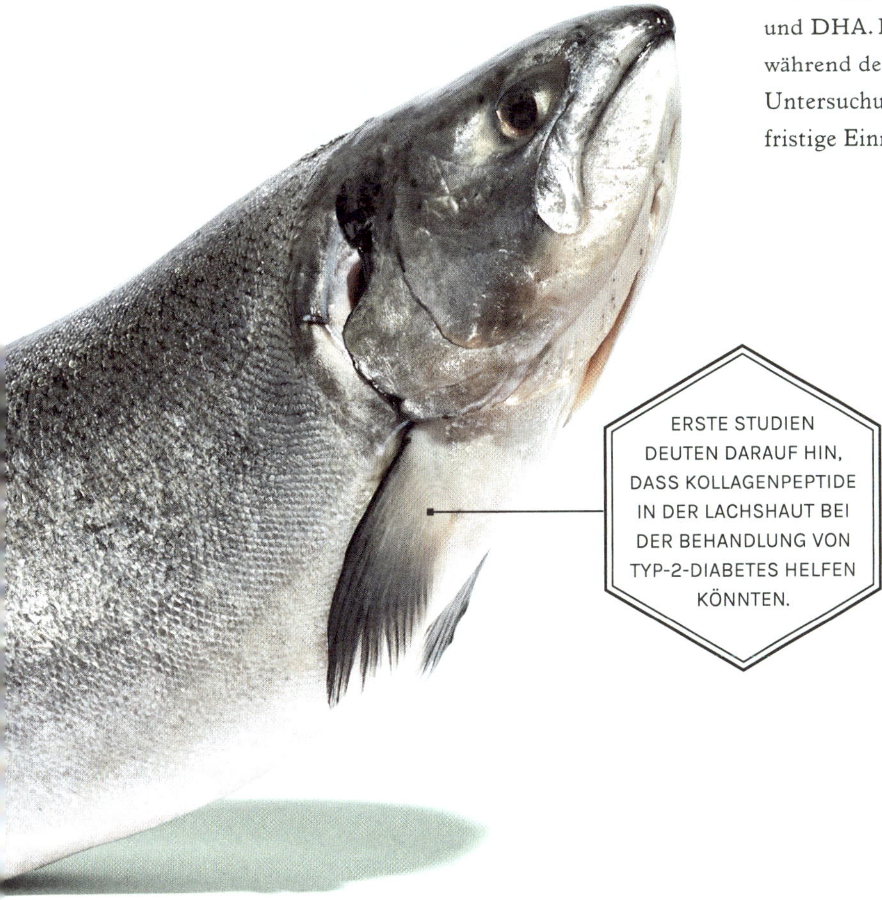
ERSTE STUDIEN DEUTEN DARAUF HIN, DASS KOLLAGENPEPTIDE IN DER LACHSHAUT BEI DER BEHANDLUNG VON TYP-2-DIABETES HELFEN KÖNNTEN.

WIE VIEL IST EINE PORTION?

DIE PORTIONSGRÖSSE HÄNGT VOM ALTER AB.

18 Monate – 3 Jahre
1–3 EL

4–6 Jahre
2–4 EL

7–11 Jahre
3–5 EL

ab 12 Jahren + Erwachsene
140 g

WARUM SIND HÜLSENFRÜCHTE SO GESUND?

Hülsenfrüchte gibt es in einer interessanten Geschmacksvielfalt, und sie stecken voller Mikronährstoffe und Ballaststoffe. Sie sind preiswert und bereichern die Ernährung um pflanzliche Proteine.

Hülsenfrüchte gehören zur Pflanzenfamilie der *Fabaceae.* Gegessen werden meist die jungen Samenschoten (z. B. grüne Bohnen und Zuckererbsen) oder die darin enthaltenen Samen (entweder frisch, wie Erbsen und dicke Bohnen, oder getrocknet, wie weiße Bohnen). Sie sind arm an gesättigten Fetten und enthalten wertvolle Nährstoffe.

Es gibt deutliche Hinweise darauf, dass Hülsenfrüchte das Risiko für Herz-Kreislauf-Erkrankungen, Übergewicht, Diabetes und Krebs senken. Sie sind reich an Präbiotika (siehe S. 52–53) und Ballaststoffen (siehe S. 18–19). Klinische Studien zeigen, dass Menschen, die täglich 25–29 g Ballaststoffe zu sich nehmen, insgesamt gesünder sind.

GETROCKNETE HÜLSENFRÜCHTE

Die getrockneten Samen von Linsen, Kichererbsen, Borlotti-, Soja- und Kidneybohnen enthalten unterschiedliche Mengen an essenziellen Aminosäuren, aus denen die Proteine bestehen (siehe S. 14–15). Eine Portion von 100 g roten Linsen, Kichererbsen oder Kidneybohnen liefert zwischen 7,5 g und 8,5 g Protein. Damit deckt sie einen guten Teil des Tagesbedarfs. Hülsenfrüchte sind preiswerter als Fleisch oder Fisch und liefern zudem wertvolle Ballaststoffe. Als stärkehaltige Kohlenhydrate (siehe S. 12–13), enthalten sie etwa 8 g Ballaststoffe pro 100 g. Das ist fast ein Drittel unseres Tagesbedarfs.

FRISCHE HÜLSENFRÜCHTE

Frische Hülsenfrüchte wie grüne Bohnen oder Erbsen enthalten andere wertvolle Nährstoffe (siehe unten). Darum lohnt es sich unbedingt, öfter einmal Buschbohnen, Stangenbohnen, Zuckerschoten oder Edamame (frische Sojabohnen) auf den Speiseplan zu setzen.

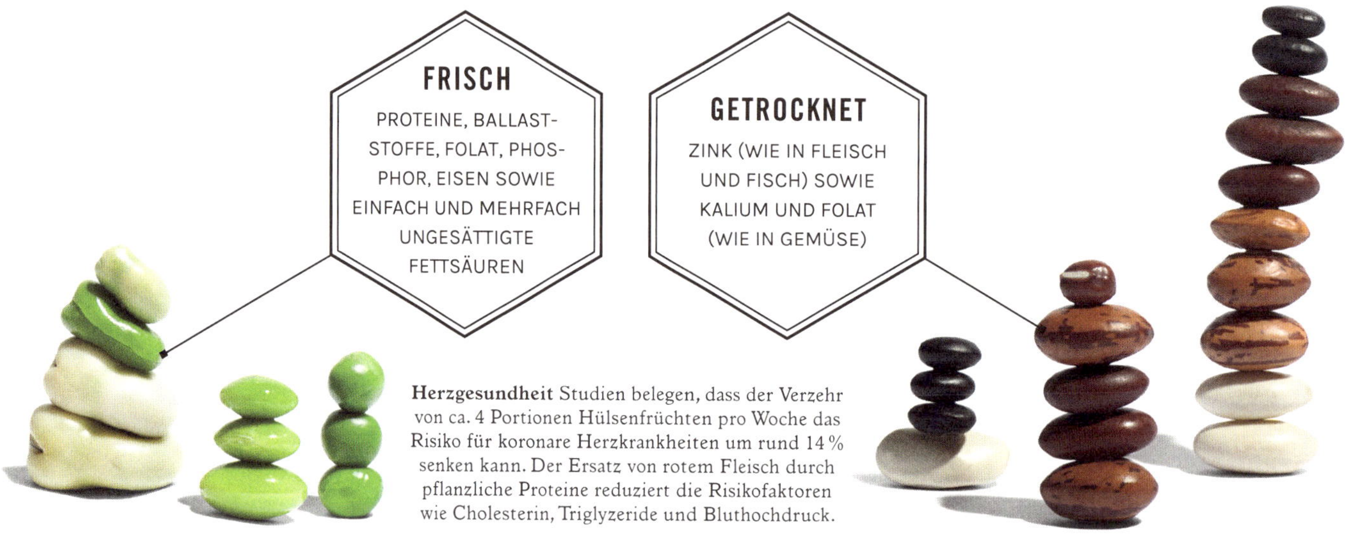
FRISCH
PROTEINE, BALLASTSTOFFE, FOLAT, PHOSPHOR, EISEN SOWIE EINFACH UND MEHRFACH UNGESÄTTIGTE FETTSÄUREN
GETROCKNET
ZINK (WIE IN FLEISCH UND FISCH) SOWIE KALIUM UND FOLAT (WIE IN GEMÜSE)

Herzgesundheit Studien belegen, dass der Verzehr von ca. 4 Portionen Hülsenfrüchten pro Woche das Risiko für koronare Herzkrankheiten um rund 14 % senken kann. Der Ersatz von rotem Fleisch durch pflanzliche Proteine reduziert die Risikofaktoren wie Cholesterin, Triglyzeride und Bluthochdruck.

WARUM IST DAS VOLLE KORN SO GESUND?

Menschen auf der ganzen Welt verzehren die Samen vieler Getreidearten, wie Gerste, Hafer, Reis und Weizen. Von »Vollkorn« spricht man, wenn die Samen bei der Zubereitung als Lebensmittel unversehrt bleiben.

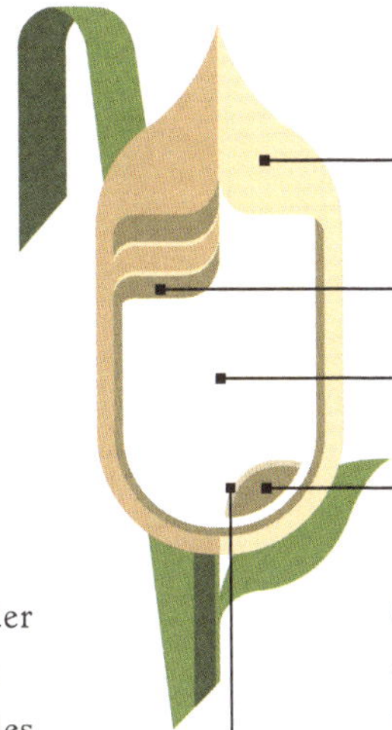

Bei der Herstellung von weißem Reis oder hellem Mehl für Weißbrot, Kuchen oder weiße Nudeln werden Kleie und Keim des Getreidekorns entfernt. Kleie und Keim sind jedoch wertvolle Ballast- und Nährstofflieferanten. Raffinierte Kohlenhydrate liefern zwar Energie (siehe S. 12), doch die ganzen Körner sind um 75 Prozent nährstoffreicher.

Vollkorngetreide liefert Ballaststoffe, B-Vitamine, Omega-3-Fettsäuren, Proteine sowie zahlreiche Antioxidanzien, Mikronährstoffe und sekundäre Pflanzenstoffe. Ein regelmäßiger Verzehr fördert die Gesundheit von Darm und Herz und beugt Krebs, Diabetes und Fettleibigkeit vor. Umfragen zeigen, dass 95 Prozent der Erwachsenen nicht genug Vollkornprodukte essen, und fast jeder dritte Erwachsene isst überhaupt keine.

VOLLKORN

WILD- UND NATURREIS, HAFER UND ROGGEN, DINKEL, EMMER, QUINOA, MAIS, AMARANTH, SORGHUM UND TEFF

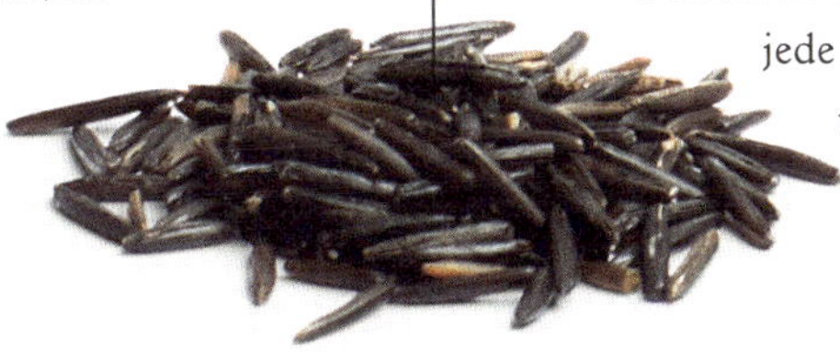

ÖFTER VOLLKORN VERWENDEN

Oft ist ein einfacher Austausch möglich: Vollkornbrot statt Weißbrot, brauner Reis statt weißem. Sie könnten statt Reis auch andere Getreidearten wie Buchweizen, Dinkel oder Graupen servieren.

Auch Haferflocken enthalten viele Nährstoffe. Versuchen Sie, häufiger Haferbrei zum Frühstück zu essen, oder knabbern Sie einen Haferriegel als Zwischenmahlzeit.

Seien Sie experimentierfreudig und bereiten Sie ruhig auch einmal Ihnen unbekannte Vollkornsorten zu, um Ihr kulinarisches Repertoire zu erweitern. Emmer schmeckt etwas süßlich, Quinoa oder Bulgur passen gut zu herzhaften Gerichten. In den sozialen Medien gibt es jede Menge fantastischer Ratschläge und Inspirationen, die Ihnen die erste Bekanntschaft mit neuen Getreidearten erleichtern.

SOLLTE ICH ÖFTER SELBST KOCHEN?

Eine Mahlzeit frisch zu kochen, kann wie eine lästige Pflicht erscheinen – vor allem, wenn man schon so viel anderes zu tun hat. Ist es die zusätzliche Zeit und Mühe wert? Und ist es tatsächlich teurer, wie viele Leute annehmen?

Wer seine Mahlzeiten frisch zubereitet, kann selbst bestimmen, wie viel Zucker, Fett und Salz sie enthalten (siehe S. 64, 66 und 70). Vielen stark verarbeiteten Lebensmitteln, insbesondere Fertiggerichten oder Speisen zum Mitnehmen, wird Salz zugesetzt, um den Geschmack und die Haltbarkeit zu verbessern, und sie werden in großen Mengen Öl oder Butter gegart. Viele enthalten auch Zucker, der uns dazu verleiten soll, mehr davon zu essen (siehe S. 58–59). Wer selbst kocht, kann auch nährstoffreichere Zutaten wählen. Probieren Sie doch einmal Vollkorn statt raffinierter Kohlenhydrate, beispielsweise braunen statt weißen Reis, oder wählen Sie Vollkornnudeln oder Couscous (siehe S. 12–13).

Auf die Zubereitung kommt es an

Kartoffeln enthalten wertvolle Mikronährstoffe wie Kalium, Vitamin B_6 und Vitamin C. Die Art der Zubereitung und die Garmethode können, wie bei anderen Zutaten auch, den Nährstoffgehalt (angegeben pro 100 g) erheblich verändern und den Nährstoffverlust beeinflussen.

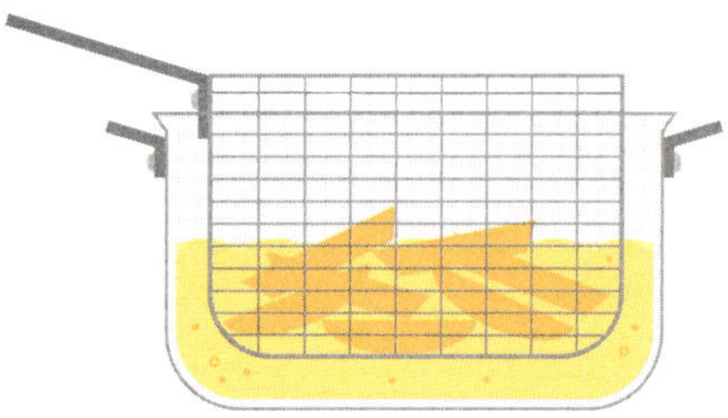

FRITTIEREN IN SONNENBLUMENÖL

PROTEINE: **3,2 g**
KOHLENHYDRATE: **36,6 g**
FETT: **14,5 g**

Beim Frittieren dringt Fett ein. Frittierte Kartoffeln können 2- bis 3-mal kalorienreicher sein als gekochte oder gebackene.

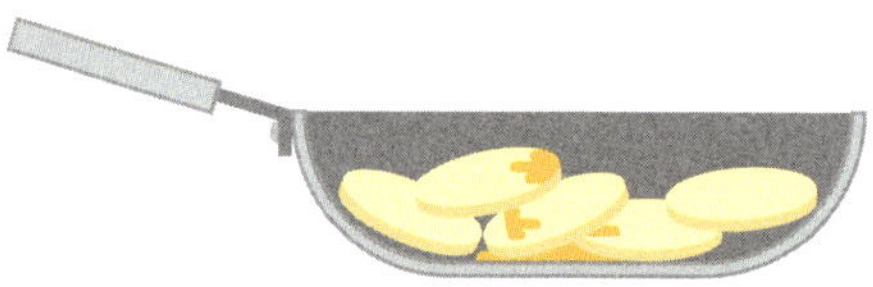

BRATEN IN OLIVENÖL

PROTEINE: **2,6 g**
KOHLENHYDRATE: **23,3 g**
FETT: **7 g**

Braten beeinflusst den Protein- und Mineralstoffgehalt kaum, es schont Vitamin C und fördert die Bildung resistenter Stärke.

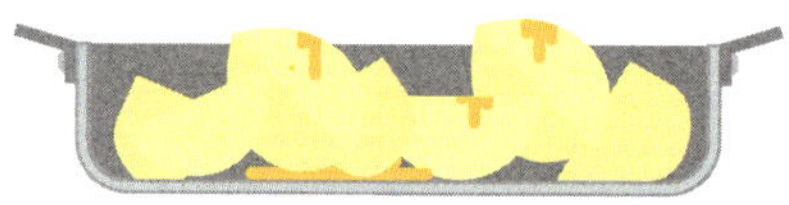

BACKEN MIT OLIVENÖL

PROTEINE: **3 g**
KOHLENHYDRATE: **26 g**
FETT: **4,5 g**

Ofenkartoffeln mit Olivenöl sind zwar relativ kalorienreich, aber wesentlich gesünder als frittierte Kartoffeln.

SELBST KOCHEN FÜR DIE GESUNDHEIT

Eine Reihe von Forschungsergebnissen belegt die Vorteile des Selberkochens. Laut einer Studie aus dem Jahr 2017 hatten Menschen, die mehr als fünfmal pro Woche selbst gekochte Mahlzeiten zu sich nahmen, eine um 28 Prozent geringere Wahrscheinlichkeit für einen übergewichtigen BMI-Wert *(Body Mass Index),* als Menschen, die weniger als dreimal pro Woche selbst Gekochtes aßen. Wer viel selbst kochte, aß zudem mehr Obst und Gemüse.

Einige Studien legen auch nahe, dass Kochen das Selbstwertgefühl und die Stimmung verbessern kann: Die Zubereitung von Mahlzeiten kann das psychische Wohlbefinden steigern, indem sie ein Gefühl der Selbstbestimmung und des Selbstbewusstseins vermittelt und die Möglichkeit bietet, Kontakte zu knüpfen und Beziehungen aufzubauen.

KOSTENGÜNSTIG KOCHEN

Mit frischen Zutaten zu kochen ist meist kostengünstiger, als Fertiggerichte oder Speisen zum Mitnehmen zu kaufen. Das gilt vor allem dann, wenn Sie die folgenden Tipps beachten:

- Verwenden Sie weniger Fleisch. Reichern Sie stattdessen Eintöpfe, Suppen und Currys mit proteinreichen Hülsenfrüchten (aus der Dose), Vollkornnudeln und braunem Reis an.
- Teilen Sie Ihre übliche Portion Fleisch auf zwei Mahlzeiten auf, indem Sie beispielsweise geraspelte Karotten, Zucchini oder gehackte Pilze zum Hackfleisch geben. Loses Gemüse ist oft preiswerter.
- Verwenden Sie statt frischem Fisch preiswerte Tiefkühlware oder Fischkonserven (in Wasser, nicht in Lake oder Öl). Gefrorener Fisch hat genauso viele oder sogar mehr Nährstoffe als frischer. Das gilt auch für viele andere Zutaten.
- Teilen Sie günstige Großmengen mit Freunden. Portionieren Sie große Fleisch- oder Fischpackungen und frieren Sie ein, was nicht vor Ablauf des Verfallsdatums zubereitet wird.
- Schreiben Sie vor dem Einkauf eine Liste und prüfen Sie, welche Zutaten Sie noch haben.

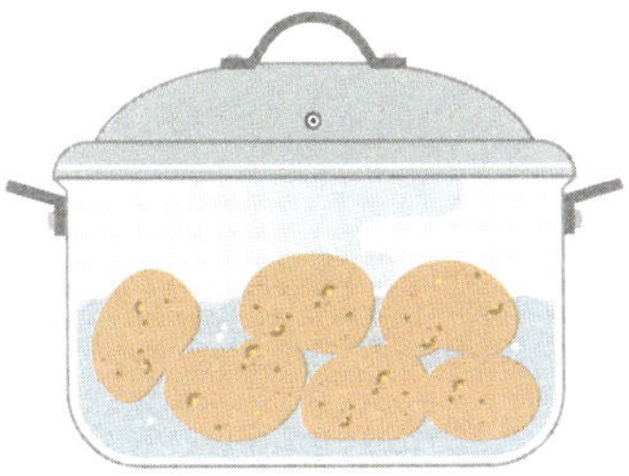

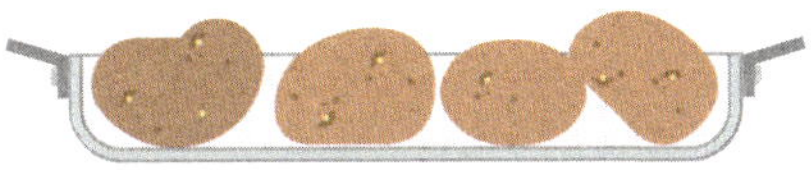

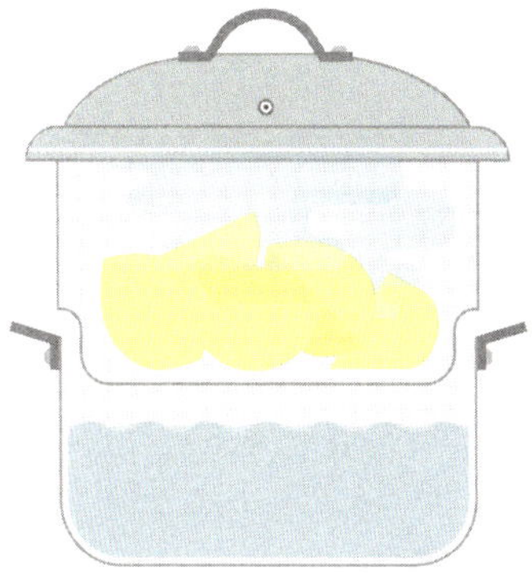

KOCHEN	BACKEN	DÄMPFEN
PROTEINE: **2,2 g**	PROTEINE: **2 g**	PROTEINE: **3 g**
KOHLENHYDRATE: **20,4 g**	KOHLENHYDRATE: **21 g**	KOHLENHYDRATE: **26 g**
FETT: **0,1 g**	FETT: **0,1 g**	FETT: **0,1 g**
Am besten kocht man Kartoffeln mit Schale, um den Verlust von wasserlöslichen Mikronährstoffen zu reduzieren.	Das fettfreie Backen in der Schale ist eine der besten Methoden, um möglichst viele Nährstoffe zu erhalten.	Dämpfen ist besonders nährstoffschonend und ideal für Frühkartoffeln, die reich an Vitamin C sind.

WARUM IST EIN GESUNDER DARM SO WICHTIG?

Der Darm ist nicht nur für die Verdauung da. Forscher haben nachgewiesen, dass die Darmbakterien eine wichtige Rolle für die körperliche Gesundheit und sogar für das psychische Wohlbefinden spielen.

Nicht alle Bakterien sind Krankheitserreger: Im menschlichen Darm – vor allem im Dickdarm – bilden nützliche Bakterien zusammen mit Hefen, Pilzen und Viren das Darmmikrobiom, ein Ökosystem aus rund 100 Billionen Mikroorganismen. Es gibt etwa 1000 Arten von Darmbakterien. Die spezifische Kombination ist bei jedem von uns einzigartig und verändert sich im Laufe des Lebens. Studien legen nahe, dass ein ausgewogenes Verhältnis zwischen mehr und weniger nützlichen Bakterien der Schlüssel zu einem gesunden Darm ist.

Neben der Verdauung der Nahrung helfen die Darmbakterien auch bei der Aufnahme von Mineralien aus der Nahrung, bilden Vitamine wie Vitamin K (wichtig für die Blutgerinnung) und verdauen Ballaststoffe. Dabei setzen sie Moleküle frei, etwa Butyrat, das zu einer stärkeren Darmbarriere beiträgt, und Propionat, das die Leber bei der Regulierung des Blutzuckerspiegels unterstützt und den Appetit hemmt.

EIN GESUNDER KÖRPER

Menschen mit entzündlichen Darmerkrankungen, Übergewicht, Diabetes und bestimmten Arten von Ekzemen und Arthritis haben erwiesenermaßen ein weniger artenreiches Darmmikrobiom. Ein Ungleichgewicht im Mikrobiom, eine sogenannte Dysbiose, trägt nachweislich auch zum metabolischen Syndrom, zu Allergien, Darmkrebs und Alzheimer bei. Ein gesunder Darm unterstützt das Immunsystem: Etwa 70 Prozent aller Immunzellen befinden sich dort. Nützliche Bakterien und die Darmschleimhaut wirken zusammen, um zu verhindern, dass schädliche Moleküle in den Körper eindringen. Das Mikrobiom hilft außerdem, neue Immunzellen zu aktivieren (siehe S. 136–137).

GESUNDER DARM, GESUNDER GEIST?

Wir wissen, dass Gehirn und Darm verbunden sind, weil wir bei Stress oder Aufregung »Bauchschmerzen« bekommen. Erst seit Kurzem wird erforscht, wie die Darmbakterien das Gehirn beeinflussen können und wie sich die Darmgesundheit auf die Stimmung auswirken könnte. In mehreren Studien wurde festgestellt, dass sich das Mikrobiom von Menschen mit Depressionen von dem anderer Menschen unterscheidet. 2019 identifizierten Wissenschaftler zwei bestimmte Arten von Darmbakterien (*Coprococcus* und *Dialister*), die in den Mikrobiomen der depressiven Personen durchweg fehlten.

Verdauungsbeschwerden

WENN DARMBAKTERIEN BALLASTSTOFFE ABBAUEN, FINDET FERMENTATION STATT. Dabei entstehen Wasserstoff und Methangas, was normal ist und sogar zeigt, dass der Darm effektiv arbeitet. Menschen mit einer funktionellen Darmstörung, wie z. B. einem Reizdarm, sind jedoch aufgrund der erhöhten Empfindlichkeit ihres Darms anfälliger für die Auswirkungen, sodass sie Blähungen oder Bauchschmerzen verspüren können.

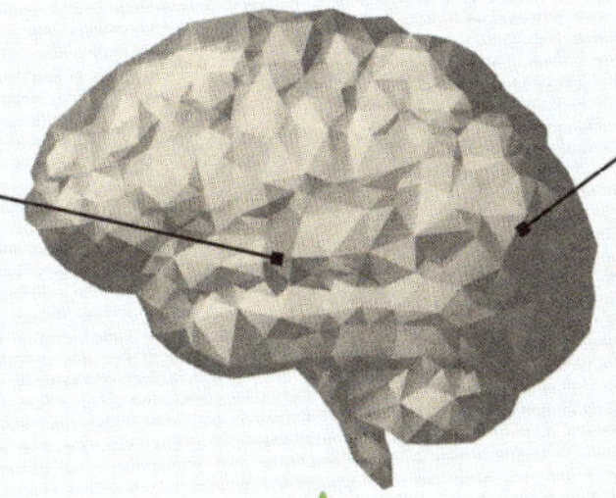

NEURO-TRANSMITTER

CHEMISCHE SIGNALE LASSEN GEHIRN UND KÖRPER KOMMUNIZIEREN UND LÖSEN GEFÜHLE AUS ODER HEMMEN SIE.

Serotonin ist ein Botenstoff, der im Darm gebildet wird, um das Sättigungsgefühl und den Appetit zu steuern. Er kann auch über das Blut ins Gehirn gelangen und das Glücksgefühl beeinflussen.

VAGUSNERV

DIESER NERV VERBINDET DAS GEHIRN DIREKT MIT DEN DARMEIGENEN NERVENZELLEN UND SENDET SIGNALE IN BEIDE RICHTUNGEN.

Als Hauptkommunikationsweg zwischen Gehirn und Organen reguliert er die Herzfrequenz und die Verdauung, bekämpft Entzündungen und sorgt für Entspannung.

IMMUN-SYSTEM

VIELE FREMDE KRANKHEITSERREGER WIE TOXINE UND VIREN GREIFEN DEN KÖRPER VOR ALLEM IM DARM AN.

Darmbakterien regen die Produktion spezifischer Zellen an, die Infektionen bekämpfen. Vermutlich wandern diese durch das Blut oder die Lymphe und interagieren mit dem zentralen Nervensystem.

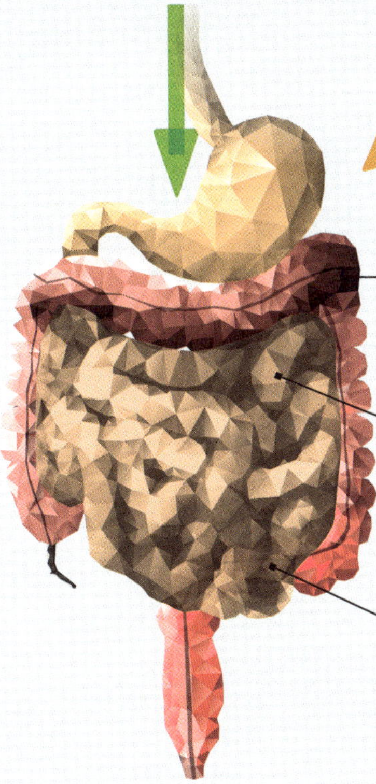

Die Darm-Hirn-Achse

Wissenschaftler wissen heute, dass zwischen dem Darm und dem Gehirn eine ständige wechselseitige Kommunikation besteht, die über verschiedene Wege erfolgt – unter anderem über den Vagusnerv, über Zellen des Immunsystems und über Botenstoffe, die in den Blutkreislauf gelangen.

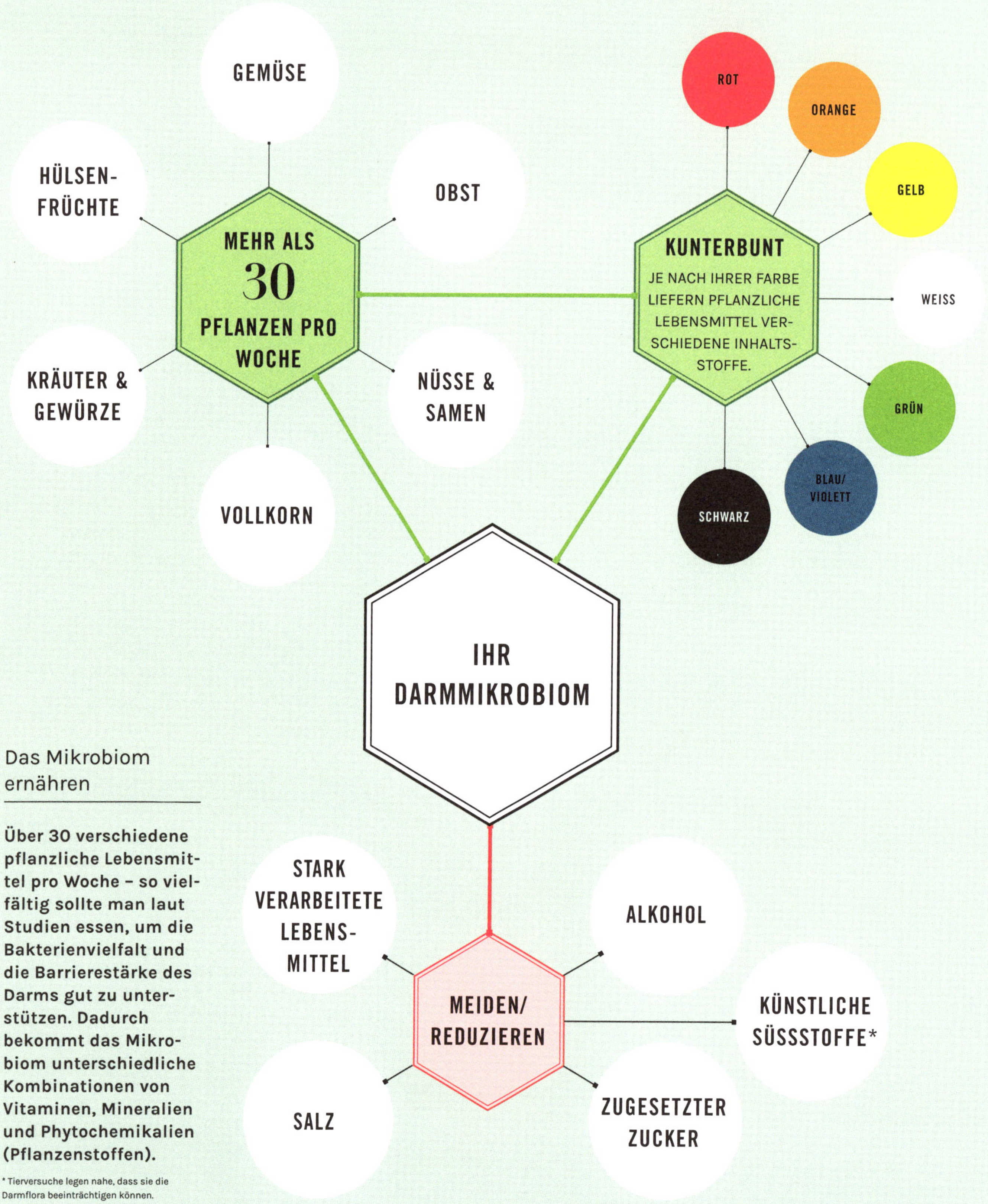

Das Mikrobiom ernähren

Über 30 verschiedene pflanzliche Lebensmittel pro Woche – so vielfältig sollte man laut Studien essen, um die Bakterienvielfalt und die Barrierestärke des Darms gut zu unterstützen. Dadurch bekommt das Mikrobiom unterschiedliche Kombinationen von Vitaminen, Mineralien und Phytochemikalien (Pflanzenstoffen).

* Tierversuche legen nahe, dass sie die Darmflora beeinträchtigen können.

WAS KANN ICH FÜR MEHR ARTENVIELFALT IM DARM TUN?

Die Gesundheit des Darms steht und fällt mit der Vielfalt der in ihm lebenden Bakterien. Obwohl das Darmmikrobiom bereits im Kindesalter angelegt wird, können wir als Erwachsene die guten Darmbakterien durch die Wahl unserer Lebensmittel fördern.

Unser Darmmikrobiom entwickelt sich in den ersten drei Lebensjahren. Die meisten Mikroben stammen aus dem Geburtskanal der Mutter (bei einer vaginalen Geburt) oder aus der Krankenhausumgebung (bei einem Kaiserschnitt) und variieren auch bei Brust- oder Flaschenernährung. Kleine Kinder nehmen Bakterien aus ihrer Umgebung, von Menschen in ihrer Nähe und aus der Nahrung auf. Im Laufe der Jahre können Lebensstil, Stress und Ernährung Veränderungen in unserem Mikrobiom bewirken, die sich auf die Gesundheit auswirken. So können beispielsweise einige Stämme von Bifidobakterien und Laktobazillen verhindern, dass potenziell schädliche Darmbakterien außer Kontrolle geraten.

AUF DIE VIELFALT KOMMT ES AN

In einem internationalen Projekt fanden Forscher heraus, dass die Vielfalt des Darmmikrobioms damit zusammenhängt, wie viele verschiedene pflanzliche Lebensmittel wir essen. Bei mehr als 30 Arten pro Woche werden unterschiedliche kurzkettige Fettsäuren produziert, die den Darm und das Immunsystem schützen.

Der Verzehr von reichlich unverdaulichen Ballaststoffen steigert ebenfalls die Artenvielfalt des Darmmikrobioms; ein geringer Ballaststoffanteil reduziert sie. Neben Gemüse sind Vollkorngetreide, Hülsenfrüchte, Nüsse und Samen gute Ballaststoffquellen. Empfohlen wird eine Tageszufuhr von 30 g aus verschiedenen Lebensmitteln. Viele haben einen präbiotischen Effekt: Nützliche Bakterien ernähren sich von ihnen. Fermentierte Nahrungsmittel wie Kefir sind ebenfalls hilfreich, in ihnen befinden sich zum Beispiel Arten von Laktobazillen (siehe S. 52–53). Die typische westliche Ernährung, die reich an tierischen Proteinen und Fetten, aber arm an Ballaststoffen ist, führt zu einem deutlichen Rückgang der Gesamtzahl der Bakterien und der nützlichen Bifidobakterien. Eine Ernährungsumstellung kann das Gleichgewicht des Mikrobioms zwar schnell verändern, aber eine signifikant größere Vielfalt von Darmbakterien können Sie nur durch eine langfristige Änderung Ihrer Essgewohnheiten erreichen.

MEDIKAMENTE

Vor allem Antibiotika reduzieren die guten Darmbakterien. Eine Studie mit 900 Mitteln ergab, dass mehr als ein Viertel von ihnen das Wachstum der Darmmikroben potenziell schädigt. Probiotika können dazu beitragen, die guten Bakterien im Darm zu vermehren. Der beste Beweis für ihre Wirksamkeit ist die Einnahme von Probiotika zur Vorbeugung von Antibiotika-assoziiertem Durchfall.

Stuhltransplantation

Für diese Therapie wird Stuhl eines Spenders in den Darm einer erkrankten Person eingebracht, um das Gleichgewicht ihrer Darmbakterien wiederherzustellen. Obwohl es sich hierbei um ein noch junges Verfahren handelt und die Forschung nicht abgeschlossen ist, ergab eine Untersuchung aus dem Jahr 2016, dass die Erfolgsquote in Studien mit Patienten mit Reizdarmsyndrom zwischen einem Drittel und drei Viertel der Fälle lag. Das Verfahren könnte auch zur wirksamen Behandlung wiederkehrender Infektionen mit *Clostridioides difficile*, einem sogenannten Krankenhauskeim, geeignet sein.

PRÄBIOTIKA UND PROBIOTIKA – WAS IST DER UNTERSCHIED?

Viele Menschen nehmen täglich Präbiotika oder Probiotika ein, um ihren Darm gesund zu erhalten. Allein der Umsatz mit probiotischen Nahrungsergänzungsmitteln wird bis 2024 auf 65 Milliarden US-Dollar geschätzt. Aber funktioniert das tatsächlich?

Probiotika sind lebende Bakterienstämme, die man zu sich nimmt, um die Population der guten Darmbakterien direkt zu erhöhen. Präbiotika ernähren die vorhandenen Darmbakterien, sie fördern deren Wachstum und Aktivität.

Probiotika sind in verschiedenen fermentierten Lebensmitteln und Getränken enthalten. Spezielle Getränke, Joghurts und Nahrungsergänzungsmittel enthalten »freundliche« Bakterienstämme, häufig die Arten *Lactobacillus* und *Bifidobacterium*.

Noch unklar ist, wie viele Mikroben die sauren Bedingungen im Magen überleben können, um unversehrt in den Dickdarm zu gelangen und sich dort anzusiedeln. Auch durch Konservierung oder Pasteurisierung können lebende Stämme zerstört werden. Es gibt keine klaren Richtlinien darüber, wie viel man essen muss, um von Probiotika zu profitieren. Probiotika sind meist als Lebensmittel oder Nahrungsergänzungsmittel und nicht als Medikamente gekennzeichnet, weil es keine Garantie dafür gibt, welche Menge an Bakterien den Darm erreicht.

WAS IST DER NUTZEN?

Studien zufolge können Probiotika hilfreich sein, wenn das Darmmikrobiom aus dem Gleichgewicht geraten ist, etwa durch eine Infektion oder Antibiotika-Therapie. Einige Stämme können auch Beschwerden beim Reizdarmsyndrom lindern, vor allem Völlegefühl. Eine Studie ergab, dass der Verzehr von fermentierten Lebensmitteln 1- bis 5-mal pro Woche mit einer geringfügigen Veränderung der Darmbakterien einhergeht. Normalerweise sollten gesunde Menschen jedoch keine probiotischen Ergänzungspräparate benötigen.

Wenn die Darmbakterien unverdauliche Ballaststoffe aus präbiotischen Lebensmitteln abbauen, produzieren sie kurzkettige Fettsäuren zum Schutz des Darms. Einige Studien zeigen, dass der Verzehr einer Ballaststoffart namens Inulin dazu beitragen kann, die Darmschleimhautbarriere zu erhalten und Entzündungen zu verhindern. Am besten ist es, die Aufnahme präbiotischer Lebensmittel schrittweise zu erhöhen, um Blähungen zu vermeiden.

Präbiotika

VIELE VON NATUR AUS PRÄBIOTISCHE LEBENSMITTEL UND GETRÄNKE LIEFERN AUCH VERSCHIEDENE VITAMINE, MINERALSTOFFE UND SEKUNDÄRE PFLANZENSTOFFE.

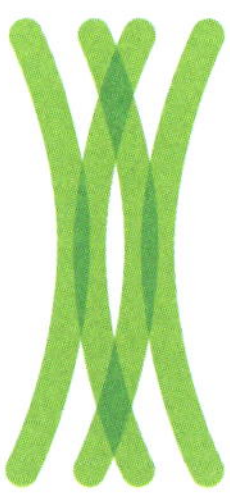

BALLASTSTOFFE

OBST	GEMÜSE	ANDERE
ÄPFEL	LAUCH	WEIZENKLEIE
DATTELN	KNOBLAUCH	CASHEWS
PFLAUMEN	HÜLSENFRÜCHTE	PISTAZIEN
GETR. MANGO	TOPINAMBUR	CHAI-TEE
BIRNEN	ZICHORIENWURZEL	FENCHELTEE
GRAPEFRUIT	SPARGEL	
APRIKOSE		

ZWIEBELN ENTHALTEN BALLASTSTOFFE, DIE IM DICKDARM IN NÜTZLICHE KURZKETTIGE FETTSÄUREN UMGEWANDELT WERDEN.

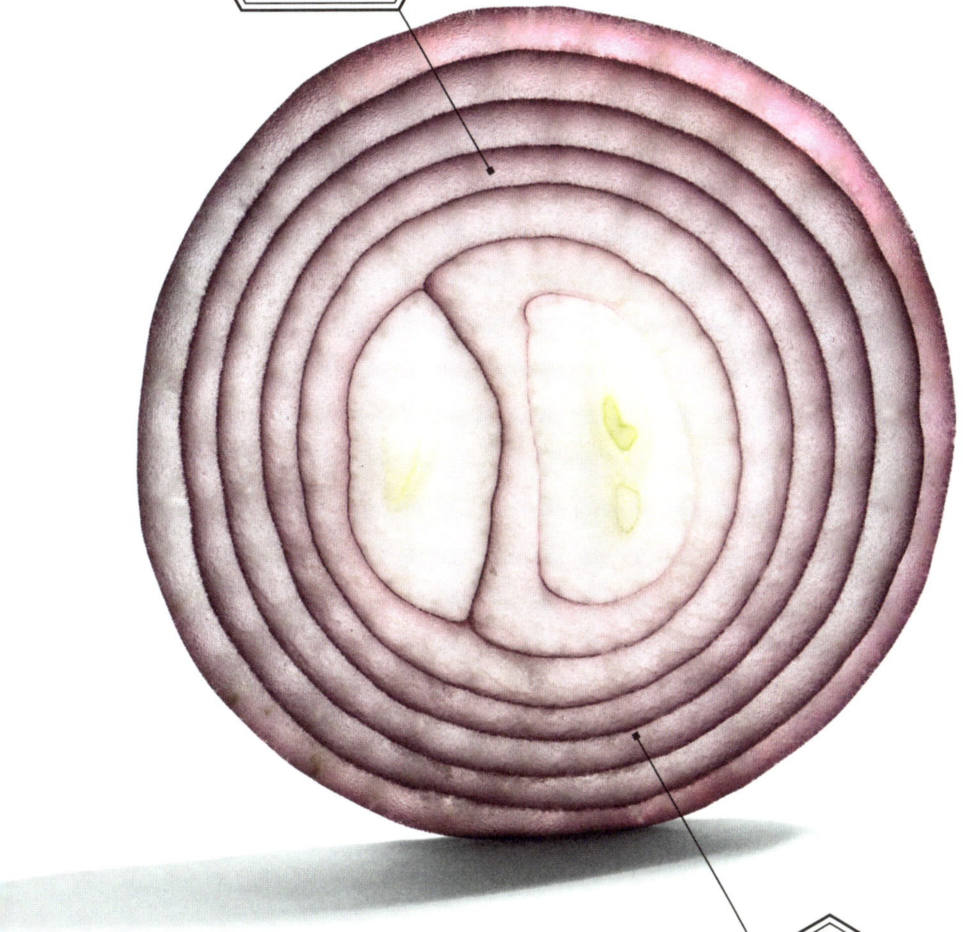

ZWIEBELGEWÄCHSE

HABEN PRÄBIOTISCHE EIGENSCHAFTEN UND SIND REICH AN ANTIOXIDANZIEN.

Am besten roh Um die präbiotische Wirkung voll auszuschöpfen, sollten Zwiebeln und Knoblauch möglichst roh verzehrt werden.

Probiotika

PROBIOTIKA KOMMEN IN MILCHSAUREN PRODUKTEN VOR. SIE ERNÄHREN SICH VON STÄRKE ODER ZUCKER UND BILDEN MILCHSÄURE.

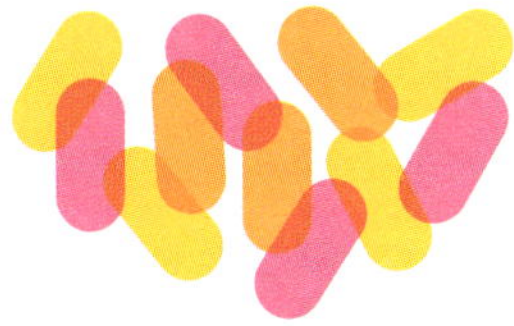

BAKTERIEN

JOGHURT

BESTEHT AUS BAKTERIELL FERMENTIERTER MILCH. EINE PROBIOTISCHE WIRKUNG HABEN PRODUKTE MIT LEBENDEN KULTUREN OHNE ZUCKERZUSATZ.

KEFIR

KANN SELBST AUS MILCH ODER WASSER HERGESTELLT WERDEN – MITHILFE VON KEFIRKNOLLEN, DIE AUS BAKTERIEN, HEFEN UND ENZYMEN BESTEHEN.

SAUERKRAUT

WEISSKOHL, DER EINER NATÜRLICHEN MILCHSÄUREGÄRUNG UNTERZOGEN WURDE. ES IST REICH AN BALLASTSTOFFEN.

KIMCHI

AUF KOREANISCHE ART MILCHSAUER VERGORENER KOHL ODER ANDERES GEMÜSE, OFT MIT CHILI UND KNOBLAUCH GEWÜRZT.

KOMBUCHA

GESÜSSTER TEE, MIT EINER BAKTERIEN-HEFE-KULTUR FERMENTIERT. SEINE WIRKUNG IST BISHER NICHT WISSENSCHAFTLICH NACHGEWIESEN.

WAS MACHT EINE SCHLECHTE ERNÄHRUNG AUS?

Eine schlechte Ernährung liefert nicht genug Nährstoffe, um gesund zu bleiben, den Energiebedarf unseres Körpers zu decken oder uns zu sättigen. Langfristig kann sie sogar das Leben verkürzen.

Typische Merkmale einer schlechten Ernährung sind hohe Anteile an gesättigten Fettsäuren, Salz und Zucker. Nach den Richtlinien der Weltgesundheitsorganisation (WHO) bedeutet dies eine tägliche Aufnahme von mehr als 5 g Salz, 50 g freiem Zucker und 20 g bzw. 25 g gesättigtem Fett für Frauen bzw. Männer (siehe S. 64, 66 und 70). Vor allem vorgefertigte Lebensmittel sind die Ursache dafür, dass wir von diesen Dingen zu viel zu uns nehmen: Drei Viertel des Salzes in unserer Ernährung stammen aus verarbeiteten Lebensmitteln, auch aus Grundnahrungsmitteln wie Brot. Drei Stücke Gemüsepizza to go können etwa 12 g Salz enthalten. Aber Fast Food ist nur ein Faktor: Gibt man an eine gesunde Gemüsepfanne einen Esslöffel Sojasauce, kann der Salzgehalt um bis zu 3 g steigen.

Schlechte Ernährung bedeutet allerdings nicht nur, zu viel »Falsches« zu essen, sondern auch, dass man nicht genügend nährstoffreiche Lebensmittel zu sich nimmt. Im Jahr 2017 ergab eine weltweite Studie, dass der Verzehr von zu wenig gesunden Lebensmitteln (Vollkornprodukte, Obst und Gemüse, Nüsse und Samen) mit mehr Todesfällen in Verbindung stand als eine Ernährung mit zu viel Salz, gezuckerten Getränken, rotem und verarbeitetem Fleisch sowie Transfetten. Als wichtigster Einzelfaktor konnte der Konsum von zu wenig Vollkornprodukten für zahlreiche Todesfälle in den USA und Westeuropa verantwortlich gemacht werden. Gesundheitsprobleme können natürlich durch viele verschiedene Faktoren verursacht werden, aber die Ernährung ist ein Bereich, den wir in relativ hohem Maß selbst unter Kontrolle haben können.

GESUNDHEITLICHE AUSWIRKUNGEN

Dieselbe globale Studie veröffentlichte die Schätzung, dass jeder fünfte Todesfall weltweit auf die Folgen schlechter Ernährung zurückzuführen ist. Dabei stehen ernährungsbedingte Herzerkrankungen und Schlaganfälle an erster Stelle.

Schlechte Ernährung wirkt sich auf das Gewicht aus. 2014 waren fast zwei Drittel der Männer und die Hälfte der Frauen in Deutschland übergewichtig (davon die Hälfte fettleibig). In den USA werden drei Viertel der Erwachsenen als übergewichtig oder fettleibig eingestuft, und mehr als die Hälfte leidet an einer vermeidbaren ernährungsbedingten Krankheit. Übergewichtige tragen ein dreifach erhöhtes Risiko für Darmkrebs und ein fünffach erhöhtes Risiko für Diabetes Typ 2. Aufgrund des Zusammenhangs zwischen Salzverzehr und Bluthochdruck strebt die WHO an, den Salzverzehr bis 2025 um 30 Prozent zu senken, um die Zahl der Diabetiker und Schlaganfallpatienten zu halbieren (siehe S. 70–71).

SOLLTE ICH WENIGER KALORIEN ZU MIR NEHMEN?

Die empfohlene Tages-Kalorienmenge liegt bei 2000 kcal für Frauen und bei 2500 kcal für Männer. Wer regelmäßig mehr zu sich nimmt, riskiert Übergewicht und Erkrankungen wie Typ-2-Diabetes, Herzprobleme und einige Krebsarten. Wenn Sie nur gelegentlich mehr Kalorien konsumieren, sollten keine negativen Folgen für Ihre Gesundheit zu befürchten sein. Achten Sie nicht nur auf die Anzahl der Kalorien, sondern auch auf die Abwechslung und Qualität Ihrer täglichen Ernährung.

Gesunde Alternativen wählen

Sie brauchen nicht ganz auf Gerichte zu verzichten, die Sie gern essen. Aber seien Sie sich bewusst, dass sie oft viel Salz, Zucker und Fett, aber wenig Ballaststoffe oder Proteine enthalten. Viele Ihrer Lieblingsgerichte lassen sich aber auch mit gesunden Zutaten zubereiten.

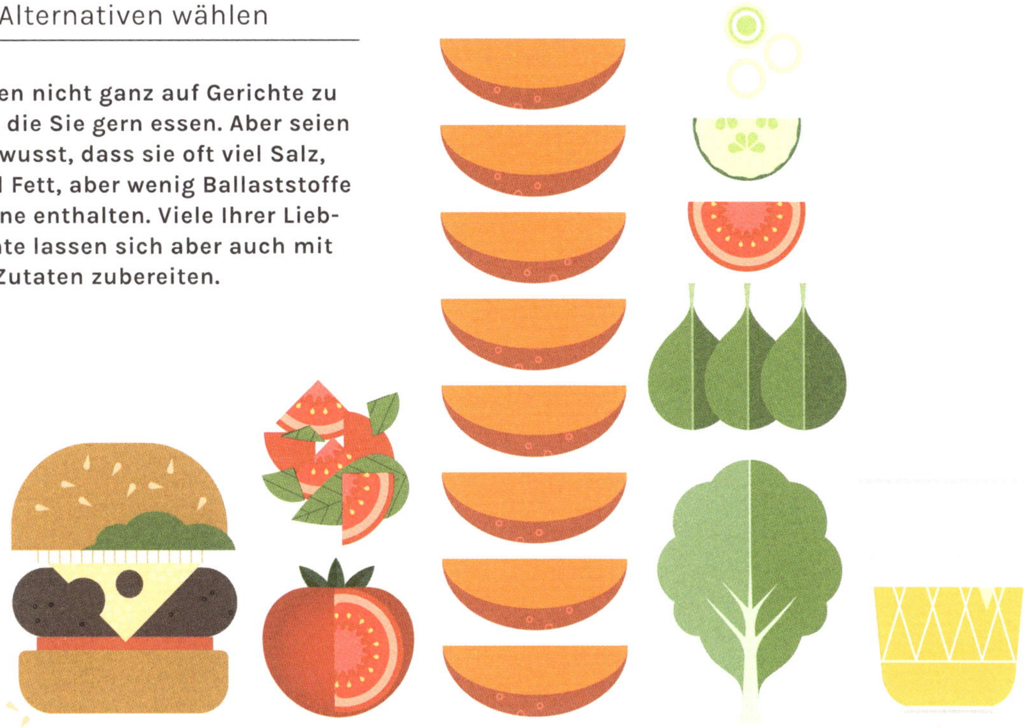

BRÖTCHEN (Ballaststoffe)

- ✔ VOLLKORNBRÖTCHEN **3,4 g**
- ✘ WEISSES BRÖTCHEN **1,1 g**

SAUCE (Zucker/Portion)

- ✔ SELBST GEMACHTE SALSA **0,1 g**
- ✘ TOMATENKETCHUP **3,4 g**

PATTY (gesättigtes Fett)

- ✔ VEGGIE-BOHNENPATTY **1,2 g**
- ✘ RINDFLEISCHPATTY **11,6 g**

EXTRAS (MIKRONÄHRSTOFFE)

- ✔ SALAT AUS SPINAT MIT ZWIEBEL & TOMATE
- ✘ GRÜNER SALAT

POMMES (Fett/Portion)

- ✔ GEBACKENE SÜSSKARTOFFELN **3,7 g**
- ✘ FRITTIERTE POMMES **6,6 g**

GETRÄNK (Zucker/100 ml)

- ✔ APFELSCHORLE **5,2 g**
- ✘ GEZUCKERTES ERFRISCHUNGSGETRÄNK **10,6 g**

GRÖSSERE PORTIONEN DIE GRÖSSE EINES DURCHSCHNITTLICHEN MUFFINS STIEG VON **85 g** IN NUR 10 JAHREN AUF **130 g**

WARUM ERNÄHREN SICH VIELE MENSCHEN SCHLECHT?

Es gibt verschiedenste Gründe, warum sich Menschen ungesund ernähren. Manche haben keine Möglichkeit, unter verschiedenen Lebensmitteln auszuwählen, bei anderen liegen emotionale Gründe vor, deren sie sich nicht immer bewusst sind.

In den Industrieländern sind Gründe für schlechte Ernährung vor allem fehlendes Wissen und eine ungesunde Beziehung zum Essen. Wenn man ein Kind mit Süßigkeiten tröstet, wird es eine emotionale Verbindung herstellen und später als Erwachsener eher zu zuckerhaltigen Kohlenhydraten greifen, um sich bei Stress oder Ängsten zu beruhigen. Studien belegen, dass bestimmte Lebensmittel die Belohnungszentren des Gehirns stimulieren, insbesondere solche, die viel Fett, Kohlenhydrate und Salz enthalten. Dies ist ein umstrittenes Gebiet mit widersprüchlichen Forschungsergebnissen. Nachgewiesen ist aber, dass Lebensmittel häufiger zum Vergnügen verzehrt werden, je schmackhafter sie sind. Man spricht hier von hedonistischem Hunger (siehe S. 58–59). Dies machen sich Hersteller bei der Entwicklung von Geschmack und Konsistenz von Chips, Eiscreme und anderen Produkten zunutze.

VERFÜGBARKEIT UND KOSTEN

In den Industrieländern muss das ärmste Fünftel der Bevölkerung etwa 40 Prozent seines Einkommens für gesunde Ernährung ausgeben, die Reichsten nur 8 Prozent. Preisgestaltung und Werbung spielen ebenfalls eine Rolle: Die Werbeetats für süße und herzhafte Naschereien sind in den europäischen Industrieländern um ein Vielfaches höher als die für Obst und Gemüse. So wurden 2019 Naschereien in Großbritannien für 111 Millionen Pfund beworben, Obst und Gemüse nur für rund 16 Millionen.

Nein sagen lernen

HABEN SIE SCHON EINMAL NACHSCHLAG GENOMMEN, OBWOHL SIE SATT WAREN?
Wir neigen dazu, in Gesellschaft mehr zu essen als allein. Die Gründe dafür sind nicht klar. Einige Studien zeigen, dass wir insbesondere beim Essen mit Freunden und der Familie größere Portionen essen. Dies könnte daran liegen, dass ein Gespräch mit anderen die Aufmerksamkeit vom Essen ablenkt oder dass es in Gesellschaft eher akzeptabel scheint, mehr zu essen. Eine Studie legt nahe, dass Menschen in geselliger Runde 30–50 Prozent mehr essen als allein.

Eine große Zahl von Menschen lebt in Regionen, in denen vor allem Personen mit eingeschränkter Mobilität nur eine begrenzte Auswahl an gesunden Lebensmitteln zur Verfügung steht; es scheint ein Zusammenhang zwischen der Anzahl der Imbissstände und sozialer Benachteiligung zu bestehen. Lieferdienste und Speisen zum Mitnehmen können verlockender sein als das Kochen zu Hause (siehe S. 46–47). Viele Kinder kaufen sich auf dem Weg von der Schule nach Hause Fertiggerichte oder Fast Food. Einer britischen Studie zufolge ist damit zu rechnen, dass die Hälfte der im Jahr 2020 geborenen Kinder später an ernährungsbedingten Krankheiten leiden wird.

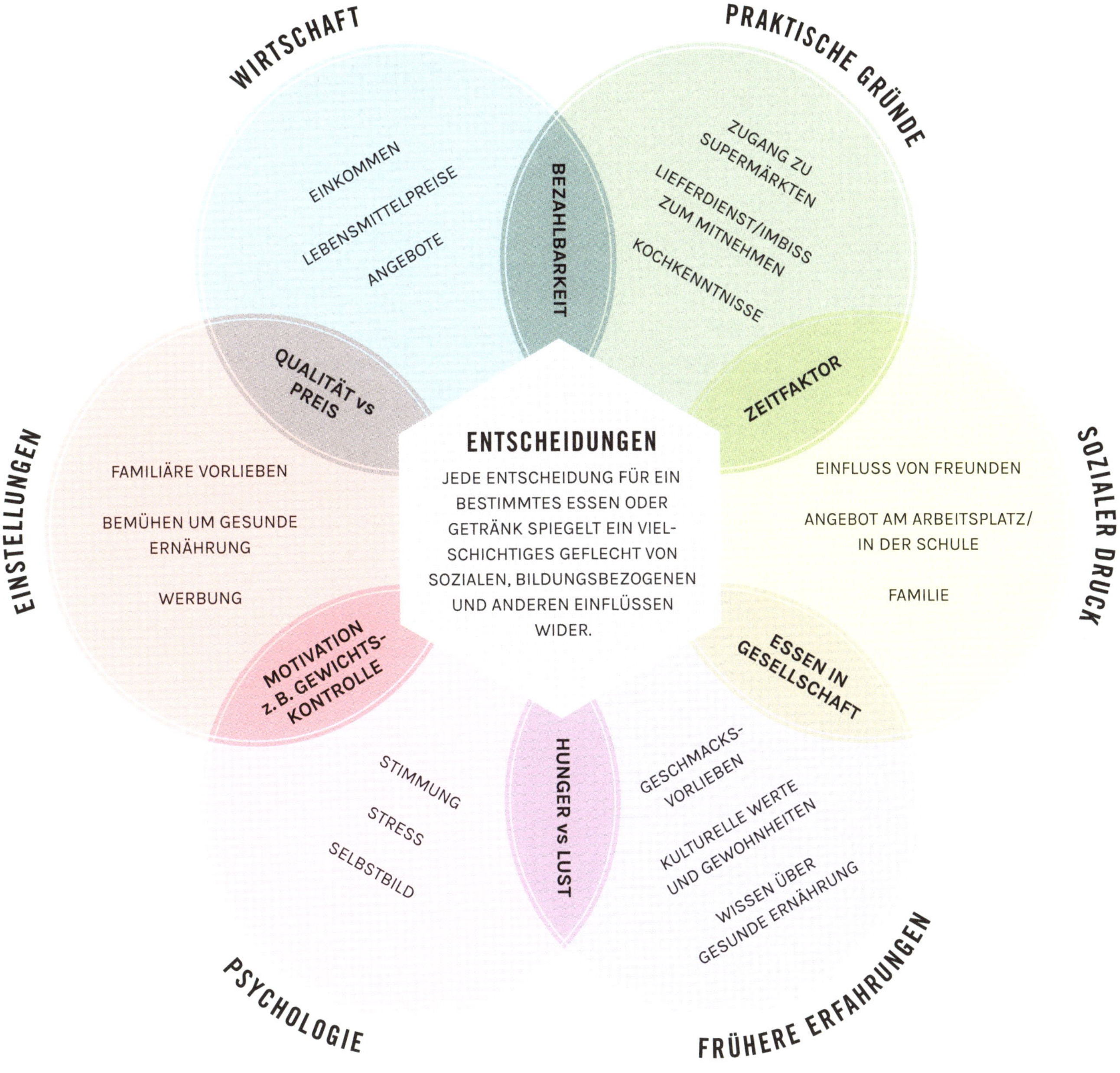
WIRTSCHAFT
EINKOMMEN
LEBENSMITTELPREISE
ANGEBOTE
PRAKTISCHE GRÜNDE
ZUGANG ZU SUPERMÄRKTEN
LIEFERDIENST/IMBISS ZUM MITNEHMEN
KOCHKENNTNISSE
BEZAHLBARKEIT
QUALITÄT vs PREIS
ZEITFAKTOR
EINSTELLUNGEN
FAMILIÄRE VORLIEBEN
BEMÜHEN UM GESUNDE ERNÄHRUNG
WERBUNG
ENTSCHEIDUNGEN
JEDE ENTSCHEIDUNG FÜR EIN BESTIMMTES ESSEN ODER GETRÄNK SPIEGELT EIN VIELSCHICHTIGES GEFLECHT VON SOZIALEN, BILDUNGSBEZOGENEN UND ANDEREN EINFLÜSSEN WIDER.
SOZIALER DRUCK
EINFLUSS VON FREUNDEN
ANGEBOT AM ARBEITSPLATZ/ IN DER SCHULE
FAMILIE
MOTIVATION z.B. GEWICHTSKONTROLLE
ESSEN IN GESELLSCHAFT
HUNGER vs LUST
STIMMUNG
STRESS
SELBSTBILD
GESCHMACKSVORLIEBEN
KULTURELLE WERTE UND GEWOHNHEITEN
WISSEN ÜBER GESUNDE ERNÄHRUNG
PSYCHOLOGIE
FRÜHERE ERFAHRUNGEN

SOLLTE ICH VERARBEITETE LEBENSMITTEL MEIDEN?

Verarbeitete Lebensmittel machen einen beachtlichen Teil der modernen Ernährung aus. Sie sind oft billiger als frische Lebensmittel, bieten eine breite Auswahl und sind praktisch. Man sollte aber die Unterschiede im Verarbeitungsgrad kennen.

Verarbeitete Lebensmittel sind nicht zwangsläufig minderwertig oder ungesund. Manche hochwertigen Lebensmittel wie Gemüse, Fisch, Milch oder Vollkornprodukte werden verarbeitet, um sie konservieren und lagern zu können. Gemüse, das direkt nach der Ernte tiefgefroren wird, kann sich beispielsweise mit frischem durchaus messen, und Vollkornbrot, Haferflocken, Sauerkraut und Tomaten können zu den gesunden Lebensmitteln gezählt werden.

In Konserven bleibt ein Großteil der Proteine von Fisch und der Ballaststoffe von Obst und Gemüse erhalten. Geschältes Obst in Sirup hat jedoch weniger Ballaststoffe und mehr Zucker als ganze Früchte. Kaufen Sie darum lieber Konserven in Wasser statt in Sirup, Sauce oder Salzlake.

Manche Verarbeitungsweisen sollen Geschmack oder Konsistenz verbessern oder die Haltbarkeit verlängern. In einigen Ländern werden Lebensmittel angereichert, um Nährstoffe zu ersetzen, die bei der Verarbeitung verloren gehen, oder um Mangelerscheinungen bei rein pflanzlicher Ernährung vorzubeugen. In Deutschland ist dies eher unüblich.

HOCH VERARBEITETE LEBENSMITTEL

Diese sollten in einer gesunden Ernährung nur einen geringen Anteil ausmachen. Meist enthalten sie verarbeitete Zutaten und Zusatzstoffe und sind fertig zum Verzehr oder benötigen nur eine minimale Zubereitung. Beispiele sind Süßigkeiten, Chips, Backwaren und Fertiggerichte. Sie sind ballaststoffarm und darum leicht verdaulich, außerdem sind sie durch Zugabe von Salz, Zucker und Fetten sehr schmackhaft. Vor allem der Zucker stimuliert die Belohnungsschaltkreise des Gehirns, sodass man immer wieder zu diesen Gerichten greift.

In den USA stammen inzwischen fast 60 Prozent der durchschnittlichen täglichen Energiezufuhr aus stark verarbeiteten Lebensmitteln. Ihr Verzehr trägt dazu bei, dass die Zahl übergewichtiger Menschen steigt. Der in den USA häufig verwendete Maissirup beispielsweise enthält eine Zuckerart, die der menschliche Körper biochemisch nicht verwerten kann. Darum wandelt er den Überschuss in Leberfett um.

Verarbeitungsstufen

Fast alle Lebensmittel im Supermarkt sind in irgendeiner Form verarbeitet, aber die Auswirkungen auf den Nährwert können sehr unterschiedlich sein. Mais zum Beispiel kann in verschiedenen Formen gegessen werden, auch als raffinierte Zutat in stark verarbeiteten Lebensmitteln.

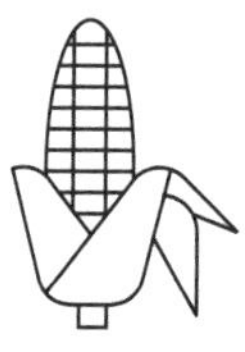

UNVERARBEITET

Frische Maiskolben
Mais im Naturzustand wird eventuell vor dem Verkauf gereinigt.

MINIMAL VERARBEITET

Mais in Dosen/Gläsern
Der Ballaststoffgehalt bleibt erhalten. Salz kann zur Konservierung zugefügt werden.

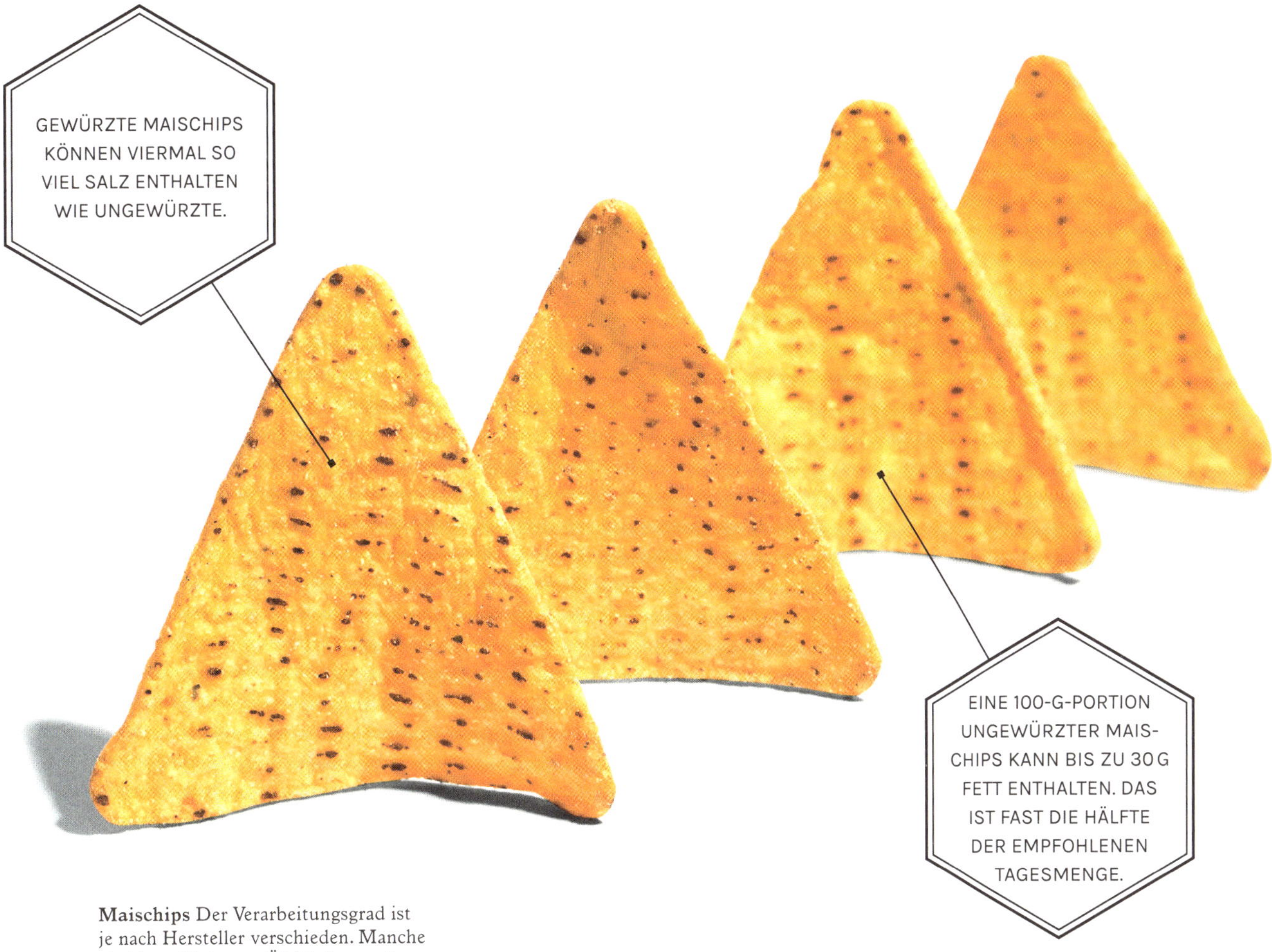

Maischips Der Verarbeitungsgrad ist je nach Hersteller verschieden. Manche sind in raffiniertem Öl frittiert und enthalten synthetische Geschmacks- und Konservierungsstoffe.

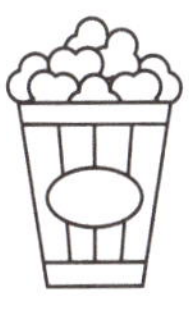

VERARBEITET

Popcorn
Für die Zubereitung braucht man nur Hitze, Popcorn kann aber Zusatzstoffe, Fett, Salz und Zucker enthalten.

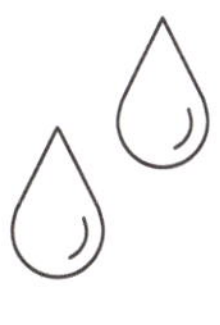

HOCH VERARBEITET

Fruktosesirup
wird aus Maisstärke hergestellt und vor allem in den USA oft als Süßungsmittel eingesetzt.

Sind Zusatzstoffe schlecht?

ZUSATZSTOFFE IN LEBENSMITTELN IMITIEREN NATÜRLICHE AROMEN, VERBESSERN DAS MUNDGEFÜHL ODER ERLEICHTERN DIE VERARBEITUNG. Neben synthetischen Zusatzstoffen gibt es auch natürliche, z. B. Ascorbinsäure (Vitamin C oder E300). Die E-Nummer zeigt an, dass ein Stoff zugelassen ist. Mononatriumglutamat (E621) wird oft als Geschmacksverstärker eingesetzt. Seine Langzeitwirkung ist noch nicht ausreichend erforscht, es wird aber vermutet, dass der Stoff Übergewicht, Leberschäden und Störungen des zentralen Nervensystems verursachen kann. Zusatzstoffe werden vor ihrer Zulassung intensiv getestet. Wer Bedenken hat, sollte die Zutatenliste lesen und den Verzehr verringern.

WAS VERRATEN LEBENSMITTELETIKETTEN?

Die Nährwertangaben auf Lebensmittelverpackungen sehen verwirrend aus, sind aber gar nicht so schwierig zu entschlüsseln. Wer sie versteht, kann besser fundierte Entscheidungen über seine tägliche Ernährung fällen.

Wer die Nährwertinformationen liest, könnte zum Beispiel entdecken, dass einem fettarmen Joghurt besonders viel Zucker zugesetzt ist, sodass ein zuckerarmer Joghurt mit höherem Fettgehalt die gesündere Wahl wäre. Die Vorschriften zur Deklaration der Inhaltsstoffe können je nach Lebensmittel variieren, aber auf den meisten verpackten Lebensmitteln müssen mindestens die sogenannten »Big 7« angegeben werden (pro 100 g/100 ml):

- Energie in Kilokalorien oder Kilojoule
- Fett
- gesättigte Fettsäuren
- Proteine
- Kohlenhydrate
- Zucker
- Salz (kann als Natrium bezeichnet werden)

Ob sie auch Angaben zu Portionsgrößen, Vitaminen, Mineralstoffen und anderen Nährstoffen machen, dürfen die Hersteller selbst entscheiden.

SCHNELLER ÜBERBLICK

Angaben auf der Vorderseite des Produkts sind nicht vorgeschrieben, können aber dem Kunden beim Vergleichen und schnellen Entscheiden helfen. Manchmal sind nur die Kalorien angegeben, manchmal gibt ein Ampelsystem Aufschluss darüber, ob viel oder wenig Salz, Zucker oder gesättigte Fette enthalten sind. Bei Angaben mit Bezug auf die Portionsgröße sollten Sie berücksichtigen, dass die Hersteller die Menge für eine Portion selbst festlegen. Sie kann geringer sein als der Packungsinhalt. Wer eine größere Portion isst, nimmt also mehr als die angegebenen Nährstoffmengen und Kalorien zu sich.

Auf der Vorderseite

FREIWILLIGE KENNZEICHNUNGS-SYSTEME KÖNNEN BEI DER KAUFENTSCHEIDUNG HELFEN

Bei der GDA-Kennzeichnung werden Kalorien und Nährstoffe auf standardisierte Portionen bezogen. Man kann bis zu zwei Komponenten, z. B. Vitamine, hervorheben. Die Ampelfarben des Nutri-Score geben an, ob das Produkt ein mehr oder weniger vorteilhaftes Nährstoffprofil aufweist. Man kann aber nur Produkte vergleichen, die zur selben Gruppe gehören, z. B. Reiswaffeln verschiedener Hersteller.

PRO TASSE

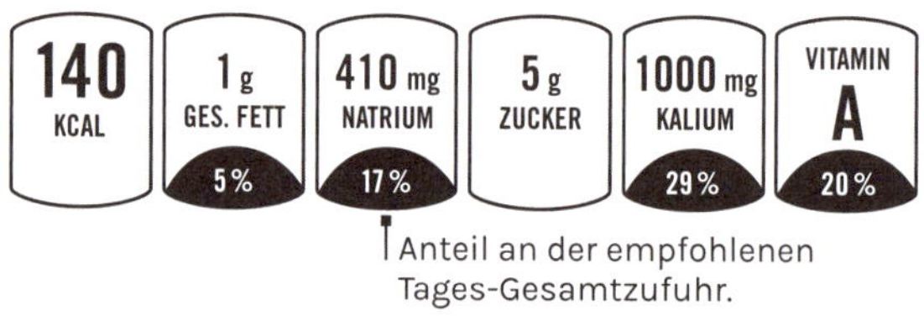

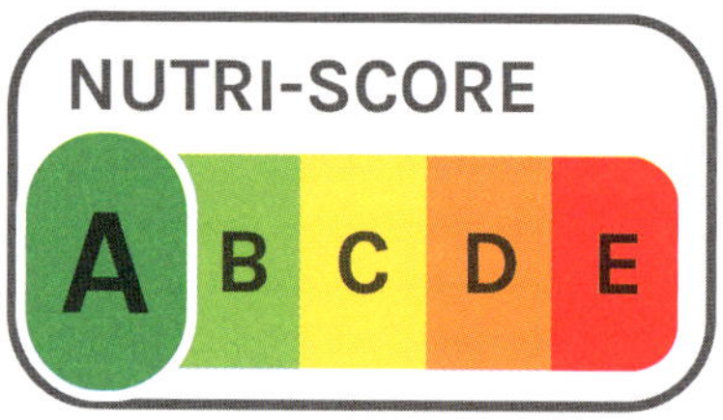

Wählen Sie wenn möglich Produkte mit grüner Kennzeichnung, und meiden Sie rote.

Den Konsum von Zucker, Fett und Salz im Blick behalten

Wer sich gesund ernähren möchte, sollte nicht zu viel Salz, Zucker und gesättigte Fette zu sich nehmen. Dazu muss man sich die jeweiligen Mengen pro Mahlzeit und im Lauf eines ganzen Tages bewusst machen.

1.

DIE TAGESMENGEN KENNEN

Dies sind die empfohlenen Tageshöchstmengen für eine Frau durchschnittlicher Größe und Aktivität. Sie sind individuell verschieden und z. B. für Männer oder sehr sportliche Frauen höher.

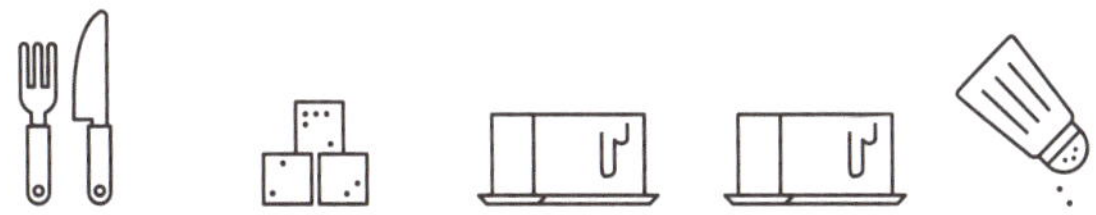

KALORIEN	ZUCKER	FETT (GESAMT)	GESÄTTIGTES FETT	SALZ
2000	<50 g	<60 g	<20 g	<5 g

2.

BERECHNUNG NACH GEWICHT

In der Zutatenliste auf der Verpackung sind Zucker, Fett und Salz pro 100 g angegeben. Berechnen Sie die Gesamtmengen im Produkt und schauen Sie hier nach, ob der Gehalt hoch, mittel oder niedrig ist (wieder bezogen auf eine durchschnittliche Frau).

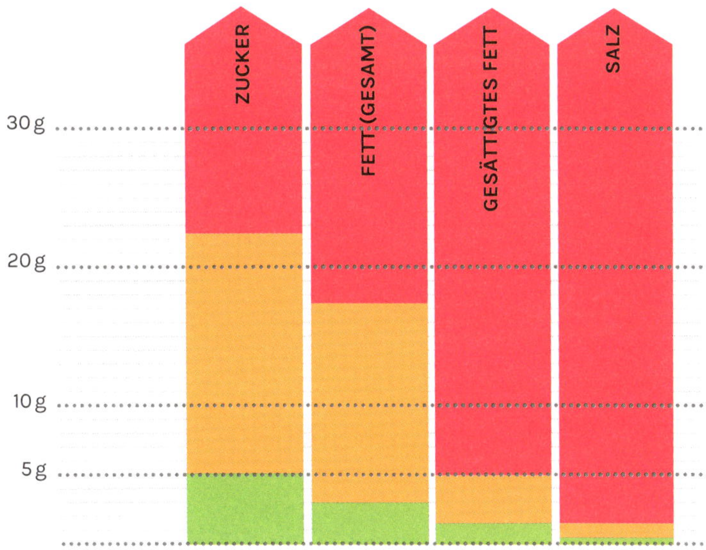

LEGENDE

- Hoch
- Mittel
- Niedrig

3.

BERECHNUNG NACH PORTION

Prüfen Sie den Gehalt an Zucker, Salz und Fett pro Portion und achten Sie darauf, wie sich die Mengen im Lauf des Tages summieren.

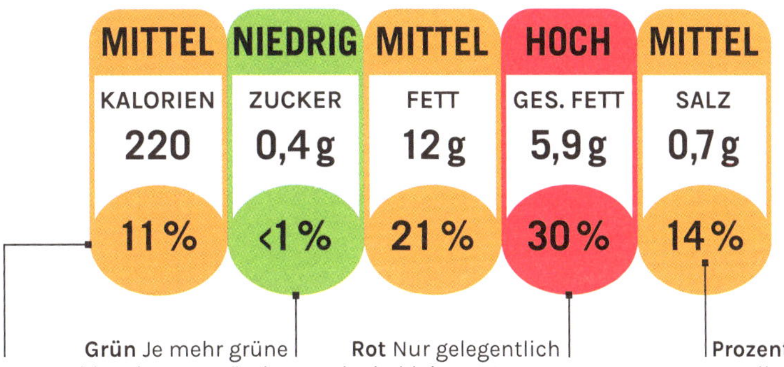

Gelb Produkte mit mehreren gelben Feldern können regelmäßig gegessen werden.

Grün Je mehr grüne Felder, desto gesünder ist ein Produkt.

Rot Nur gelegentlich oder in kleinen Mengen verzehren.

Prozente Sie geben den Anteil einer Portion an der Tages-Gesamtzufuhr an.

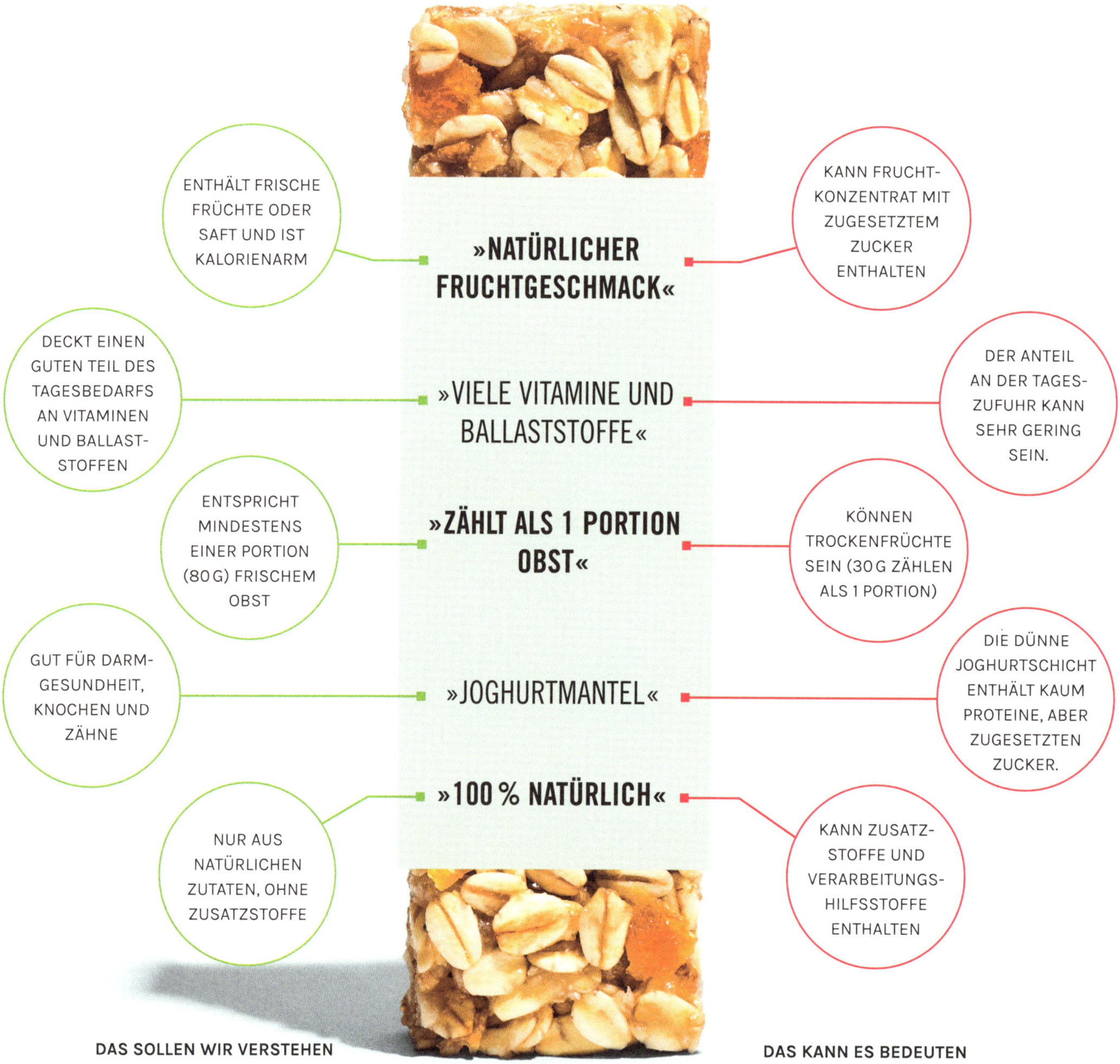
»NATÜRLICHER FRUCHTGESCHMACK«
ENTHÄLT FRISCHE FRÜCHTE ODER SAFT UND IST KALORIENARM
KANN FRUCHTKONZENTRAT MIT ZUGESETZTEM ZUCKER ENTHALTEN
»VIELE VITAMINE UND BALLASTSTOFFE«
DECKT EINEN GUTEN TEIL DES TAGESBEDARFS AN VITAMINEN UND BALLASTSTOFFEN
DER ANTEIL AN DER TAGESZUFUHR KANN SEHR GERING SEIN.
»ZÄHLT ALS 1 PORTION OBST«
ENTSPRICHT MINDESTENS EINER PORTION (80 G) FRISCHEM OBST
KÖNNEN TROCKENFRÜCHTE SEIN (30 G ZÄHLEN ALS 1 PORTION)
»JOGHURTMANTEL«
GUT FÜR DARMGESUNDHEIT, KNOCHEN UND ZÄHNE
DIE DÜNNE JOGHURTSCHICHT ENTHÄLT KAUM PROTEINE, ABER ZUGESETZTEN ZUCKER.
»100 % NATÜRLICH«
NUR AUS NATÜRLICHEN ZUTATEN, OHNE ZUSATZSTOFFE
KANN ZUSATZSTOFFE UND VERARBEITUNGSHILFSSTOFFE ENTHALTEN
DAS SOLLEN WIR VERSTEHEN
DAS KANN ES BEDEUTEN

Aussagen auf Lebensmittelverpackungen suggerieren oft, dass es sich um ein gesundes Produkt handelt. Das kann auf einzelne Zutaten zutreffen, aber der Gesamt-Nährwert entspricht oft nicht dem, was die Werbebotschaften vermitteln wollen.

KANN MAN WERBE-VERSPRECHEN TRAUEN?

Lebensmittelhersteller geben enorme Summen für Werbebotschaften aus, die unsere Wahrnehmung des Nährwerts beeinflussen und uns zum Kauf ihres Produkts verleiten sollen. Man sollte sie aber nicht für bare Münze nehmen.

Angaben auf Lebensmittelverpackungen unterliegen gesetzlichen Vorschriften. Ein Lebensmittel darf weder Gewichtsabnahme noch Linderung von Beschwerden versprechen, wohl aber einen Nutzen für die Gesundheit betonen, etwa dass Kalzium gut für die Knochen ist. Dabei darf auch eine einzelne Zutat als besonders wertvoll hervorgehoben werden. Studien haben gezeigt, dass Verbraucher beispielsweise Kekse mit zugesetzten Vitaminen für gesünder halten und dann seltener die Zutatenliste lesen.

OHNE ZUCKERZUSATZ

»Zuckerfrei« bedeutet, dass in 100 g eines Produkts maximal 0,5 g Zucker enthalten sein dürfen. »Ohne Zuckerzusatz« bezieht sich nur auf Zucker, der bei der Verarbeitung hinzugefügt wird, aber nicht auf natürlich enthaltenen Zucker, etwa Fruchtzucker in Obst. Ein Mehrfrucht-Smoothie ohne Zuckerzusatz kann daher unter Umständen mehr Zucker enthalten als eine Dose Limonade.

LIGHT

Um sich »light« zu nennen, muss ein Produkt 30 Prozent weniger Zucker oder Fett enthalten als vergleichbare Lebensmittel. Da Fett aber ein Geschmacksträger ist und fettarme Lebensmittel daher oft fade schmecken, fügen viele Hersteller Zucker hinzu, um dies auszugleichen.

PROTEINREICH/BALLASTSTOFFREICH

Der Fitnesstrend hat seit einiger Zeit Proteine in den Fokus gerückt. Für Bezeichnungen wie »proteinreich« oder »Proteinquelle« müssen 20 Prozent der Kalorien aus Proteinen stammen, was auf proteinreiche Nussmuse nicht immer zutrifft. »Ballaststoffreich« darf sich ein Produkt schon nennen, wenn es nur 6 g Ballaststoffe pro 100 g enthält.

BIO/NATÜRLICH

»Bio« bezieht sich nicht auf den Nährwert, sondern die Produktionsmethode. »Natürlich« besagt nur, dass ein Produkt natürliche Zutaten enthält, aber nicht welche – eine große Grauzone.

TRADITIONELL/LAND ...

Solche Begriffe wecken Vorstellungen von kleinen Bauernhöfen und suggerieren eine bessere Qualität. Tatsächlich handelt es sich aber oft um industriell hergestellte Waren, die hoch verarbeitet sind und Zusatzstoffe enthalten.

Ungesunde Einflüsse

IN DEN SOZIALEN MEDIEN WIMMELT ES VON FALSCHINFORMATIONEN UND PSEUDOWISSENSCHAFTLICHEN BEHAUPTUNGEN.

Fast die Hälfte der Nutzer glaubt, dass es gesund sei, eine ganze Lebensmittelgruppe wegzulassen. Eine Studie zu neun britischen Influencern, die über Gewichtsmanagement bloggen, ergab, dass nur zwei von ihnen über einschlägige Qualifikationen verfügten und fünf von ihnen keine evidenzbasierten Referenzen für ihre Aussagen anführten. Influencer verfolgen oft kommerzielle Ziele, darum sind deren Informationen mit Vorsicht zu genießen.

IST ZUCKER DER FEIND?

Obwohl Zucker lange Zeit als Feind angesehen wurde, sind nicht alle Zuckerarten schlecht für uns. Zucker hat seinen Platz in der Ernährung – in den richtigen Mengen und in einer Form, die der Körper gut verträgt.

Zucker ist ein Kohlenhydrat, das in vielen Lebensmitteln vorkommt (siehe S. 12–13). Obst und Milchprodukte enthalten viele wertvolle Nährstoffe und auch natürlichen Zucker, der Energie liefert.

Trotz seines schlechten Rufs haben Wissenschaftler nicht nachgewiesen, dass Zucker die Gesundheit beeinträchtigt – es sei denn, er ist Teil einer übermäßig kalorienreichen Ernährung.

ZUGESETZTER ZUCKER

Empfehlungen zum Zuckerkonsum beziehen sich stets auf die Menge an »freiem Zucker«. Dazu gehört neben dem Zucker in Honig oder Fruchtsäften zugesetzter Zucker, wie er beispielsweise Müsliriegeln bei der Herstellung hinzugefügt wird, aber auch ein Löffel Honig im Kräutertee. Lebensmittel mit freiem Zucker haben oft nur einen geringen Wert für die Ernährung. Der Weltgesundheitsorganisation (WHO) zufolge sollte freier Zucker höchstens 5 Prozent der täglichen Energiezufuhr ausmachen.

Zucker wird Lebensmitteln zur Verbesserung des Geschmacks zugesetzt. Prüfen Sie den Zuckergehalt auf dem Etikett (siehe S. 60–61). Eventuell ist nur die Gesamtmenge angegeben, die sich aus natürlich vorkommendem und zugesetztem Zucker zusammensetzt. Zucker gibt es in vielen Formen – Saccharose, Glukose, Fruktose, Maltose, Fruchtsaft, Melasse, Mais- und andere Siruparten, Honig und Fruchtsaftkonzentrat.

Vermeiden Sie Maissirup mit hohem Fruktosegehalt (HFCS). In den Ländern, die am meisten HFCS konsumieren, sind die Diabetesraten auffallend hoch. Es hat sich gezeigt, dass eine Ernährung mit mehr als 150 g HFCS pro Tag die Insulinsensitivität verringert (siehe S. 172), gleichzeitig steigt das Risiko für Bluthochdruck und hohe Cholesterinwerte.

DAS RICHTIGE VERHÄLTNIS

Die Wissenschaft bestätigt, was wir alle wissen: Zucker stimuliert das Belohnungszentrum im Gehirn. Er löst eine Lustreaktion aus, die dem ähnelt, was wir empfinden, wenn wir süße Welpen sehen oder liebevoll behandelt werden. Das erklärt vielleicht, warum viele Menschen mehr Zucker

Freier Zucker

Fruchtsaft enthält freien Zucker. Sobald der darin enthaltene Zucker vom Fruchtfleisch getrennt (also »frei«) ist, gehen die Ballaststoffe (und die Masse) verloren. Man würde nicht vier Orangen auf einmal essen, aber man könnte sie leicht als Saft trinken. Ein großes Glas Orangensaft kann mehr Zucker enthalten als eine Dose Softdrink.

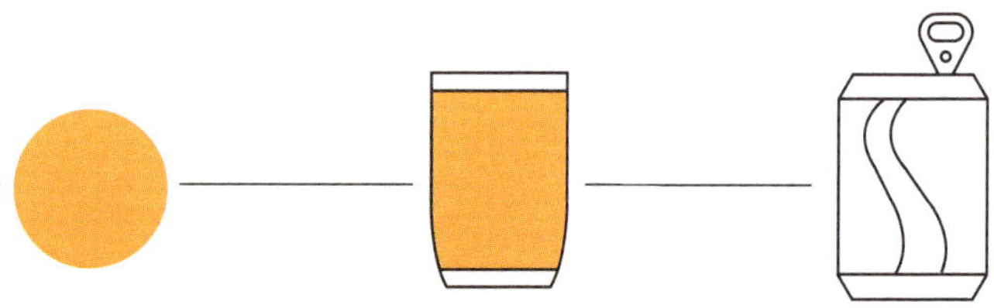

1 ORANGE	500 ml ORANGENSAFT (4 ORANGEN)	1 SOFTDRINK
BALLASTSTOFFE **1,8 g**	BALLASTSTOFFE **0,2 g**	BALLASTSTOFFE **0 g**
ZUCKER **12,3 g**	ZUCKER **44 g**	ZUCKER **30 g**

essen, als ratsam ist. Aber es gibt keinen Grund, ihn zu verteufeln – Emotionen spielen eine wichtige Rolle bei unseren Ernährungsentscheidungen. Radikaler Verzicht kann bei Zucker (wie bei allen Lebensmitteln) zu Heißhungerattacken führen. Mäßigung ist der bessere Weg.

WENIGER ZUCKER KONSUMIEREN

Behalten Sie Ihren Zuckerkonsum im Blick, um die empfohlenen Grenzen nicht zu überschreiten.

Tauschen Sie zuckerhaltige Lebensmittel gegen Alternativen. Ersetzen Sie zum Beispiel Kuchen durch zuckerarme Haferkekse.

Verkleinern Sie die Zuckermengen. Teilen Sie das Dessert mit einem lieben Menschen, oder lassen Sie sich zuckerhaltiges Dressing separat servieren und nehmen Sie nur wenig davon. Würzmittel wie Ketchup können 23 g Zucker pro 100 g enthalten – ein Teelöffel pro Portion genügt! Wenn Sie selbst kochen, geben Sie keinen Zucker an herzhafte Speisen.

Fast ein Viertel des freien Zuckers in unserer Ernährung stammt aus zuckergesüßten Getränken (kohlensäurehaltige Getränke, gesüßte Säfte, Sirup). Wasser ist die bessere Wahl.

Es kann einige Zeit dauern, bis Sie Ihre Gewohnheiten geändert haben, aber es gibt keine schlüssigen Forschungsergebnisse, die Zucker mit körperlicher Abhängigkeit beim Menschen in Verbindung bringen. Bei Zuckerverzicht brauchen Sie also keine Entzugserscheinungen zu befürchten.

Zuckeralternativen

WER OFT GEZUCKERTE GETRÄNKE KONSUMIERT, KANN VORÜBERGEHEND SÜSSSTOFF IN KAFFEE ODER TEE GEBEN, UM SICH UMZUGEWÖHNEN.

Melasse, Ahornsirup und Honig stammen aus natürlichen Quellen. Künstliche Süßstoffe, wie Sucralose, Aspartam und Saccharin, werden chemisch hergestellt. Sie alle sind bei maßvollem Verzehr unbedenklich. Einige Studien deuten darauf hin, dass synthetische Süßstoffe sich negativ auf das Darmmikrobiom auswirken, aber da es sich um ein junges Forschungsgebiet handelt, fehlen noch abschließende Ergebnisse.

Empfohlene Grenzen
Empfohlen wird, die tägliche Zuckermenge auf 90 g zu beschränken. Davon sollten höchstens 50 g freier Zucker sein (ca. 6 Teelöffel).

6
ZUCKERWÜRFEL ODER 6 TEELÖFFEL IST DIE EMPFOHLENE TAGES-OBERGRENZE FÜR FREIEN ZUCKER.

IST FETT SCHÄDLICH?

Wissenschaftler haben in den letzten Jahrzehnten entscheidende Erkenntnisse über Fett gewonnen, und die Forschung geht weiter. Sicher ist aber, dass gesunde Fette eine wichtige Rolle für die Ernährung spielen.

Fett spendet Energie, ist ein wichtiger Geschmacksträger und trägt zum Sättigungsgefühl bei. Der Körper benötigt Fett, um bestimmte Vitamine aufzunehmen. Wir sollten sowohl einfach als auch mehrfach ungesättigte Fettsäuren zu uns nehmen, vor allem Omega-3-Fettsäuren, die man nur mit der Nahrung aufnehmen kann. Sie senken nachweislich den LDL-Cholesterinspiegel, stärken die Herzgesundheit und die kognitiven Fähigkeiten.

GIBT ES SCHLECHTE FETTE?

Die veraltete Ansicht, dass Fett schädlich ist, hat zur Entstehung vieler Konzepte für fettarme Diäten geführt. Eine Studie von 2017 hat solche Diäten über acht Jahre untersucht und im Vergleich zu Ernährungsweisen ohne Fettbeschränkung keine gesundheitlichen Vorteile gefunden. Das kann auch daran liegen, dass Hersteller fettarmen Produkten oft Zucker zusetzen, um sie geschmacklich aufzuwerten.

Transfette, also gehärtete Pflanzenfette, sind in mehreren Ländern verboten, weil man annimmt, dass sie den LDL-Cholesterinspiegel erhöhen und damit Herzkrankheiten und Schlaganfällen Vorschub leisten. Gesättigte Fettsäuren sind hauptsächlich in tierischen Lebensmitteln und Backwaren wie Pizza und Keksen enthalten. Es ist nachgewiesen, dass sie bei häufigem Verzehr den LDL-Cholesterinspiegel ansteigen lassen.

Eine wissenschaftliche Debatte ist entbrannt, weil eine neuere Studie ergeben hat, dass gesättigte Fettsäuren das Risiko von Herzkrankheiten nicht erhöhen. Fachverbände von Herzmedizinern raten dennoch, ungesättigte Fettsäuren zu bevorzugen, um das Risiko zu senken, und die Weltgesundheitsorganisation empfiehlt, höchstens 10 Prozent der täglichen Kalorien aus gesättigten Fettsäuren zu beziehen. Die meisten Experten sind sich einig, dass eine insgesamt gesunde Ernährung das Risiko für Herzkrankheiten stärker senkt als die Konzentration auf bestimmte Fette. Grundsätzlich ist es ratsam, weniger Lebensmittel zu essen, die viel gesättigte Fettsäuren enthalten, Light-Produkte mit zugesetztem Zucker zu meiden und gesunde Fette aus Fisch oder Pflanzen zu bevorzugen.

Wie gesund sind Fette?

Öle und Fette enthalten unterschiedliche Kombinationen von ungesättigten und gesättigten Fettsäuren (FS). Ihre Vielseitigkeit in der Küche hängt von ihrem Rauchpunkt ab – dem Temperaturbereich, in dem sie sich zersetzen und potenziell schädliche Stoffe freisetzen können.

NATIVES OLIVENÖL EXTRA

GESÄTTIGTE FS: **15,5 g**
MEHRFACH UNGESÄTTIGTE FS: **10,7 g**
EINFACH UNGESÄTTIGTE FS: **65 g**
RAUCHPUNKT: **190 °C–207 °C**

Olivenöl ist gut für die Herzgesundheit. Es eignet sich vorzugsweise zum Garen bei niedrigeren Temperaturen, für Dressings oder zum Marinieren.

RAPSÖL

GESÄTTIGTE FS: **6 g**
MEHRFACH UNGESÄTTIGTE FS: **27 g**
EINFACH UNGESÄTTIGTE FS: **54 g**
RAUCHPUNKT: **204 °C–230 °C**

Durch die Kombination aus ungesättigten Fettsäuren ist Rapsöl gesund für das Herz. Es kann zum Braten und Frittieren verwendet werden.

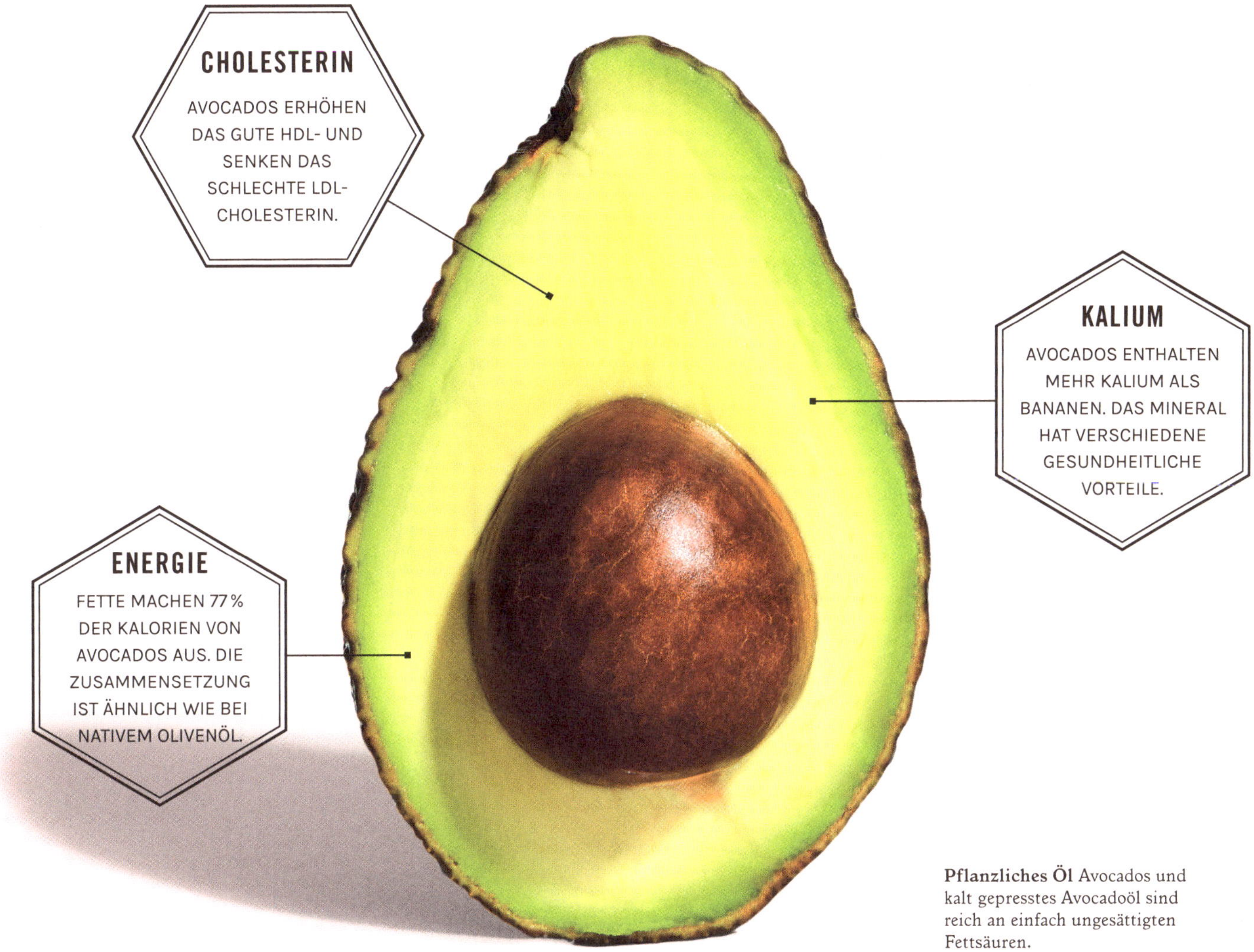

Pflanzliches Öl Avocados und kalt gepresstes Avocadoöl sind reich an einfach ungesättigten Fettsäuren.

SONNENBLUMENÖL

GESÄTTIGTE FS: **10 g**
MEHRFACH UNGESÄTTIGTE FS: **56 g**
EINFACH UNGESÄTTIGTE FS: **25,8 g**
RAUCHPUNKT: **230 °C**

Das Öl wird gern zum Kochen verwendet. Es ist reich an Omega-6-Fettsäuren, die den Cholesterinspiegel senken, aber Entzündungen begünstigen können.

KOKOSÖL

GESÄTTIGTE FS: **86,5 g**
MEHRFACH UNGESÄTTIGTE FS: **1,8 g**
EINFACH UNGESÄTTIGTE FS: **5,8 g**
RAUCHPUNKT: **175 °C–196 °C**

Kokosöl enthält hauptsächlich gesättigte Fettsäuren und lässt den LDL-Cholesterinspiegel ansteigen. Man sollte es daher nur gelegentlich verwenden.

BUTTER

GESÄTTIGTE FS: **67 g**
MEHRFACH UNGESÄTTIGTE FS: **5 g**
EINFACH UNGESÄTTIGTE FS: **28 g**
RAUCHPUNKT: **149 °C–175 °C**

Butter enthält hauptsächlich gesättigte Fettsäuren, aber auch die Vitamine A und D sowie Kalzium.

SOLLTE ICH AUF ROTES FLEISCH VERZICHTEN?

Im Rahmen einer gesunden Ernährung ist es sinnvoll, verschiedene tierische und pflanzliche Proteine zu sich zu nehmen. Wer Steaks und Bratwurst liebt, sollte aber auch über den Nährwert und die gesundheitlichen Folgen nachdenken.

Fleisch vom Rind, Kalb, Lamm, Schwein und Wild ist in rohem Zustand rot. Es ist reich an muskelbildenden Proteinen und wichtigen Mikronährstoffen, vor allem den Vitaminen B_3 und B_{12} (nicht in Pflanzen enthalten), Eisen, Zink und Selen. Fettere Stücke können aber auch einen hohen Gehalt an gesättigten Fettsäuren haben: 100 g Hochrippe enthalten etwa 34 g Gesamtfett. Eine kleinere Studie ergab, dass Biofleisch 50 Prozent mehr Omega-3-Fettsäuren enthält, die Herz und Immunsystem stärken. Der Grund dafür ist wohl die Weidehaltung.

Fleischprodukte wie Schinken, Speck und Salami werden gepökelt, gesalzen, geräuchert oder anderweitig verarbeitet, um den Geschmack zu verbessern und die Haltbarkeit zu verlängern. Sie enthalten oft viel Salz. Eine Ernährung mit einem hohen Anteil an Salz und gesättigtem Fett erhöht nachweislich den Blutdruck und das LDL-Cholesterin und somit das Risiko für Herz-Kreislauf-Erkrankungen.

KREBSRISIKO

Das Pigment in frischem rotem Fleisch, das sogenannte Häm, und die bei der Verarbeitung verwendeten Nitrit- oder Nitrat-Konservierungsmittel erhöhen wahrscheinlich das Darmkrebsrisiko. Obwohl Nitrite von Natur aus auch in grünem Gemüse vorkommen, können bei der Verdauung von Nitriten aus Fleisch schädliche Nitrosamine entstehen. 2015 bezeichneten Krebsexperten der Weltgesundheitsorganisation (WHO) rotes Fleisch als wahrscheinliche Ursache von Krebserkrankungen und verarbeitetes Fleisch als sichere Ursache (die Anzahl der verursachten Fälle ist nicht bekannt). Allerdings enthalten nicht alle verarbeiteten Fleischprodukte Nitrite. Traditionell hergestellter Parmaschinken beispielsweise wird mit Salz gepökelt.

Die Weltvereinigung der Krebsforscher empfiehlt Erwachsenen, wenig verarbeitetes Fleisch und wöchentlich nicht mehr als 350–500 g gegartes rotes Fleisch zu konsumieren. Andere Richtlinien nennen eine Obergrenze von 70 g täglich. Neueren Studien zufolge können schon 76 g täglich (ca. 3 Scheiben Schinken) das Krebsrisiko erhöhen, allerdings spielen auch Gesamternährung und Lebensstil eine Rolle. Wer rotes Fleisch isst, sollte unverarbeitete, magere Ware wählen und dazu reichlich Gemüse servieren.

Was steckt in der Wurst?

WURSTWAREN KÖNNEN SICH IN FLEISCH, SALZ- UND FETTGEHALT ERHEBLICH UNTERSCHEIDEN. Der Salzgehalt industriell gefertigter Würstchen kann zwischen 0,75 g und 2,3 g pro 100 g liegen. Frisch hergestellte Würste und Burger können gesünder sein und kein Krebsrisiko bergen, wenn sie nicht weiter modifiziert sind. Fragen Sie ruhig beim Schlachter, was in ihnen enthalten ist. Natriumnitrit steht im Verdacht, krebserregend zu sein, wird jedoch traditionell hergestellten Würsten nur selten zugesetzt.

Fleisch und Fleischprodukte garen

Beim Kochen können Stoffe entstehen, die als HCA und PAK bezeichnet werden und mutagen sind. Das bedeutet, sie können durch Enzyme während der Verdauung aktiviert werden und DNS-Veränderungen verursachen, die das Krebsrisiko erhöhen.

FRISCHES FLEISCH

VERARBEITETES FLEISCH

+

+

STARKE HITZE

200 °C+

PFANNE
BACKOFEN

GRILL

HCA

Wenn Fleisch, Geflügel oder Fisch bei hohen Temperaturen gegart werden, insbesondere wenn dies zu lange geschieht, können das Kreatin im Muskel und die Aminosäuren reagieren und heterozyklische Amine (HCA) bilden.

PAK

Tropft Fett beim Grillen in die Glut, entsteht Rauch, der polyzyklische aromatische Kohlenwasserstoffe (PAK) enthält. Sie können an der Oberfläche des Fleisches haften. PAK können sich auch beim Räuchern bilden.

NITROSAMINE

Nitrosamine sind in einigen Fleischprodukten enthalten und stehen im Verdacht, Krebs zu erregen. Bei Untersuchungen wurden höhere Werte in gebratenem Speck festgestellt.

MARINIEREN
IN OLIVENÖL, ZITRONENSAFT ODER ROTWEIN REDUZIERT DIE HCA UM BIS ZU

90 %

VERKOHLTE STELLEN
DEUTEN AUF PAK HIN. ESSEN SIE DAS FLEISCH NICHT ODER SCHABEN SIE DIE VERKOHLTEN STELLEN AB.

Legende

Frisches Fleisch

Verarbeitetes Fleisch

VERURSACHT SALZ HERZINFARKTE?

Wer seine Speisen gern salzt und sich keine Gedanken über den Salzgehalt alltäglicher Produkte – von Gemüsekonserven bis zu Keksen – macht, könnte durch seine Essgewohnheiten seiner Gesundheit schaden.

Salz besteht teilweise aus Natrium. Der Körper braucht diesen Mineralstoff für Vorgänge wie die Flüssigkeitsregulierung und die Übertragung von Nervensignalen. Studien schätzen den durchschnittlichen Verzehr von Frauen auf 8,4 g, von Männern auf 10 g pro Tag, was deutlich über dem empfohlenen Grenzwert von 6 g (ca. 1 Teelöffel) liegt.

Seit Jahrzehnten warnen führende Gesundheitsexperten und die Weltgesundheitsorganisation (WHO), dass eine zu hohe Natriumzufuhr zu Bluthochdruck führen kann, einem wichtigen Risikofaktor für Schlaganfälle, Nierenerkrankungen und Herzinfarkte. Im Jahr 2018 sorgte eine Studie für Schlagzeilen, weil sie zu dem Schluss kam, dass man für dieses Risiko im Durchschnitt deutlich mehr Salz zu sich nehmen muss, als die meisten Menschen tatsächlich konsumieren (ausgenommen China), doch die Grundlage der Studie wurde angezweifelt. Die WHO rät Erwachsenen, die Salzaufnahme auf 5 g pro Tag zu beschränken.

IST PREMIUMSALZ GESÜNDER?

Meersalzflocken und Gesteinssalze wie rosa Himalayasalz sind weniger stark raffiniert als Tafelsalz, dem Mineralstoffe entzogen und Fließhilfsmittel zugesetzt werden. Eine Umfrage ergab, dass fast zwei

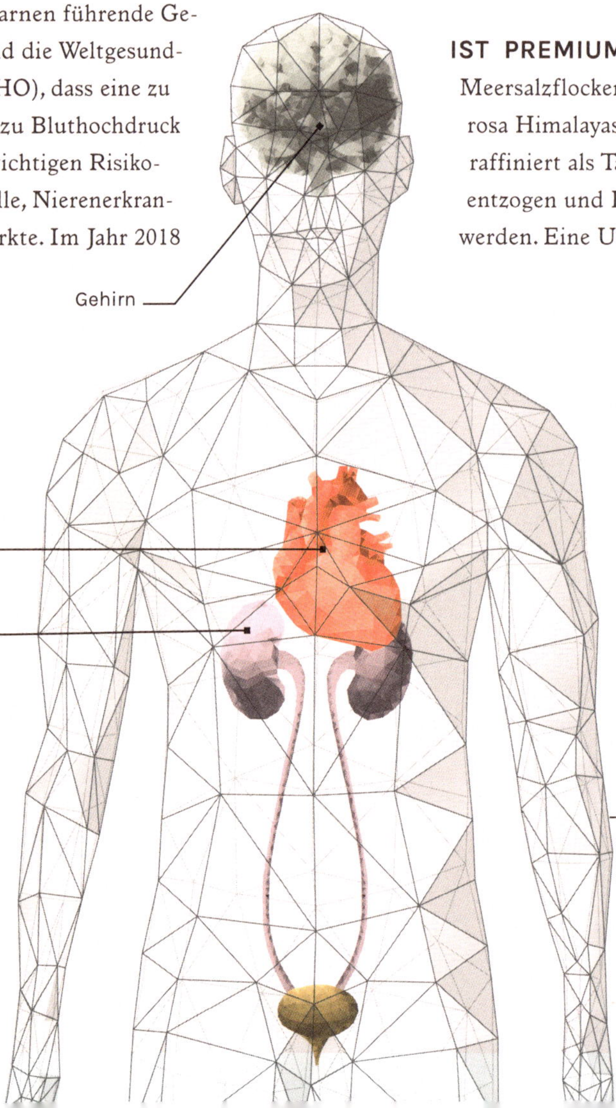

Salz und Bluthochdruck

Bluthochdruck infolge von zu hohem Salzkonsum kann langfristig Herz, Gehirn und andere Organe schädigen.

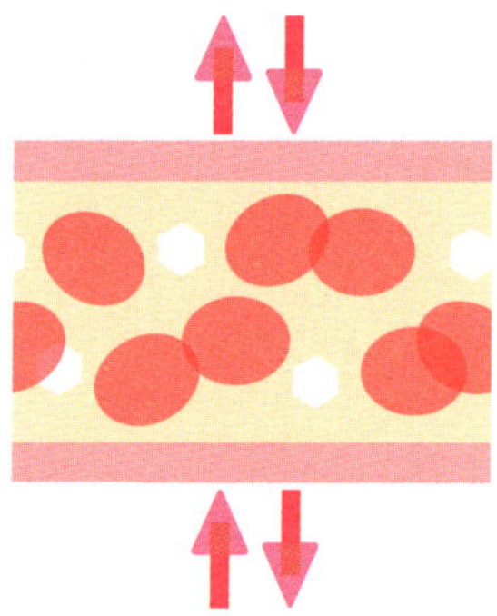

NORMALER BLUTDRUCK

Die Arterienwände dehnen sich aus und ziehen sich zusammen, wenn das Herz pumpt.

Drittel der Menschen glauben, Meersalz würde weniger Natrium enthalten. Doch laut der American Heart Association enthalten Tafelsalz und die meisten Meersalze etwa 40 Gewichtsprozent Natrium – es gibt also keine gesundheitlichen Gründe, Meersalz zu wählen.

VERSTECKTES SALZ

Viele Menschen wissen nicht, dass etwa 75 Prozent des Salzes, das sie täglich verzehren, in verarbeiteten Lebensmitteln und Fertigprodukten stecken. Bei Sojasauce, verarbeitetem Fleisch und Knabberartikeln überrascht das nicht. Das gilt aber auch für Kuchen und Kekse, in denen man es nicht vermuten würde, sowie für Brot und Cerealien, die viele Menschen regelmäßig konsumieren. Selbst Gemüsekonserven können viel Salz enthalten, darum ist es besser, Frischware oder gefrorenes Gemüse zu kaufen.

Der Salzgehalt ähnlicher Produkte kann unterschiedlich sein. Lesen Sie daher die Zutatenliste. Falls Natrium angegeben ist, multiplizieren Sie den Wert mit 2,5, um den Salzgehalt zu errechnen.

WENIGER SALZ KONSUMIEREN

- Reduzieren Sie die Menge allmählich, um Ihrem Geschmackssinn Zeit zur Umgewöhnung zu geben. Kaufen Sie möglichst Produkte mit geringem Salzgehalt.
- Probieren Sie Kräuter und Gewürze als Alternativen aus. Legen Sie sich einen Vorrat an.
- Bitten Sie im Restaurant darum, dass Ihr Gericht mit weniger Salz zubereitet wird.

WIE VIEL SALZ?

DIE EMPFOHLENE TAGESHÖCHSTMENGE HÄNGT VOM LEBENSALTER AB.

<1 JAHR <**1 g**

1–3 JAHRE <**2 g**

4–6 JAHRE <**3 g**

7–10 JAHRE <**5 g**

AB 11 JAHRE UND ERWACHSENE <**6 g**

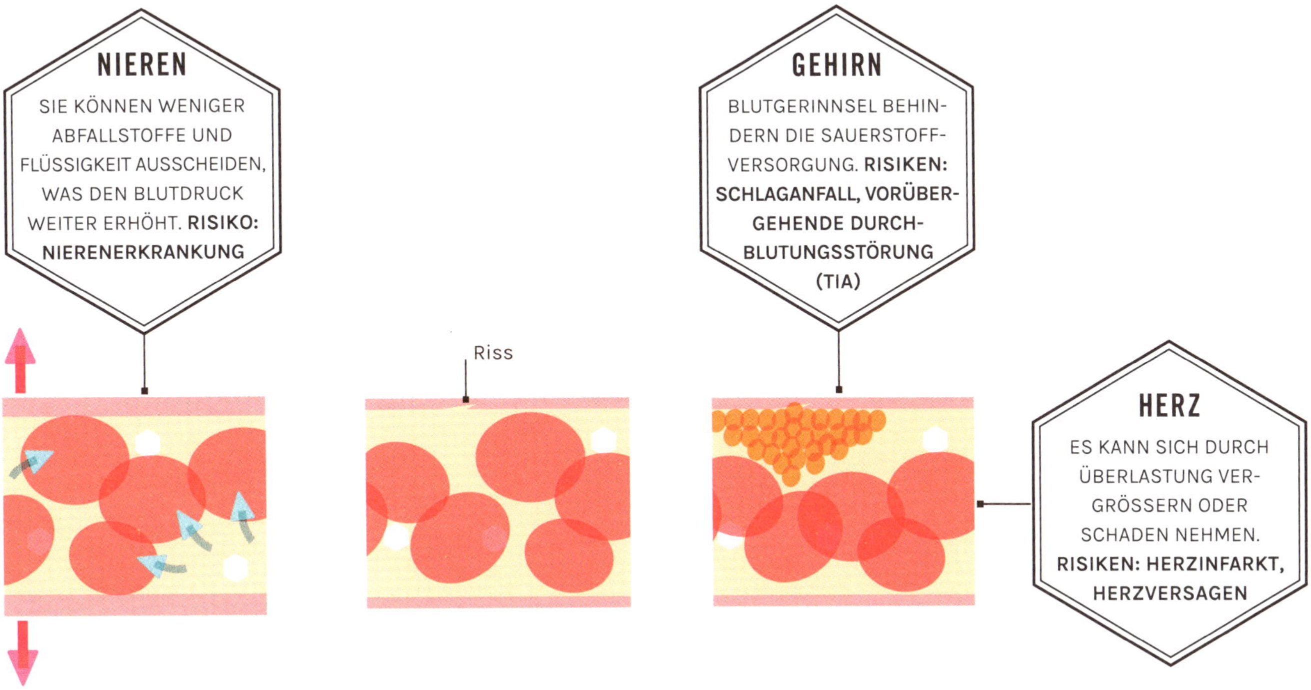

ZU VIEL SALZ

Bei zu hohem Salzkonsum nimmt der Körper mehr Wasser ins Blut auf. Der Druck auf die Arterien steigt.

ARTERIENSCHADEN

Durch den Druck können sich die Arterienwände verengen, reißen und verhärten, was den Blutfluss behindert.

VERENGUNG

Arterienschäden begünstigen Cholesterinansammlungen. Solche Verengungen behindern die Sauerstoffversorgung.

WIE SCHÄDLICH IST KOFFEIN?

Koffein ist die weltweit am häufigsten konsumierte psychoaktive Substanz. Dürfen wir so viel Kaffee trinken, wie wir mögen?

Koffein kommt von Natur aus in Kaffee, Kakao und Tee vor und wird einigen Getränken, Lebensmitteln und Medikamenten zugesetzt. Es macht wach, indem es das zentrale Nervensystem stimuliert und Adenosin hemmt, das die Herzfrequenz senkt und den Schlaf fördert.

Ein Konsum von etwa 300–400 mg Koffein pro Tag (3–4 Tassen Kaffee) kann die Konzentration fördern und das Risiko für Herzkrankheiten senken. Viele Studien zeigen, dass Koffein die sportliche Leistung fördert, indem es die Stoffwechselrate und die Speicherung von Glykogen anregt, wenn man es vor dem HIT-Training zu sich nimmt. Andere Studien deuten darauf hin, dass Koffein auch Kopfschmerzen und Migräne lindern kann. Die meisten Studien zu Koffein beziehen sich auf Kaffee, der auch Antioxidanzien und Kalium enthält, einen Mineralstoff, der zur Senkung des Blutdrucks beiträgt.

ZU VIEL KOFFEIN

Mehr als 600 mg Koffein pro Tag können Nervosität, Magenbeschwerden und erhöhten Blutdruck verursachen und den Harndrang anregen. Häufiger Konsum kann auch Reizdarmbeschwerden verschlimmern. Wenn Sie es weniger als sechs Stunden vor dem Schlafengehen zu sich nehmen, kann Koffein Ihren Schlaf stören. Schwangere Frauen sollten sich auf 200 mg täglich beschränken, da ein Zusammenhang mit niedrigem Geburtsgewicht und Fehlgeburten vermutet wird. Jeder reagiert anders auf Koffein, aber für die meisten Menschen bestehen gegen einen mäßigen Konsum keine Bedenken.

Adrenalinschub Der Konsum von Koffein erhöht die Hirnaktivität, was die Ausschüttung von Adrenalin und eine »Kampf-oder-Flucht«-Reaktion des Körpers auslöst.

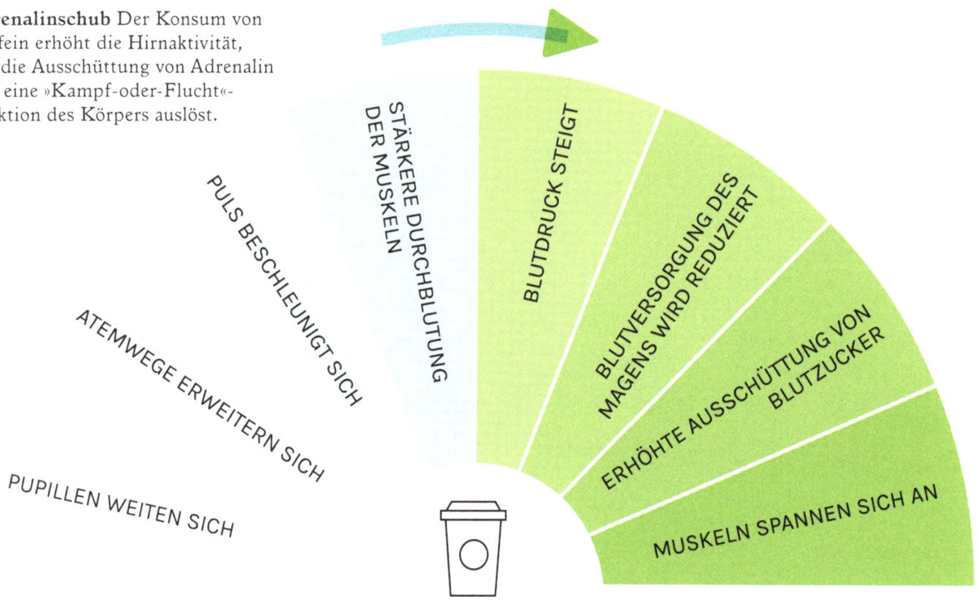

KOFFEIN-QUELLEN

KOFFEIN IST NICHT NUR IN KAFFEE ENTHALTEN. HIER EINIGE TYPISCHE MENGEN IN MILLIGRAMM (mg).

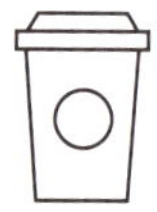

95 – 125
Kaffee
240 ml

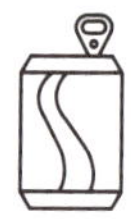

91
Energy Drink
240 ml

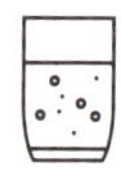

42
Cola light
330 ml

26
Schwarzer Tee
240 ml

16
Dunkle Schokolade
20 g

IST ALKOHOL WIRKLICH NUR SCHLECHT?

Ein moderater Alkoholkonsum kann sich zwar positiv auf die Gesundheit auswirken, doch die Risiken eines übermäßigen Alkoholkonsums sind hinlänglich bekannt.

Alkohol hat keine ernährungsphysiologischen Vorteile. Einigen Studien zufolge kann aber moderater Alkoholkonsum das Risiko für koronare Herzkrankheiten senken. Die Definitionen von »moderat« variieren jedoch.

Rotwein enthält Polyphenole, deren antioxidative und entzündungshemmende Eigenschaften vorbeugende und/oder therapeutische Wirkung bei Herz-Kreislauf-Erkrankungen, neurodegenerativen Störungen, Krebs und Übergewicht haben. Der Polyphenolgehalt von Weißwein beträgt nur ein Zehntel von dem von Rotwein. Vergleiche zeigen, dass in Weinländern wie Frankreich weniger Herzkrankheiten auftreten als in Ländern mit höherem Bier- oder Spirituosenkonsum, wie Deutschland und Russland. Dabei ist jedoch zu beachten, dass die Ernährung in Weinländern meist insgesamt gesünder ist und die Studien von moderatem Konsum ausgehen.

HÖCHSTMENGEN

Die empfohlene wöchentliche Höchstgrenze liegt bei 14 Alkohol-Einheiten. Ein Glas Schnaps (25 ml) entspricht 1 Einheit, ein kleines Glas Wein (125 ml) oder ein kleines Bier (300 ml) 1,5 Einheiten. Der typische Alkoholgehalt von Schnaps liegt bei 35–40 Prozent, der von Wein bei 12 und der von Bier bei 5 Prozent.

Höherer und anhaltender Alkoholkonsum kann zu Bluthochdruck, Herzkrankheiten, Lebererkrankungen und Depressionen führen. Zudem regt Alkohol den Appetit an, und eine Umfrage ergab, dass die meisten Menschen sich nicht bewusst sind, wie viele Kalorien beispielsweise in einem Glas Wein stecken.

Auch das Trinkverhalten spielt eine Rolle. Täglicher Alkoholkonsum gilt als bedenklich. Empfohlen wird, an mehreren Tagen pro Woche ganz auf Alkohol zu verzichten.

Kalorien in alkoholischen Getränken Spirituosen (pur) haben in der Regel die wenigsten Kalorien pro Portion.

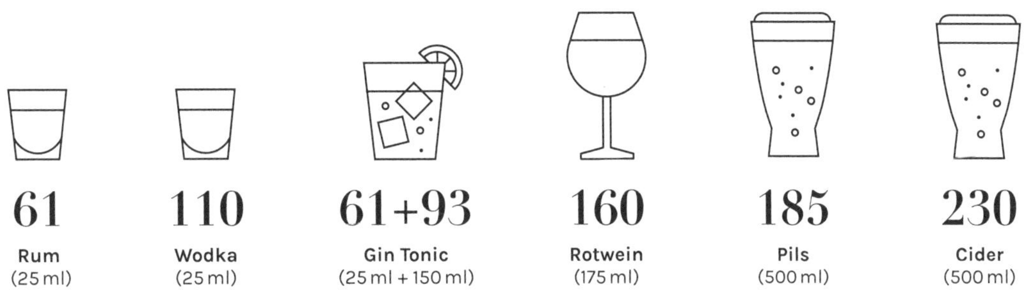
61
Rum
(25 ml)
110
Wodka
(25 ml)
61+93
Gin Tonic
(25 ml + 150 ml)
160
Rotwein
(175 ml)
185
Pils
(500 ml)
230
Cider
(500 ml)

WUNDERMITTEL SUPERFOOD?

Immer neue »Superfoods« tauchen in den Regalen der Supermärkte auf und werden in den sozialen Medien gepriesen. Aber ist ihre Wirkung tatsächlich so gut, dass sie all die Aufmerksamkeit – und den Preis – rechtfertigt?

Ein einzelnes Lebensmittel kann weder eine ungesunde Ernährung ausgleichen noch Krankheiten verhindern. »Superfoods« fördern angeblich das Wohlbefinden und versprechen uns gesundheitliche Vorteile, aber eigentlich sollen wir nur verführt werden, allerlei exotische Produkte zu kaufen. Die Marketingstrategie scheint aufzugehen: Allein im Jahr 2015 stieg die Zahl der neuen Produkte mit dem Zusatz »super« um ein Drittel.

Manche davon, etwa Spirulina oder Gojibeeren, sind tatsächlich nährstoffreich: 100 g getrocknete Gojibeeren enthalten 4 mg Vitamin A, frische Möhren dagegen nur 2,5 mg. Studien legen nahe, dass die Inhaltsstoffe die Gesundheit und das Immunsystem stärken, die Stimmung regulieren und die Serotoninausschüttung fördern können. Allerdings handelt es sich vorwiegend um Studien an Tieren.

Hinzu kommt, dass wir nur eine gewisse Nährstoffmenge absorbieren können. Darum sind auch Superfoods nur in maßvoller Menge im Rahmen einer ausgewogenen Ernährung sinnvoll. Sprechen Sie vor dem Verzehr mit Ihrem Arzt. Kurkuma beispielsweise kann die Ausschüttung von Gallenflüssigkeit erhöhen.

DER KOSTENFAKTOR

Superfoods sind oft teurer als normales Obst oder Gemüse mit ähnlichem Nährstoffprofil. 100 g Papaya enthalten beispielsweise 61 mg Vitamin C, Paprika dagegen 77,6 mg. Ein Glas Vollmilch enthält deutlich mehr Kalzium als 100 g Spirulina. Gojibeeren enthalten zwar mehr Vitamin A als Möhren, aber wahrscheinlich wird man in einer Woche mehr Möhren essen und dadurch mehr Vitamin A zu sich nehmen. Und der 100-g-Preis für Gojibeeren kann bis zu 40-mal höher sein als für Möhren.

Gojibeeren, Açai, Spirulina, Chiasamen und andere Superfoods sind nicht überall zu bekommen, und die meisten dieser Produkte werden aus Übersee importiert. Insofern ist es auch im Hinblick auf den Umwelt- und Klimaschutz sinnvoller, regionale, leicht verfügbare Lebensmittel zu bevorzugen.

CHIASAMEN

Die richtige Menge kann zu einer gesunden Ernährung Ballaststoffe, Kalzium und Phosphor beisteuern.

ALTERNATIVEN
LEINSAMEN
SESAM

SPIRULINA

Sie enthält Omega-3- und 6-Fettsäuren sowie Eisen und soll antioxidativ und entzündungshemmend wirken.

ALTERNATIVE
VOLLMILCH

AÇAI

Die Beeren werden meist gefroren oder als Pulver verwendet. Sie enthalten Antioxidanzien und Ballaststoffe.

ALTERNATIVEN
HEIDELBEEREN
CRANBERRYS

INGWER

Er gilt als entzündungshemmend und antioxidativ, allerdings gibt es nur wenige Studien dazu.

ALTERNATIVE
-/-

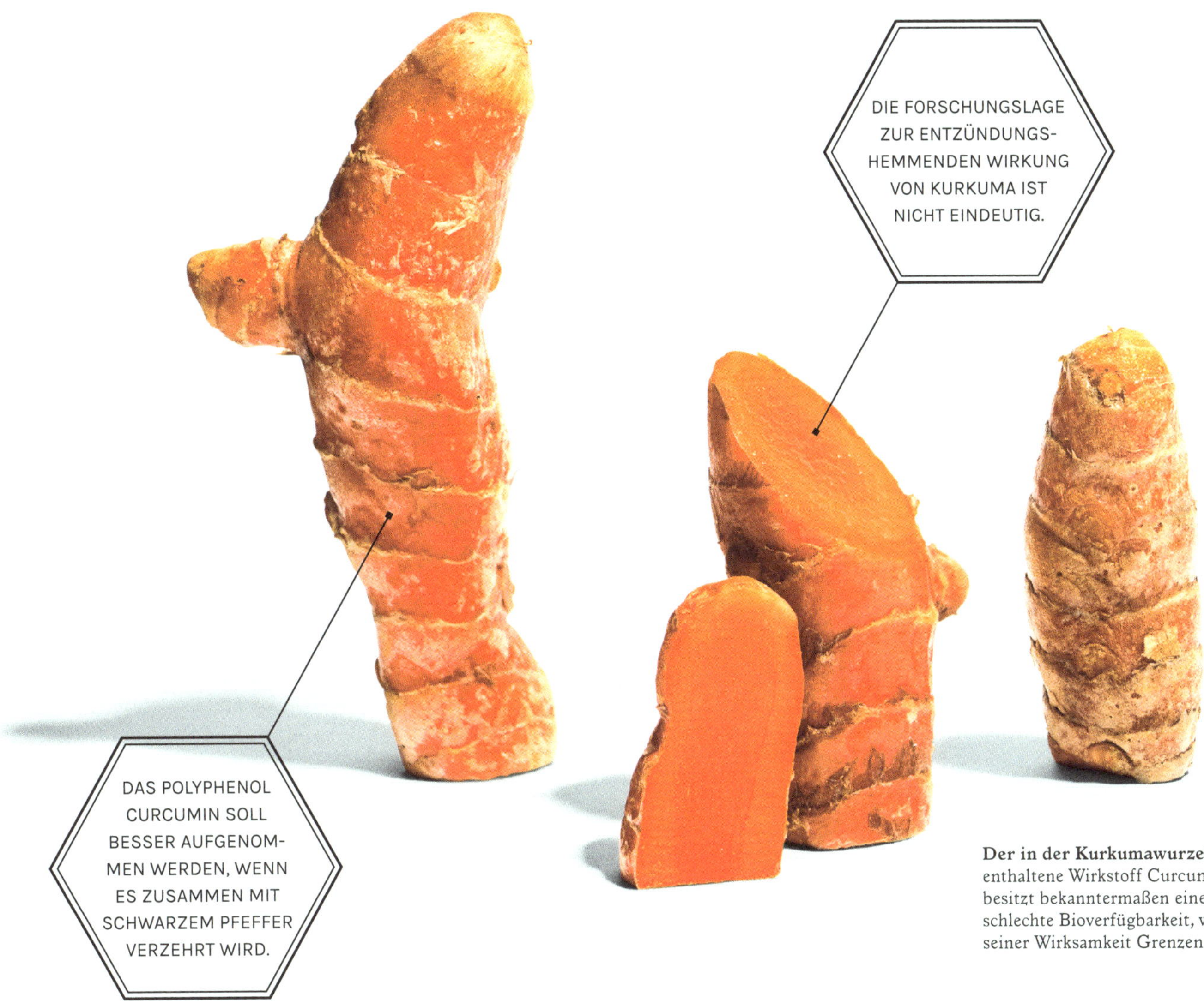

Der in der Kurkumawurzel enthaltene Wirkstoff Curcumin besitzt bekanntermaßen eine schlechte Bioverfügbarkeit, was seiner Wirksamkeit Grenzen setzt.

GOJIBEEREN

Die Beeren sind reich an antioxidativen Karotinoiden, stärken die Sehkraft und sollen Makuladegeneration vorbeugen.

ALTERNATIVEN
SÜSSKARTOFFELN
MÖHREN

AVOCADO

Die Avocado enthält einfach ungesättigte Fettsäuren (gut für den Cholesterinspiegel), Vitamin E und Ballaststoffe.

ALTERNATIVE
BANANEN
RAPSÖL

PAPAYA

Die antioxidativen Karotinoide, vor allem Lycopin, werden vom Körper gut absorbiert.

ALTERNATIVE
PAPRIKA

KURKUMA

Kurkuma wird meist als Pulver verwendet. Das Polyphenol Curcumin soll entzündungshemmende Wirkung haben.

ALTERNATIVE
-/-

IST BIO BESSER?

Viele Menschen meinen, dass Bio-Lebensmittel gesünder sind als konventionelle Ware, besser schmecken und auch der Umwelt und dem Tierwohl zugutekommen. Allerdings ist Bioware oft deutlich teurer. Ist der Preis gerechtfertigt?

Der Schwerpunkt der biologischen Erzeugung liegt auf ökologischer Nachhaltigkeit und dem Wohl von Menschen und Tieren. Es ist leicht nachvollziehbar, dass Bio als natürlicher und darum gesünder wahrgenommen wird. Uns gefällt das Ideal, dass unsere Lebensmittel im Einklang mit der Natur stehen – aber Bio-Lebensmittel haben ihren Preis.

DIE FORSCHUNGSLAGE

Es gibt anerkannte Studien, die in Bio-Lebensmitteln einen höheren Nährstoffgehalt nachgewiesen haben. Viele andere Studien haben aber keine ausreichenden Beweise gefunden, um ökologische gegenüber nicht-ökologischen Lebensmitteln im Hinblick auf ihren Nährstoffgehalt zu empfehlen. Eine Auswertung von 233 Studien kam zu dem Schluss, dass es keine stichhaltigen Beweise dafür gibt, dass biologische Lebensmittel wesentlich nährstoffreicher sind als konventionell erzeugte.

Bio-Siegel

BIOLOGISCHE LANDWIRTSCHAFT UNTERLIEGT VORSCHRIFTEN, DIE DEN EINSATZ VON HORMONEN, ANTIBIOTIKA, GENTECHNIK UND ZUSÄTZEN GENAU REGELN ODER GAR VERBIETEN.

Nur organische Pestizide dürfen verwendet werden. Das EU-Bio-Logo darf nur vergeben werden, wenn 95 % der Inhaltsstoffe eines Produkts diese Anforderungen erfüllen. Darüber hinaus gibt es nationale Biosiegel sowie Siegel von Verbänden wie Bioland oder Demeter, für die abweichende oder zusätzliche Vorschriften gelten können.

Es gibt einige kleine Unterschiede im Nährstoffgehalt, die aber nur marginal sind und keinen wesentlichen Einfluss auf die allgemeine Gesundheit haben: Bei einigen Bio-Produkten wurde festgestellt, dass sie etwas mehr Phosphor, aber weniger Proteine enthalten. Bio-Kuhmilch kann einen höheren Gehalt an Omega-3-Fettsäuren, Eisen und Vitamin E aufweisen als konventionell erzeugte Milch, dafür kann der Gehalt von Selen und Jod geringer sein.

Unterschiedliche und teils widersprüchliche Ergebnisse der Agrarforschung sind erklärbar: Der Nährstoffgehalt von Lebensmitteln hängt von variablen Faktoren wie der Bodenqualität, den Wetterbedingungen und dem Zeitpunkt der Ernte ab. Die Zusammensetzung von Milchprodukten und Fleisch kann außerdem durch Unterschiede in der Genetik und der Ernährung der Tiere beeinflusst werden. Auch natürliche Schwankungen bei Herstellung und Verarbeitung von Lebensmitteln machen Vergleiche schwierig. Daher sollten die Ergebnisse dieser Studien mit Vorsicht interpretiert werden.

Letztlich gibt es nicht genügend stichhaltige Belege dafür, dass Bio-Lebensmittel konventionellen im Hinblick auf den Nährwert überlegen sind. Geschmacklich macht sich die biologische Erzeugung allerdings gerade bei Fleisch bemerkbar:

Es ist deutlich aromatischer und schrumpft nicht in der Pfanne. Auch Bio-Obst und -Gemüse können aromatischer als konventionelle Produkte sein.

PESTIZIDE

In der konventionellen Landwirtschaft werden chemische Pestizide eingesetzt, die in den gemessenen Mengen als unbedenklich für die menschliche Gesundheit gelten. Allerdings sind die Wechselwirkungen von verschiedenen Pestiziden miteinander noch viel zu wenig erforscht. Gerade beim Verzehr verschiedener Lebensmittel mit unterschiedlichen Pestizidbehandlungen ist unklar, welche Auswirkungen solche Chemiecocktails haben. Die Empfehlung, die Produkte vor dem Verzehr zu waschen, um Pestizidrückstände zu entfernen, greift viel zu kurz, denn Pestizide machen nicht auf der Oberfläche halt, sondern werden von der Pflanze aufgenommen und gelangen in ihr Inneres. Einige Forschungsergebnisse deuten darauf hin, dass eine hohe Exposition gegenüber Pestiziden in der frühen Kindheit die kognitive Entwicklung beeinträchtigen kann.

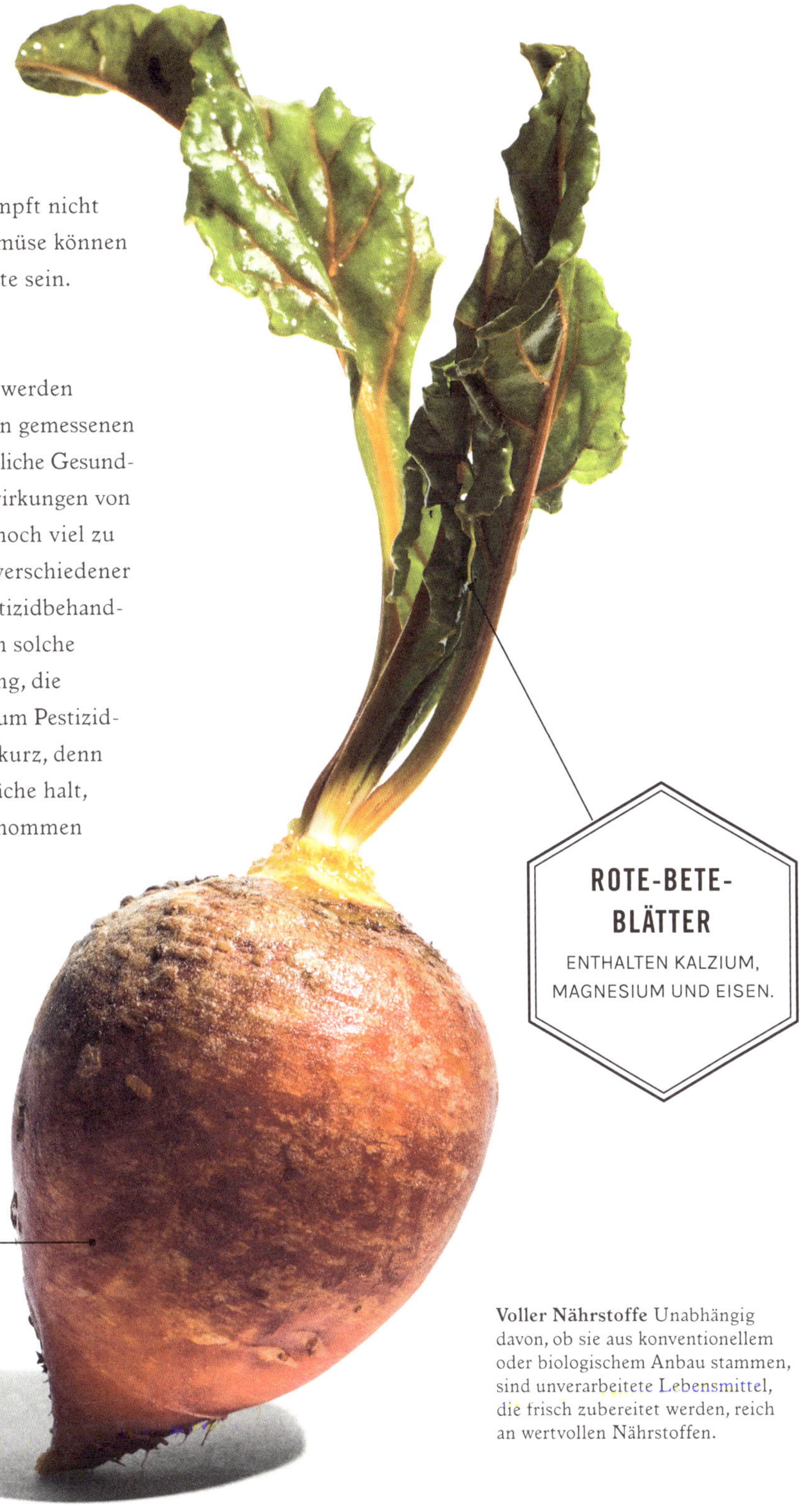
ROTE-BETE-BLÄTTER
ENTHALTEN KALZIUM, MAGNESIUM UND EISEN.
ROTE BETE
DIE WURZELN ENTHALTEN FOLAT UND KAROTINOIDE.

Voller Nährstoffe Unabhängig davon, ob sie aus konventionellem oder biologischem Anbau stammen, sind unverarbeitete Lebensmittel, die frisch zubereitet werden, reich an wertvollen Nährstoffen.

ICH TREIBE VIEL SPORT – WIE SOLLTE ICH MICH ERNÄHREN?

Wer sich ernsthaft mit Fitness beschäftigt, kann von Spitzensportlern einiges lernen. Sie ernähren sich ausgewogen, aber abgestimmt auf ihre persönlichen Trainingsziele.

Kohlenhydrate sind der Hauptbrennstoff für jede sportliche Aktivität. Sie fördern Kraft und Ausdauer, verzögern die Ermüdung der Muskeln und beschleunigen die Erholung, was zu weniger Verletzungen führt. Kohlenhydrate werden in Glukose umgewandelt. Der Überschuss wird als Glykogen in der Leber und in den Muskeln gespeichert und liefert sofort verfügbare Energie. Je länger und/oder intensiver das Training ist, desto schneller ist das Glykogen verbraucht, und die Ermüdung setzt ein. Krafttraining bei Proteinzufuhr baut Muskeln auf, aber ohne genügend Kohlenhydrate wird stattdessen Protein als Energiequelle genutzt. Ein intensives Training kann den Appetit steigern, sodass man leicht mehr isst, als der Körper wirklich braucht.

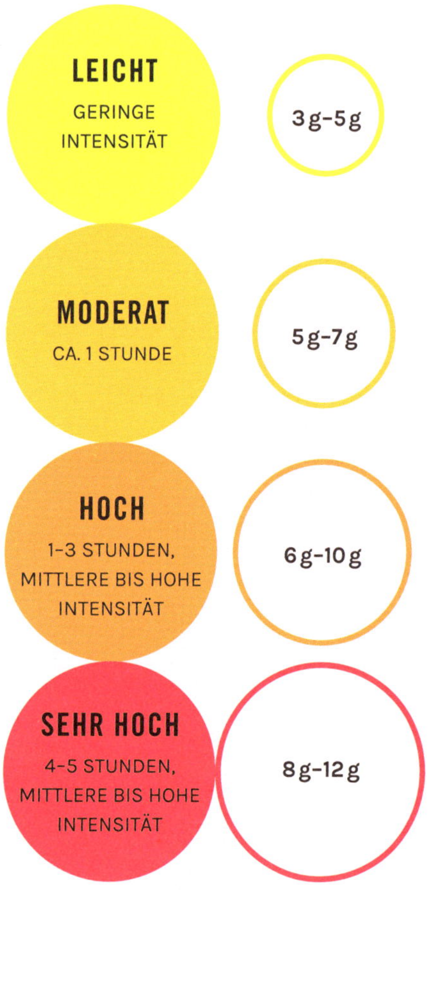

Der Tagesbedarf an Kohlenhydraten ist abhängig von der individuellen Trainingsintensität und wird in Gramm pro Kilogramm Körpergewicht angegeben.

FETT

Nahrungsfett muss in Fettsäuren umgewandelt werden, bevor die Muskeln es verwerten können. Bei Ausdauersport dient es als Reservebrennstoff, wenn das Glykogen knapp wird. Mindestens 20 Prozent der Gesamtkalorien sollten aus gesunden Fetten stammen. Weil sie langsamer verwertbar sind, sollten sie nicht unmittelbar vor dem Training verzehrt werden.

PROTEINE

Ihre Hauptaufgabe ist der Muskelaufbau. Je nach Trainingsintensität sollten täglich 1,2–2 g Proteine pro Kilogramm Körpergewicht verzehrt werden, am besten aus fettarmen Lebensmitteln wie Hühnchen (ohne Haut) und Joghurt. Proteine werden aus Lebensmitteln besser aufgenommen als aus Ergänzungspräparaten.

ENERGIEHAUSHALT

Müdigkeit, schlechter Schlaf und unregelmäßige Verdauung sind Anzeichen dafür, dass der Energiehaushalt aus dem Gleichgewicht ist.

WIE WICHTIG IST FLÜSSIGKEIT?

Genügend Flüssigkeit vor, während und nach dem Sport ist wichtig, sonst leidet die körperliche und geistige Leistungsfähigkeit.

Bekommt der Körper nicht genug Flüssigkeit, wird das Blut dicker, das Herz arbeitet weniger effizient, und der Puls steigt. Leichtes Schwitzen ist meist unproblematisch, doch Flüssigkeits- und Natriumverlust durch stärkeres Schwitzen kann Ihre Leistung um bis zu 20 Prozent verringern – Sie spüren Durst und Erschöpfung.

FLÜSSIGKEITSVERLUST AUSGLEICHEN

Eine ausreichende Flüssigkeitszufuhr zu Beginn des Trainings ist die beste Voraussetzung für eine optimale Leistung. Wenn Sie etwa zwei Stunden vor dem Training 400–600 ml trinken, hat der Körper Zeit, nicht benötigte Flüssigkeit auszuscheiden und ein vorheriges Flüssigkeitsdefizit auszugleichen.

Männer sollten täglich ca. 2 l Wasser trinken, Frauen ca. 1,6 l. Beim Sport können aber 1,5–4 l verloren gehen. Wie viel Flüssigkeit Sie verlieren, können Sie durch Wiegen vor und nach dem Sport ermitteln. Berücksichtigen Sie dabei Flüssigkeit, die Sie während des Sports getrunken haben. Der Verlust sollte 2 Prozent des Körpergewichts nicht überschreiten. Wenn Sie beispielsweise vor dem Sport 65 kg wiegen, sollten es danach nicht weniger als 63,7 kg sein.

Trinken Sie in der Stunde nach dem Sport für jedes verlorene Kilo Wasser 1,2–1,5 l Wasser (die zusätzlichen 0,2–0,5 l gleichen die erhöhte Urinausscheidung aus). Etwas Salz in Speisen oder Getränken hilft, die Flüssigkeit zu binden.

Wenn Sie allerdings zu viel trinken, kann der Natriumgehalt im Blut stark absinken. Die Symptome dieser sogenannten Hyponaträmie (Schwindel, Übelkeit, Lethargie) ähneln denen der Dehydrierung.

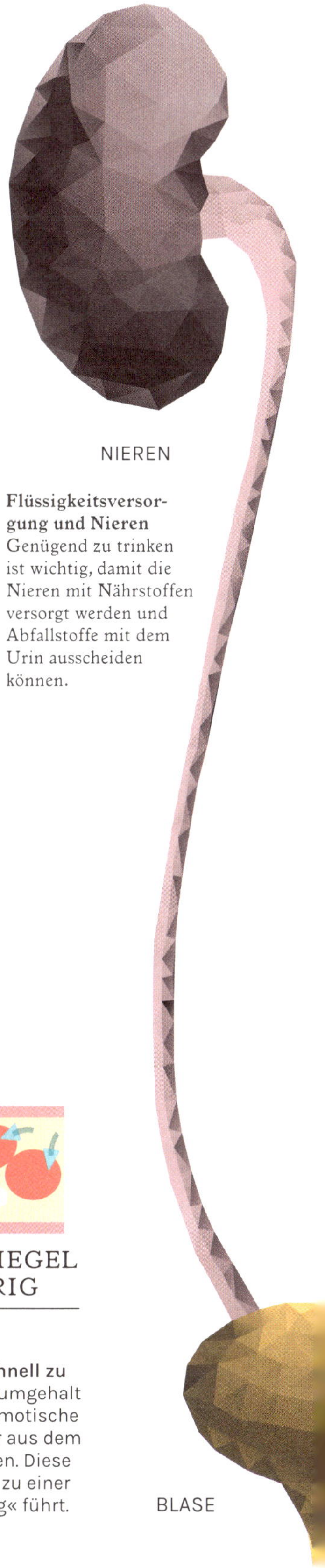

NIEREN

Flüssigkeitsversorgung und Nieren
Genügend zu trinken ist wichtig, damit die Nieren mit Nährstoffen versorgt werden und Abfallstoffe mit dem Urin ausscheiden können.

BLASE

Wasser und Blut

Das Wasser im Blut wandert zwischen Blutzellen und Blutplasma immer dahin, wo die Natriumkonzentration am höchsten ist, um den Natriumspiegel auszugleichen. Diesen Vorgang nennt man Osmose.

NORMALER NATRIUMSPIEGEL

Bei guter Flüssigkeitsversorgung ist der Natriumspiegel in Plasma und Blutzellen ausgeglichen. Das Blutvolumen und die Durchblutung des Körpers und seiner Organe sind normal.

NATRIUMSPIEGEL ZU HOCH

Bei Flüssigkeitsmangel steigt der Natriumspiegel im Plasma. Wasser wandert aus den Blutzellen ins Plasma, die Blutzellen schrumpfen. Dies führt zu starkem Durst und Erschöpfung.

NATRIUMSPIEGEL ZU NIEDRIG

Trinkt man zu schnell zu viel, sinkt der Natriumgehalt im Blut, und der osmotische Druck treibt Wasser aus dem Plasma in die Zellen. Diese schwellen an, was zu einer »Wasservergiftung« führt.

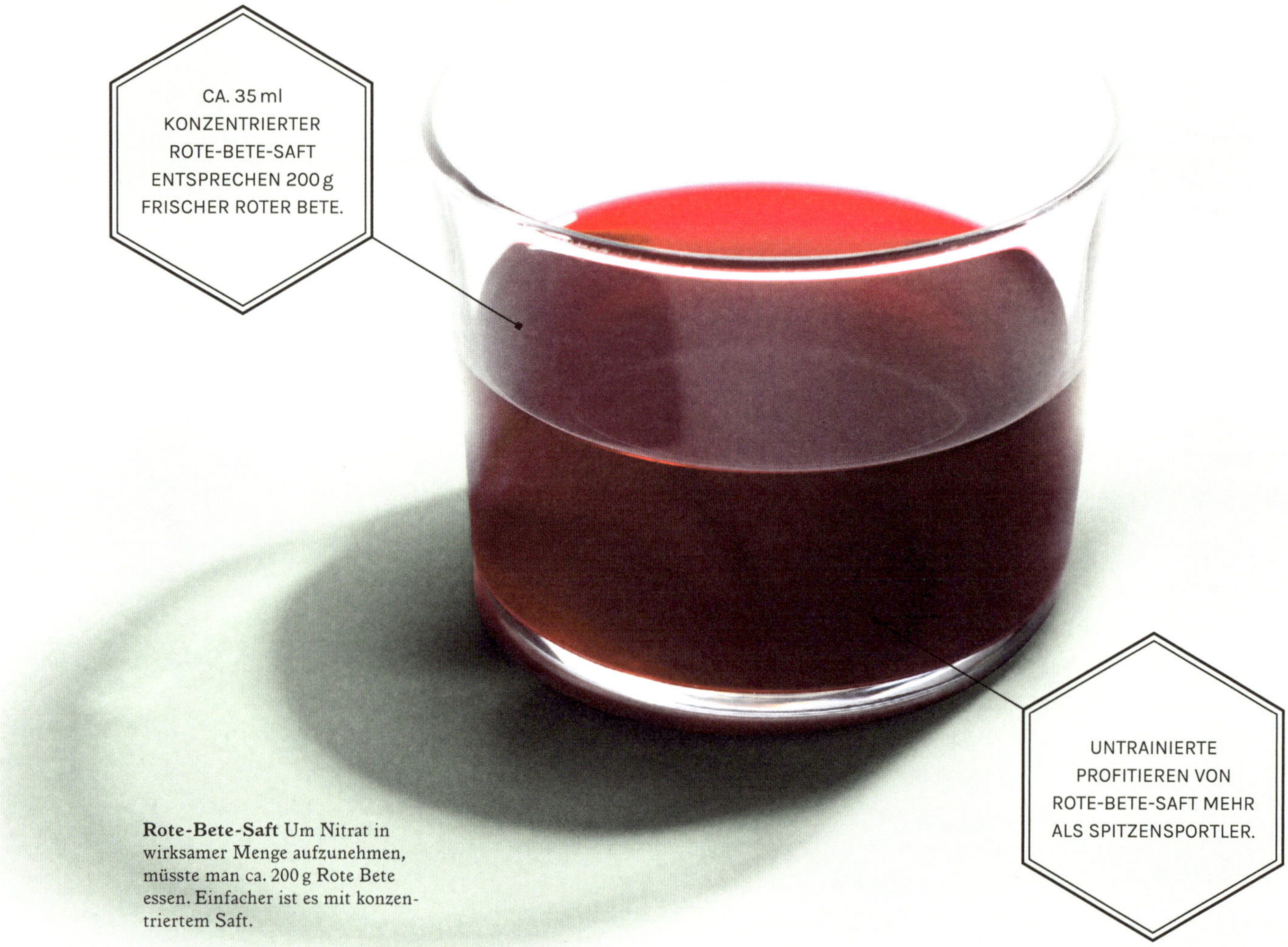
CA. 35 ml
KONZENTRIERTER
ROTE-BETE-SAFT
ENTSPRECHEN 200 g
FRISCHER ROTER BETE.
UNTRAINIERTE
PROFITIEREN VON
ROTE-BETE-SAFT MEHR
ALS SPITZENSPORTLER.

Rote-Bete-Saft Um Nitrat in wirksamer Menge aufzunehmen, müsste man ca. 200 g Rote Bete essen. Einfacher ist es mit konzentriertem Saft.

LEUCIN (BCAA) IN LEBENSMITTELN

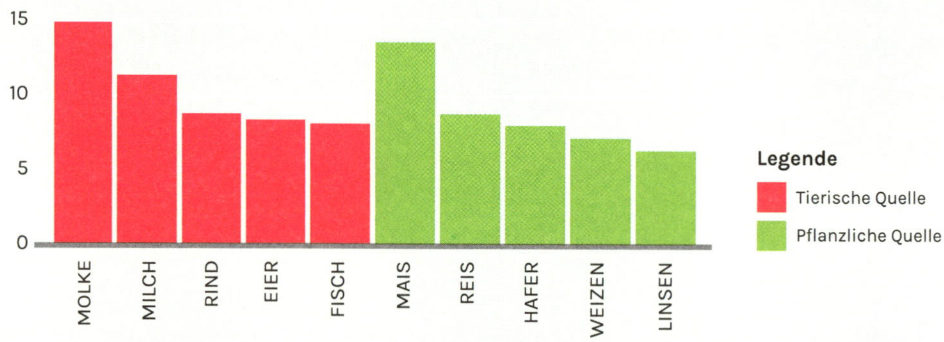

Muskelkraft
Diese Tabelle zeigt Leucin in Prozent des Gesamtproteingehalts. Möglicherweise müssen Sie insgesamt mehr Kalorien zu sich nehmen, um es aus Lebensmitteln mit niedrigerem Gehalt zu gewinnen.

BRAUCHE ICH SPEZIELLE SPORTLERNAHRUNG?

Wer regelmäßig lange Strecken läuft oder Rad fährt, im Fitnessstudio Muskeln aufbaut oder anderweitig hart trainiert, kann zusätzlich zur ausgewogenen Ernährung Nährstofflücken durch Ergänzungspräparate schließen.

Für die meisten Freizeitsportler sind Nahrungsergänzungsmittel nicht notwendig. Sie können nur dann sinnvoll sein, wenn Sie eine kalorienarme Diät einhalten oder Ihren Nährstoffbedarf nicht decken können. Bei intensiverer sportlicher Betätigung steigt der Bedarf des Körpers an bestimmten Nährstoffen. Dennoch sollten Experten zufolge selbst Spitzensportler ihren Bedarf größtenteils durch eine ausgewogene Ernährung decken können. Nahrungsergänzungsmittel können helfen, die Leistung zu steigern, ein Übermaß kann aber zu Magenschmerzen, Übelkeit und Verstopfung führen.

ROTE-BETE-SAFT

Rote Bete erhöht den Nitratgehalt im Blut. Dadurch weiten sich die Blutgefäße, der Blutdruck wird reguliert, die Muskeln erhalten mehr Nährstoffe und Sauerstoff. So können Sie ein höheres Leistungsniveau länger halten. Der Saft sollte 2–3 Stunden vor dem Training getrunken werden. Nitrat ist auch in Spinat, Rucola, Brokkoli und Kohl enthalten.

VERZWEIGTKETTIGE AMINOSÄUREN

Diese Aminosäuren, BCAA genannt (von *branched-chain amino acids*) sind in Proteinen enthalten: Leucin und Isoleucin unterstützen Muskelregeneration und -wachstum sowie die Aufnahme von Glukose in die Zellen, sodass Körper und Gehirn genügend Nahrung bekommen. Aktive Menschen benötigen täglich 1,2–2 g Proteine pro Kilogramm Körpergewicht. BCAA finden sich in zahlreichen Nahrungsquellen wie Fleisch und Eiern, aber auch in pflanzlichen Lebensmitteln (siehe S. 128–129). Der Körper kann 1–3 g Leucin oder etwa 20–40 g Proteine pro Mahlzeit für den Muskelaufbau verwenden (entspricht 0,25–0,4 g Proteine pro Kilogramm Körpergewicht, je nach Aktivitätsniveau). Nahrungsergänzungsmittel können zwar das Muskelwachstum im Laufe der Zeit unterstützen, aber es ist billiger, mehr Proteine zu essen.

PROTEINPULVER

Nur Personen mit hohem Energiebedarf benötigen zusätzliche Proteine. Molkenprotein wird aus Kuhmilch gewonnen und ist nachweislich die beste Form von Proteinen für die Einnahme nach dem Training, da es vom Körper schneller aufgenommen wird als andere Proteine wie Kasein oder solche aus Soja. Proteinprodukte auf pflanzlicher Basis werden aus Soja, Erbsen und Reis hergestellt. Proteinpulver ist zwar auch eine gute Leucinquelle, aber im Vergleich zu einer normalen, ausgewogenen Ernährung konnte kein stärkeres Muskelwachstum durch die Einnahme nachgewiesen werden.

KREATIN

Kreatin kommt in den Muskelzellen vor. Vor allem bei Sportarten mit abrupten, starken Bewegungen haben sich Ergänzungspräparate als wirksam erwiesen. Rotes Fleisch, Fisch und Geflügel enthalten nur geringe Mengen an Kreatin, darum kann die Einnahme von Nahrungsergänzungsmitteln eine Option zur Leistungssteigerung darstellen. Das gilt auch für Vegetarier und Veganer. Von den vielen verfügbaren Typen scheint Kreatinmonohydrat besonders wirksam zu sein.

WANN SOLLTE ICH VOR DEM SPORT ESSEN?

Vor einer langen Fahrt tankt man das Auto. Ebenso wichtig ist es, vor dem Sport den Körper mit genug Treibstoff zu versorgen.

Zu Beginn Ihres Trainings sollte genug Glykogen aus Kohlenhydraten verfügbar sein, um die Leistung während des gesamten Trainings aufrechtzuerhalten. Wenn Sie morgens nüchtern trainieren, ist das Glykogen in der Leber über Nacht aufgebraucht worden – auch wenn ein Teil davon noch in den Muskeln ist, falls Ihre Ernährung grundsätzlich genügend Kohlenhydrate enthält (S. 78–79). Mit vollem Magen zu trainieren kann unangenehm sein, da das Blut vom Verdauungssystem weggeleitet wird.

VOR DEM TRAINING

Allgemein wird empfohlen, 2–4 Stunden vor dem Sport zu essen. Ideal sind Kohlenhydrate mit etwas Protein und wenig Fett, zum Beispiel Lachs mit weißem Reis und Ofengemüse mit Olivenöl. Wenn Sie morgens trainieren und davor keine Zeit oder keinen Appetit haben, versuchen Sie es mit einer kohlenhydratreicheren Mahlzeit am Vorabend. Alternativ könnten Sie 1–2 Stunden vor dem Sport einen Snack zu sich nehmen, dessen Energie schnell aufgenommen wird (z.B. weißes Toastbrot mit Honig oder Obstsalat). Kurz vor dem Sport wählen Sie am besten Flüssigkeiten wie Smoothies oder Sportgetränke. Experimentieren Sie, um den optimalen Zeitpunkt für Ihre Sportart und Ihre Verdauung zu finden.

WÄHREND DES TRAININGS

Für Einheiten von 45–75 Minuten genügt Wasser. Bei Trainings bis zu 2 Stunden sollten Sie um die Halbzeit 30 g Kohlenhydrate zu sich nehmen, bei längeren Einheiten 60 g. Gels und Sportdrinks halten den Blutzuckerspiegel stabil, können aber bei Ausdauertraining Magenbeschwerden verursachen.

30 g KOHLENHYDRATE =

1 GROSSE BANANE

1 MÜSLIRIEGEL

1 BEUTEL ENERGIE-GEL

500 ML ISOTONISCHER SPORTLERDRINK

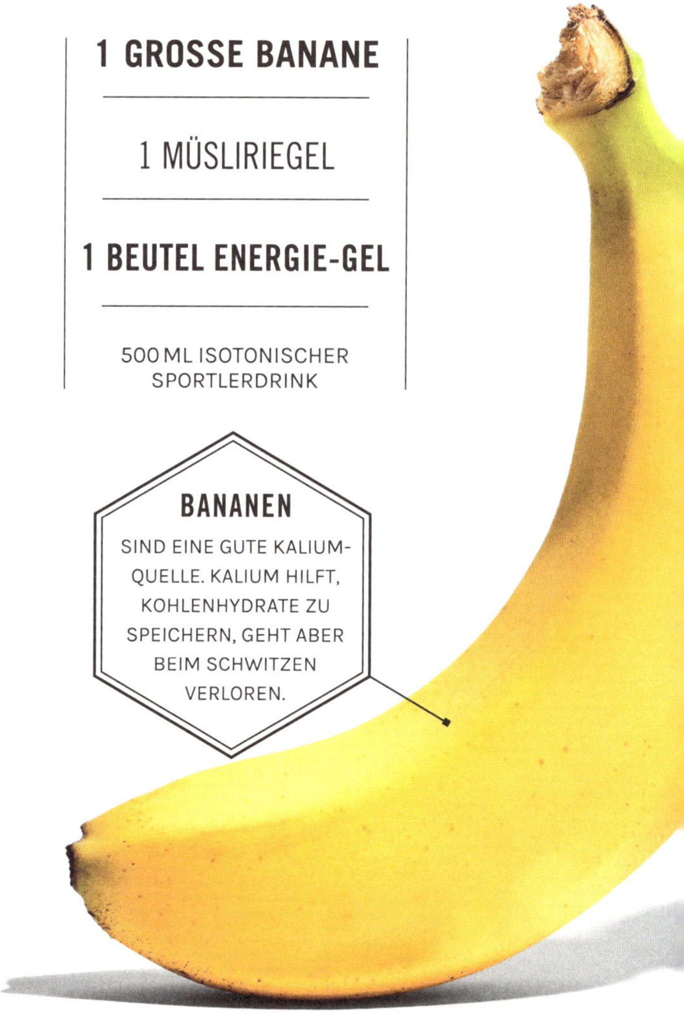

BANANEN

SIND EINE GUTE KALIUMQUELLE. KALIUM HILFT, KOHLENHYDRATE ZU SPEICHERN, GEHT ABER BEIM SCHWITZEN VERLOREN.

SOLLTE MAN GLEICH NACH DEM SPORT ESSEN?

Je öfter und intensiver Sie trainieren, umso wichtiger ist es, danach die Speicher von Nährstoffen und Flüssigkeit wieder aufzufüllen, um Muskelschmerzen, Erschöpfung und Leistungsabfall zu vermeiden.

NACH DEM SPORT

EIN SMOOTHIE MIT OBST, HAFER, JOGHURT UND MILCH LIEFERT KOHLENHYDRATE UND PROTEINE.

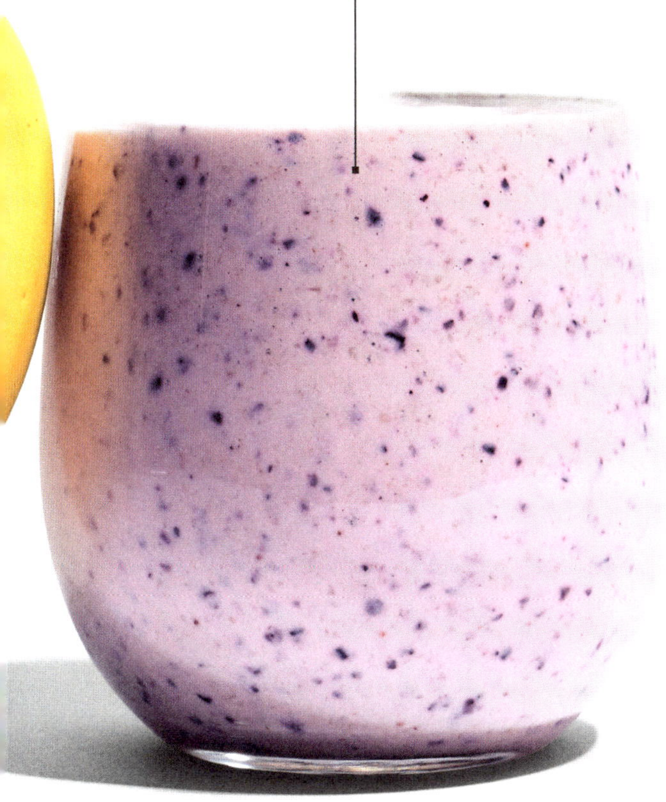

Freizeitsportler sollten innerhalb von 1–2 Stunden nach dem Training etwas essen und trinken. Die Membranen der Muskelzellen sind in dieser Zeit besonders durchlässig, sodass sie mehr Glukose aufnehmen können. Dadurch werden die Glykogenspeicher um etwa 50 Prozent schneller wieder aufgefüllt.

KOHLENHYDRAT-PROTEIN-BALANCE

Ihre Nahrung nach dem Sport sollte hochwertige Kohlenhydrate zur Auffüllung der Glykogenspeicher sowie Flüssigkeit und Elektrolyte zur effektiven Rehydrierung enthalten. Die Kombination aus Kohlenhydraten mit einer kleinen Menge Proteinen fördert nach dem Sport die Glykogenwiederherstellung effektiver als Kohlenhydrate allein. Diese Kriterien erfüllen zum Beispiel Smoothies und Fruchtjoghurts. Stimmen Sie den Fett- und Zuckergehalt auf Ihre individuelle Körperzusammensetzung und Ihren Energiebedarf ab.

Wer hauptsächlich Krafttraining oder HIT-Training betreibt, könnte die Mahlzeit nach dem Sport durch 15–25 g Proteine anreichern (z.B. 150 g Edamame), um Muskelkater vorzubeugen und die Muskelreparatur zu fördern.

Richten Sie sich ansonsten nach Ihren Essensvorlieben, Ihrem Appetit und dem, was Ihnen nach dem Training gut im Magen liegt. Essen Sie, wenn Sie sich hungrig fühlen. Priorität hat die tägliche Gesamtenergie- und Makronährstoffzufuhr. Wenn Sie über einen Zeitraum von 24 Stunden genügend Kalorien, Kohlenhydrate und Proteine zu sich nehmen, sollten sich Ihre Muskeln bis zum nächsten Training ausreichend erholen (siehe S. 78–79).

NEHME ICH SCHNELLER AB, WENN ICH SPORT TREIBE?

Viele Menschen möchten schnell abnehmen, dabei ist der Gewichtsverlust dann meist nicht von Dauer. Wenn Sie schon Kalorien zählen – ist Bewegung der fehlende Baustein, um Ihr Gewicht erfolgreich und langfristig in den Griff zu bekommen?

Bewegung verbrennt Kalorien. Wenn wir mehr Kalorien verbrennen, als wir zu uns nehmen, entsteht ein Energiedefizit, das zur Gewichtsabnahme führt. Doch Sport ist kein Garant für den Abbau von Körperfett. Viele Menschen haben unrealistische Erwartungen und schätzen den Energieverbrauch durch Sport um das 2- bis 3-Fache zu hoch ein.

BEWEGUNG UND STOFFWECHSEL

Wie der Körper auf Sport reagiert, kann sehr unterschiedlich sein, weil die Auswirkungen auf den Appetit durch Hormone, Körperfett und Stoffwechsel beeinflusst werden. Der größte Teil der Energie, die wir aufnehmen, wird für die lebensnotwendigen Funktionen des Körpers benötigt – das ist der Grundumsatz. Bewegung und Sport verbrauchen 10 bis 30 Prozent, haben also nur begrenzte Auswirkung.

Wenn Sie schnell an Gewicht verlieren, wird Muskulatur abgebaut, und der Stoffwechsel verlangsamt sich (siehe S. 92–93). Dem kann man mit Krafttraining in gewissem Maß entgegensteuern, weil Muskeln mehr Energie verbrauchen, darf dann aber keine zusätzlichen Kalorien zu sich nehmen. Für Appetit und Aktivitätsniveau spielen auch Schlafqualität und Stress eine Rolle.

GENÜGT SPORT ALLEIN?

Ausdauertraining fördert zwar die Fettverbrennung, aber die Ernährung hat Studien zufolge mehr Einfluss auf das Gewicht. Langfristig verspricht eine Kombination aus Ernährung und Sport die besten Ergebnisse. Erwiesen ist allerdings, dass regelmäßige Bewegung hilft, nach dem Abnehmen das Gewicht zu halten.

Kein Zweifel besteht am gesundheitlichen Nutzen regelmäßiger Bewegung: Das Risiko für Herzkrankheiten, Schlaganfall, Darmkrebs und Depressionen sinkt, die Lebenserwartung steigt.

Laut einer Studie spricht man von erfolgreicher Gewichtsabnahme, wenn eine Person mindestens

Energie-Gleichgewicht
Damit man abnimmt, muss die Energiebilanz negativ sein, d.h. es müssen weniger Kalorien aufgenommen werden, als durch Grundumsatz, Sport, Alltagsbewegung (NEAT) und Energieaufwand für die Verdauung (*thermic effect of food,* TEF) verbraucht werden.

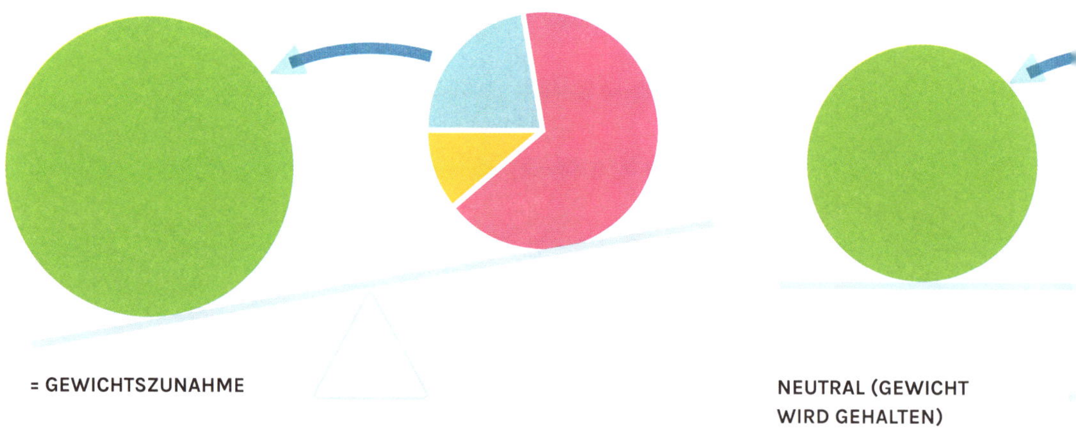

Den Kalorienbedarf berechnen

Um eine ungefähre Vorstellung vom täglichen Energiebedarf Ihres Körpers zu erhalten, berechnen Sie zunächst Ihren Grundumsatz und multiplizieren ihn dann mit dem entsprechenden Aktivitätsfaktor.

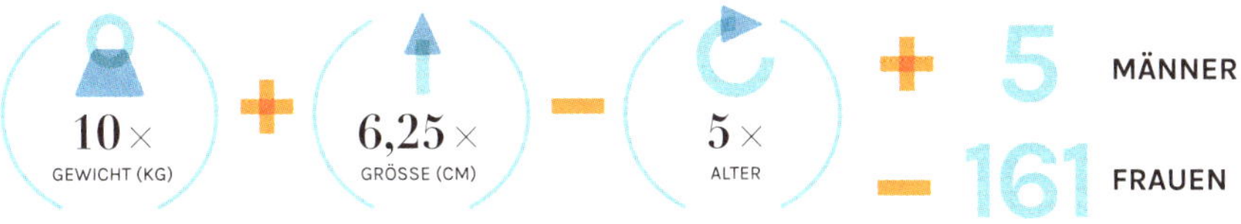
10 ×
GEWICHT (KG)
+
6,25 ×
GRÖSSE (CM)
–
5 ×
ALTER
+ 5 MÄNNER
– 161 FRAUEN

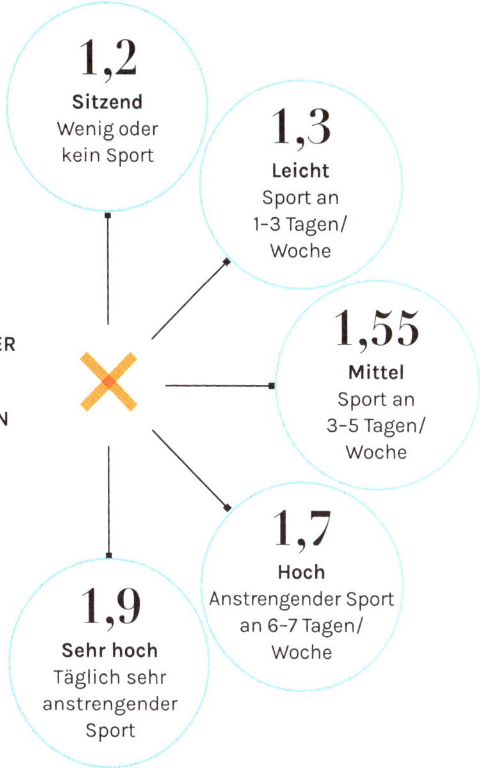

Beispiel: Frau, 60 kg, 175 cm, 40 Jahre, mittlere Aktivität:
(10 × 60) + (6,25 × 175) – (5 × 40) – 161 = 1333 kcal
1333 kcal × 1,55 = **2066 Kalorien**

* Grundlage: Harris-Benedict-Gleichung

10 Prozent des ursprünglichen Körpergewichts verloren und ihr neues Gewicht ein Jahr gehalten hat.

Der beste Weg zum Abnehmen ist also, Häufigkeit und Intensität der körperlichen Betätigung langsam zu steigern, sie in den Alltag zu integrieren und dem Körper Zeit zur Gewöhnung zu geben.

AKTIV LEBEN

Als NEAT *(non-exercise activity thermogenesis)* bezeichnet man die Energie, die durch Alltagsaktivitäten verbraucht wird, also wenn man weder schläft, noch isst oder Sport treibt. Dieser Wert lässt sich durch kleine Änderungen in den Gewohnheiten steigern, etwa indem Sie beim Telefonieren aufstehen oder Treppen steigen. Einige Forscher schätzen sogar, dass man durch energieintensive Alltagstätigkeiten wie Fensterputzen bis zu 2000 kcal pro Tag zusätzlich verbrennen kann. Andererseits kann Erschöpfung durch Sport auch bewirken, dass die NEAT abnimmt.

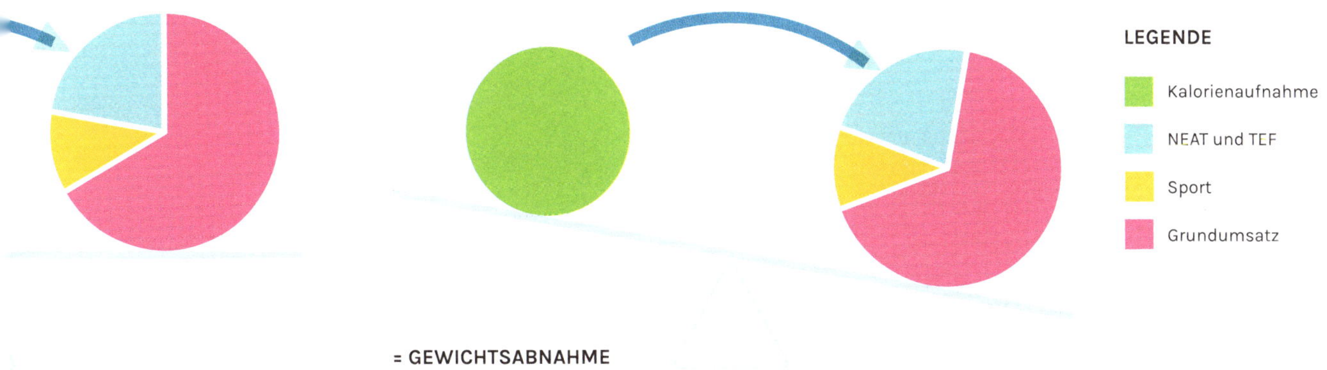

WELCHER SPORT FÖRDERT DIE FETTVERBRENNUNG?

Körperfett befindet sich in den Muskeln, um die Organe und unter der Haut. Man kann es nicht gezielt in bestimmten Bereichen abbauen. Allerdings sollen einige Sportarten die Fettverbrennung besser ankurbeln als andere. Stimmt das?

Beim Training mit niedriger Intensität, wie beim Walken oder langsamen Joggen, verbrennt der Körper hauptsächlich Fett. Im Fitnessstudio wird die »Fettverbrennungszone« an Geräten wie Steppern meist durch die Pulsfrequenz angezeigt. In dieser Zone sind Puls und Intensität relativ niedrig. Der Körper bezieht Energie aus seinen Fettreserven und nicht aus den durch Kohlenhydrate gefüllten Glykogenspeichern in Muskeln und Leber oder der Glukose im Blut. Man verbrennt aber insgesamt mehr Kalorien (und nimmt mehr ab), wenn man so lange und so oft wie gesundheitlich vertretbar bei höherer Intensität trainiert (und sich dabei so ernährt, dass ein Energiedefizit entsteht; siehe S. 84–85).

NÜCHTERN TRAINIEREN

Ausdauertraining wie Radfahren, Walken, Joggen oder Aerobic treiben den Puls in die Höhe. Trainiert man nüchtern, steigt die Fettverbrennung, weil die Glykogenspeicher leer sind. Der Körper muss also Energie aus Fett gewinnen. Das kann aber zu verstärktem Appetit führen.

INTERVALLTRAINING

Es heißt, dass ein Wechsel aus mäßigem und intensivem Training, z.B. Joggen mit Zwischensprints, die Fettverbrennung stärker ankurbelt als ein gleichmäßiges Training, etwa Joggen bei mäßigem Tempo. Eine Analyse von 31 Studien ergab jedoch 2017, dass

Die Pulsfrequenz

Um Ihre Pulsfrequenz (BPM, *beats per minute*) zu ermitteln, legen Sie Zeige- und Mittelfinger 30 Sekunden lang auf die Pulsader und multiplizieren die gezählten Schläge mit 2.

RUHEPULS	MAXIMALE PULSFREQUENZ	MODERATES TRAINING	INTENSIVES TRAINING
ERWACHSENE = 60–100 BPM	220 MINUS ALTER = MAXIMALE BPM	65 %–75 % DER MAXIMALEN PULSFREQUENZ	76 %–93 % DER MAXIMALEN PULSFREQUENZ
	BEISPIEL: 40 Jahre = 180 BPM	BEISPIEL = 117–135 BPM	BEISPIEL = 137–167 BPM

beim intensiven Intervalltraining ähnlich viel Körperfett abgebaut wird wie bei gleichmäßig-moderatem Training, und dass längeres mäßiges Training vorteilhafter ist als kürzere Einheiten Intervalltraining.

Insgesamt deuten die Ergebnisse darauf hin, dass Intervalltraining günstiger für die Gesamtfitness sowie die Atmungs- und Herz-Kreislauf-Gesundheit ist als für die Fettverbrennung – es sei denn, man kann ausreichend lange Einheiten durchhalten.

WECHSELNDE INTENSITÄT

Sinnvoll ist, verschiedene Intensitäten abzuwechseln, um das Training interessant zu gestalten und Verletzungen zu vermeiden. Kraft- und Widerstandstraining dienen vor allem dem Muskelaufbau, aber eine größere Muskelmasse bewirkt eine bessere Fettverbrennung auch in den Zeiten, zu denen Sie nicht trainieren (siehe S. 84–85).

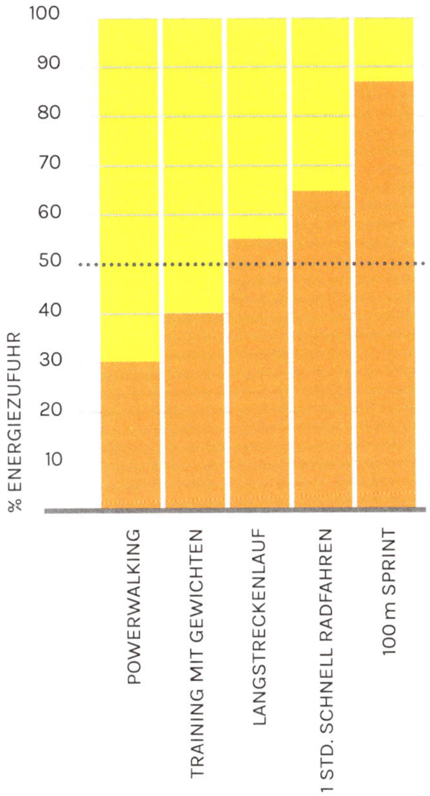

Fett oder Glykogen?
Auf welche Speicher der Körper zurückgreift, hängt von der Trainingsintensität und der individuellen Fitness ab. Bei einigen Sportarten wird mehr Fett verbrannt, bei anderen mehr Glykogen.

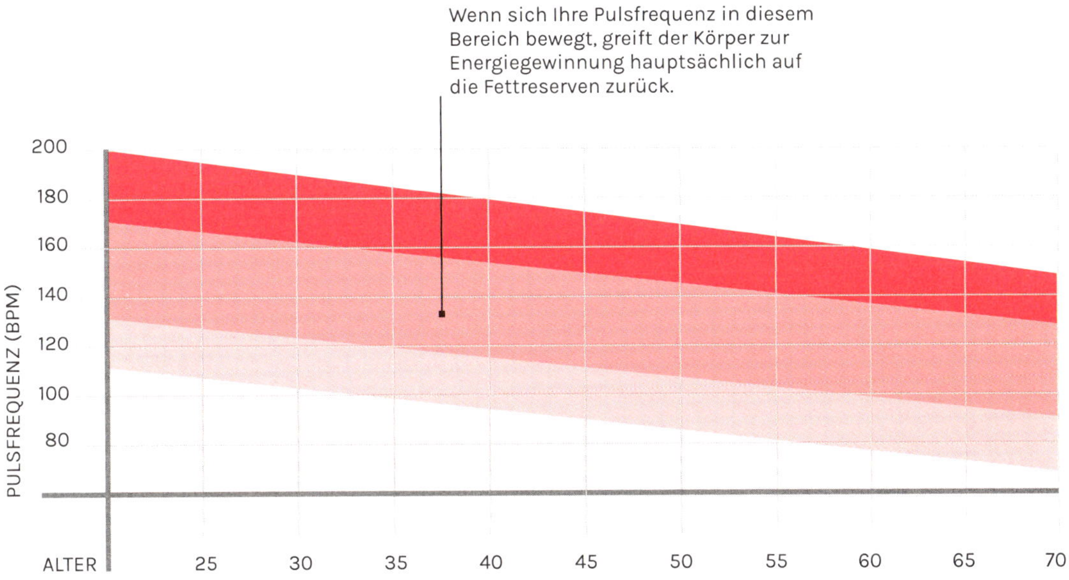

Die ideale Intensität
Bei einer Pulsfrequenz von 65–85 % der Maximalfrequenz funktioniert die Fettverbrennung am besten.

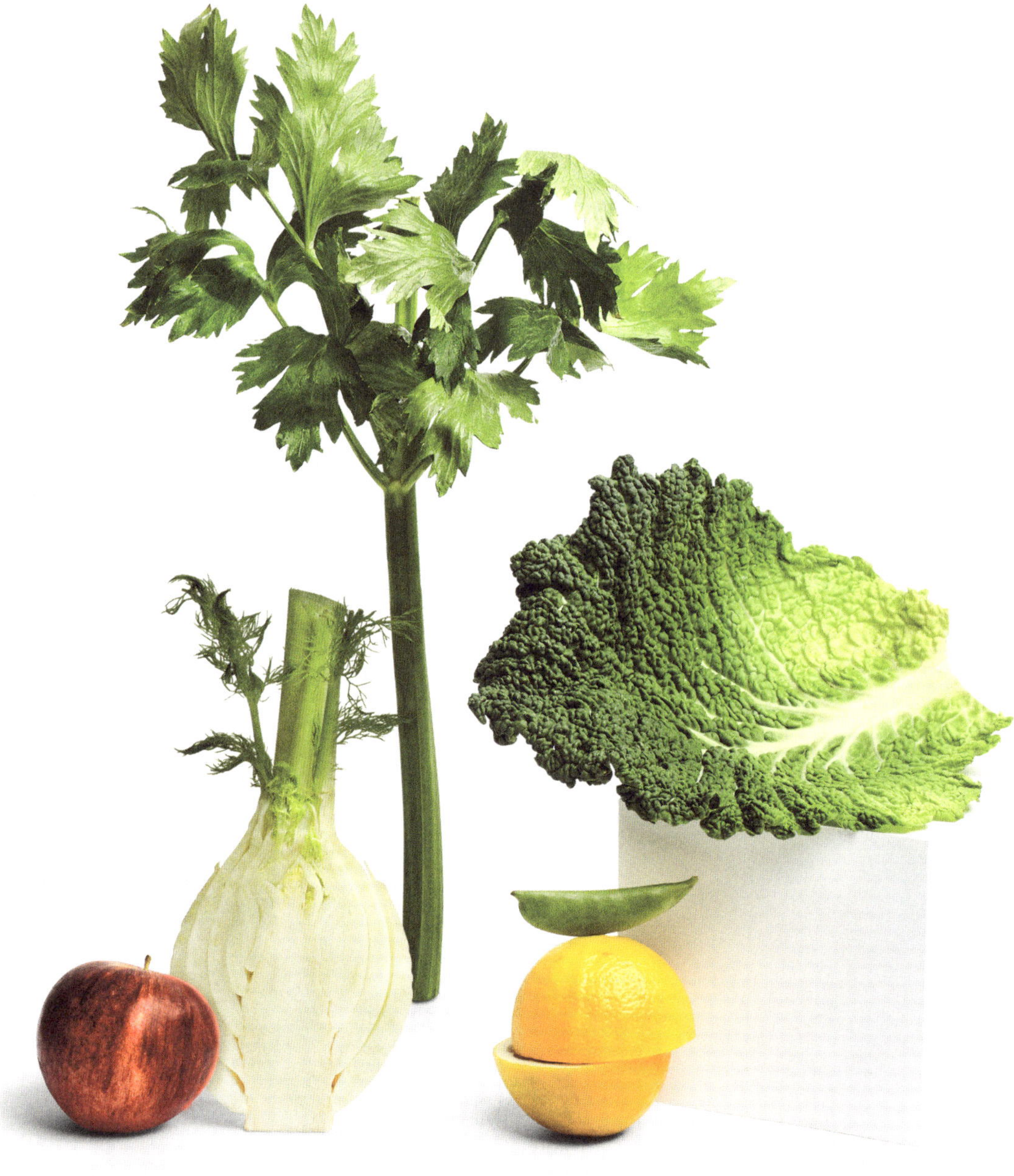

BRAUCHE ICH EINE DIÄT?

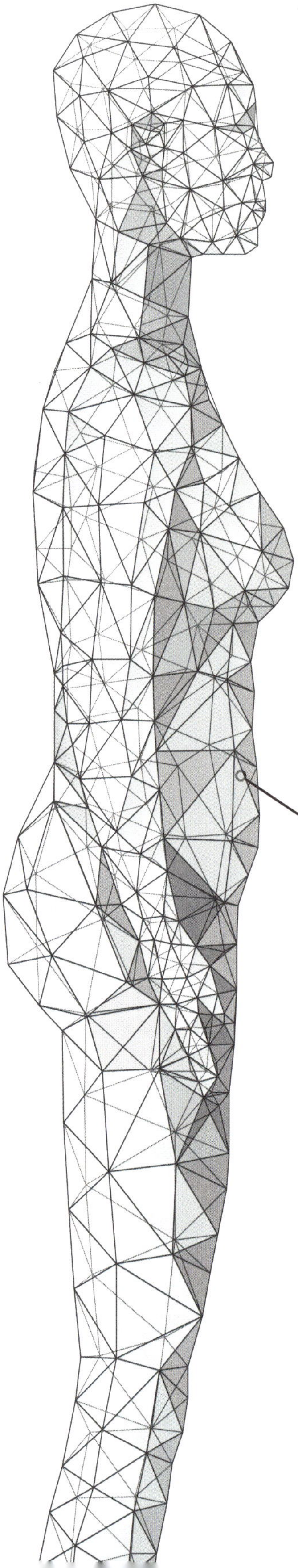

IST ES GUT, SCHLANK ZU SEIN?

»Schlank« ist nur eins von verschiedenen kulturellen Konstrukten zum Aussehen unseres Körpers. Aber Schönheitsideale und ein gesundes Gewicht sind nicht unbedingt dasselbe.

Die Figur ist nicht immer ein verlässliches Anzeichen für Gesundheit: Jemand, der sich ungesund ernährt und wenig Sport treibt, kann aus genetischen Gründen weniger Körperfett haben als jemand, der gesund lebt und trotzdem fülliger ist. Forscher haben allerdings bestimmte DNS-Varianten entdeckt, die häufig bei übergewichtigen Menschen auftreten: So haben manche Menschen genetisch bedingt ein höheres Risiko, Übergewicht zu entwickeln, als andere.

Das Risiko für bestimmte Krankheitsbilder ist grundsätzlich geringer, wenn man im Verhältnis zu seiner Größe und Statur nicht zu viel Fett mit sich herumträgt. So ist die Wahrscheinlichkeit, an Typ-2-Diabetes zu erkranken, bei Übergewichtigen dreimal so hoch (bei Adipösen sogar siebenmal so hoch) wie bei Normalgewichtigen. Menschen, die im mittleren Alter übergewichtig sind, haben ein um 35 Prozent höheres Risiko, an Alzheimer zu erkranken. Fettleibigkeit erhöht das Risiko für schlechten Schlaf, Gelenk- und Knochenprobleme, chronische Krankheiten wie Krebs und koronare Herzkrankheiten sowie psychische Störungen. Bei Menschen mit gesundem Gewicht ist es auch um die Fruchtbarkeit besser bestellt (siehe S. 182).

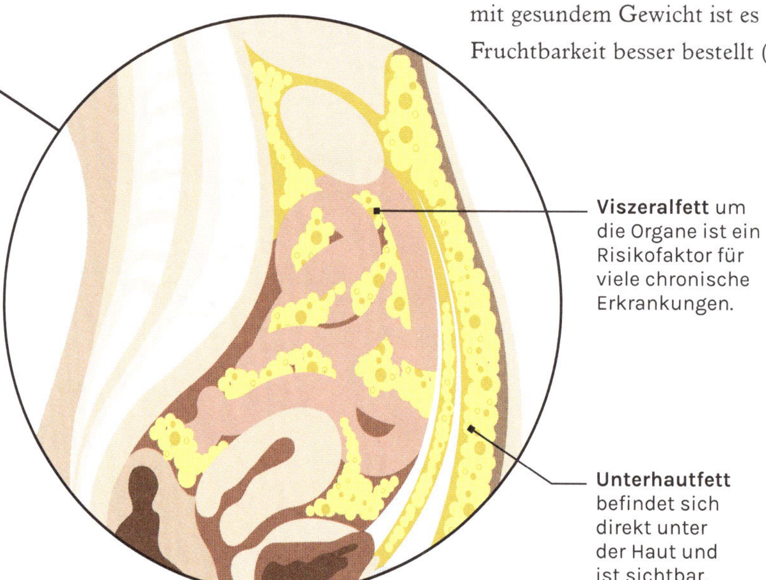

Äußerlich schlank Bauchfett kann sich auch bei Menschen, die scheinbar ein gesundes Gewicht haben, aufgrund von erblicher Veranlagung, Lebensstil und Ernährung entwickeln.

Der BMI

Der BMI drückt das Gewicht im Verhältnis zur Körpergröße aus. Allerdings sagt er nicht zwangsläufig etwas über die Fitness aus, da nicht zwischen Muskelmasse und Fett unterschieden wird. Gerade sehr fitte Menschen wie Profisportler können mitunter einen sehr hohen BMI haben. Um den BMI zu berechnen, teilen Sie Ihr Gewicht in Kilogramm durch Ihre Körpergröße im Quadrat.
Beispiel: 60 kg / (1,69 m × 1,69 m) = 21.

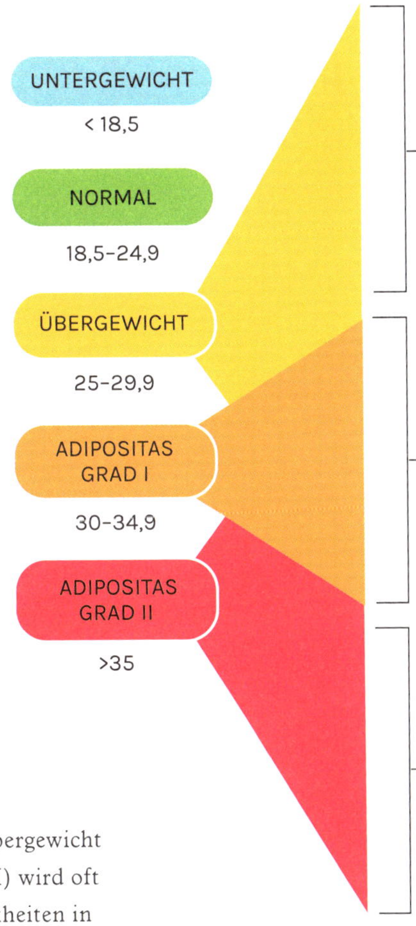

SCHWERGEWICHTS-BOXER

GRÖSSE **185 CM**
GEWICHT **96 KG**
BMI = **28**
Um in der höchsten Gewichtsklasse beim professionellen Boxen antreten zu dürfen, müssen Männer über 90 kg, Frauen über 79 kg wiegen.

GEWICHTHEBER (HÖCHSTE GEWICHTSKLASSE)

GRÖSSE **182 CM**
GEWICHT **110 KG**
BMI = **32**
Die oberste Gewichtsklasse im Profibereich beginnt bei Männern bei über 109 kg, bei Frauen bei über 87 kg.

SUMO-RINGER

GRÖSSE **180 CM**
GEWICHT **160 KG**
BMI = **49**
Im traditonellen japanischen Sumoringen gibt es keine Gewichtsklassen. 2020 lag das Durchschnittsgewicht der Ringer in Japans höchster Sumo-Liga bei 160 kg.

»GESUNDES« GEWICHT

Es gibt verschiedene Systeme, das Körpergewicht einzustufen. Der *Body Mass Index* (BMI) wird oft verwendet und zu verschiedenen Krankheiten in Relation gesetzt. Er sagt aber nichts über die Menge an Fett oder Muskeln im Körper oder das Gewicht der Knochen aus. Auch kulturelle Faktoren, Alter und Geschlecht (Frauen haben häufig mehr Fettgewebe) berücksichtigt er nicht. Der Taillenumfang ist ein weiteres häufig verwendetes Maß, da überschüssiges Bauchfett das Risiko für die Entwicklung von Krankheiten erhöht. Laut Adipositas-Leitlinie ist bei Männern ein Taillenumfang ab 94 cm und bei Frauen ab 80 cm mit einem erhöhten Gesundheitsrisiko verbunden. Beide Werte können zwar zur Ermittlung eines potenziellen Risikos dienen, sind aber als Diagnoseinstrumente nicht geeignet.

Zur Bestimmung von Gesundheitsrisiken wird heute auch das Taille-Hüft-Verhältnis betrachtet: Dafür wird der Umfang der Taille durch den der Hüfte dividiert. Bei Männern sollte das Ergebnis kleiner als 1,0 sein, bei Frauen kleiner als 0,85. Genaue Analysen zum Verhältnis von fetter zu fettfreier Masse im Körper liefert im Labor die bioelektrische Impendanzanalyse.

Statt das Gewicht oder Messgrößen wie den BMI zur Definition des Wohlbefindens heranzuziehen, konzentriert sich ein alternativer Ansatz (»Gesundheit bei jeder Größe«) auf dauerhaft gesundheitsförderndes Verhalten unabhängig von der Körperfülle. Befürworter argumentieren, dass ein gewichtsneutraler Ansatz gesünder ist, weil er schädliche Auswirkungen wiederholter Diäten vermeidet. Letztlich geht es bei allen Themen rund um Ernährung und Gesundheit auch um sozioökonomische Aspekte, die Verständnis und Einfühlungsvermögen erfordern.

WARUM STAGNIERT DIE GEWICHTSABNAHME?

Bei manchen Menschen, die abnehmen wollen, scheint der Körper das Fett geradezu festzuhalten, sodass sie ihr Zielgewicht nicht erreichen oder zumindest nicht langfristig halten können. Die Gründe dafür sind noch nicht bekannt.

Bei vielen Menschen funktioniert das Abnehmen zunächst, aber dann kommt ein Stillstand. Andere erreichen ihr Zielgewicht, nehmen danach aber schnell wieder zu. Die Auswertung von 29 Langzeitstudien hat ergeben, dass mehr als die Hälfte des abgenommenen Gewichts binnen zwei Jahren wieder zugenommen wurde, binnen fünf Jahren waren es sogar 80 Prozent.

DIE SET-POINT-THEORIE

Dieser Theorie zufolge ist der Körper genetisch auf eine bestimmte, relativ kleine Gewichtsspanne programmiert, die er unter allen Umständen zu halten versucht. Wenn das Gehirn feststellt, dass das Körperfett unter einen bestimmten Wert gesunken ist, verändert es daher die Ausschüttung von Hormonen, um Energie langsamer zu verbrennen und die Kalorienzufuhr zu erhöhen. Dies betrifft unter anderem die Hormone Leptin (in den Fettzellen, hemmt den Appetit) und Ghrelin (regt den Appetit an). Wenn wir nach dem Abnehmen wieder zunehmen, wird die Spanne höher angesetzt, um die Fettspeicher zu schützen. Wissenschaftler gehen davon aus, dass diese Kompensationsmechanismen bis zu einem Jahr lang wirken können. Einige Forschungsergebnisse deuten auch darauf hin, dass wiederholte Diäten zu einer Resistenz gegen wichtige Hormone führen, wodurch es noch schwieriger wird, Gewicht zu verlieren.

Diese Theorie wird durch umfangreiche Beobachtungsstudien gestützt. Sie erklärt aber nicht, warum Körpergewicht und Adipositas in der westlichen Bevölkerung seit den 1980er-Jahren relativ schnell angestiegen sind, und ebenso wenig, warum der Grad des Übergewichts je nach sozioökonomischem Status variiert.

DIE SETTLING-POINT-THEORIE

Diese neuere Theorie besagt, dass sich das Körpergewicht allmählich auf einem Niveau einpendelt, das unsere genetische Veranlagung, aber auch alle bedeutenden Veränderungen in unserer Ernährung, unserer Aktivität, unserer Umwelt, unserem Lebensstil und unserem Stressniveau widerspiegelt.

Für beide Theorien gibt es jeweils Forschungsergebnisse, die sie stützen. Zusammengenommen legen sie nahe, dass wir eine vorgegebene Gewichtsspanne haben, die jedoch durch bestimmte Faktoren beeinflusst und verändert werden kann.

LANGSAM, ABER SICHER

Nach derzeitigem Kenntnisstand ist es effektiver, langsam und schrittweise abzunehmen. Wenn Sie ein oder zwei Pfund pro Woche verlieren, kann sich Ihr Körper allmählich anpassen, und die Umsetzung ist realistisch. Statt täglich Stunden im Fitnessstudio zuzubringen, um Kalorien zu verbrennen, könnten Sie beispielsweise mehr Gemüse auf Ihren Speiseplan setzen und Ihren Arbeitsweg zu Fuß zurücklegen. Studien zeigen, dass sich eine erhöhte körperliche Aktivität positiv auf die Zusammensetzung Ihres Körpers auswirkt, aber die Gewichtsabnahme ist individuell, und Ihr Körper kann anders reagieren als der eines anderen Menschen.

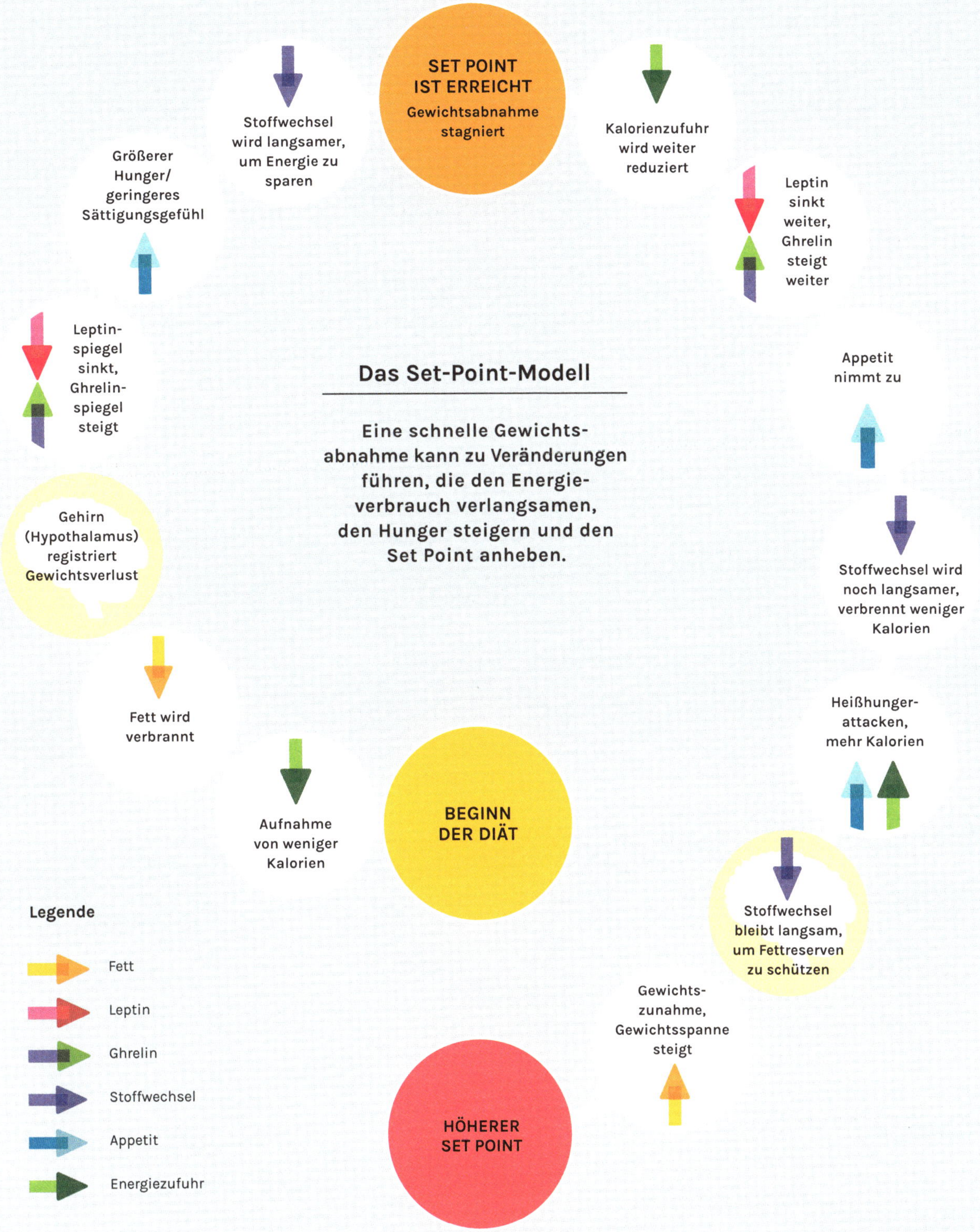
SET POINT IST ERREICHT
Gewichtsabnahme stagniert
Kalorienzufuhr wird weiter reduziert
Leptin sinkt weiter, Ghrelin steigt weiter
Appetit nimmt zu
Stoffwechsel wird noch langsamer, verbrennt weniger Kalorien
Heißhunger-attacken, mehr Kalorien
Stoffwechsel bleibt langsam, um Fettreserven zu schützen
Gewichts-zunahme, Gewichtsspanne steigt
HÖHERER SET POINT
BEGINN DER DIÄT
Aufnahme von weniger Kalorien
Fett wird verbrannt
Gehirn (Hypothalamus) registriert Gewichtsverlust
Leptin-spiegel sinkt, Ghrelin-spiegel steigt
Größerer Hunger/ geringeres Sättigungsgefühl
Stoffwechsel wird langsamer, um Energie zu sparen
Das Set-Point-Modell
Eine schnelle Gewichts-abnahme kann zu Veränderungen führen, die den Energie-verbrauch verlangsamen, den Hunger steigern und den Set Point anheben.
Legende
Fett
Leptin
Ghrelin
Stoffwechsel
Appetit
Energiezufuhr

WENN DIÄTEN NICHT HELFEN, WAS HILFT DENN DANN?

Die Analyse von 14 beliebten Diäten ergab, dass das verlorene Gewicht meist binnen 12 Monaten wieder zugenommen wurde. Wenn wir verstehen, wie solche Diäten unser Denken beeinflussen, können wir bessere Wege finden, um abzunehmen.

Babys reagieren auf die Hungersignale ihres Körpers und verlangen nur dann nach Nahrung, wenn sie sie brauchen. Wenn wir jedoch älter werden, sind wir von Botschaften und sozialem Druck rund ums Essen umgeben und nehmen diese Signale nicht mehr wahr. Unsere emotionale Beziehung zum Essen spielt eine Rolle beim Scheitern von Diäten und kann das größte Hindernis für eine Gewichtsabnahme sein.

Wer sich einschränkt, hat oft Heißhunger auf bestimmte Lebensmittel und beschäftigt sich mehr mit dem Essen. Die Einteilung in »gute« und »schlechte« Lebensmittel führt zu einer restriktiven Denkweise, die das Verlangen steigert – und damit das Risiko, maßlos zu essen. Auch wenn bestimmte Lebensmittel nur als »Belohnung« verzehrt werden, steigt unsere Lust darauf. Sich Ziele zu setzen, kann sich auch psychologisch nachteilig auswirken, da ein Abweichen von den guten Vorsätzen Versagens- und Schuldgefühle auslösen kann, die wiederum oft durch übermäßiges Essen kompensiert werden.

LANGSAM UND STETIG

Studien zeigen, dass langsames, stetiges Abnehmen über einen längeren Zeitraum der effektivste Weg ist, Körperfett zu verlieren. Eine dauerhafte Ernährungsumstellung – und nicht das Einhalten einer bestimmten Diät – ist der Schlüssel zum erfolgreichen Gewichtsmanagement. Statt Mahlzeiten auszulassen und Müdigkeit oder Heißhunger zu riskieren, sollten Sie versuchen, die Portionsgrößen bei jeder Mahlzeit zu kontrollieren, und gesündere Zwischenmahlzeiten wählen. Auch eine abwechslungsreichere Ernährung soll die Gewichtsabnahme fördern. Probieren Sie jeden Tag andere Mahlzeiten und neue Gemüsesorten aus.

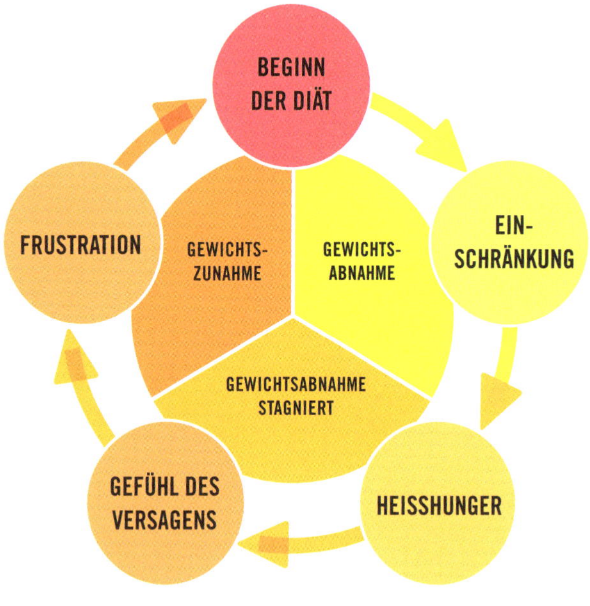

Der psychologische Diät-Kreislauf
Viele Diäten gehen mit einem gedanklichen Konzept von Erfolg und Versagen einher. Wird die Frustration über den Misserfolg durch Essen kompensiert, kommt es zum Jo-Jo-Effekt.

WAS HILFT?

- Ernähren Sie sich gesund und ausgewogen (siehe S. 40–41).
- Reduzieren Sie die Portionsgrößen.
- Essen Sie nur gelegentlich Lebensmittel, die weniger gesund sind – auch wenn Sie sie gern mögen.
- Achten Sie auf die Hunger- und Sättigungssignale Ihres Körpers.
- Bewegen Sie sich regelmäßig, im Idealfall 30 Minuten täglich.
- Bauen Sie Stress ab, denn er lässt den Cortisolspiegel ansteigen. Dadurch sinkt der Blutzuckerspiegel, und es drohen Heißhungerattacken.
- Schlafen Sie genug, denn Schlaf trägt zur Regulierung des Cortisolspiegels bei.

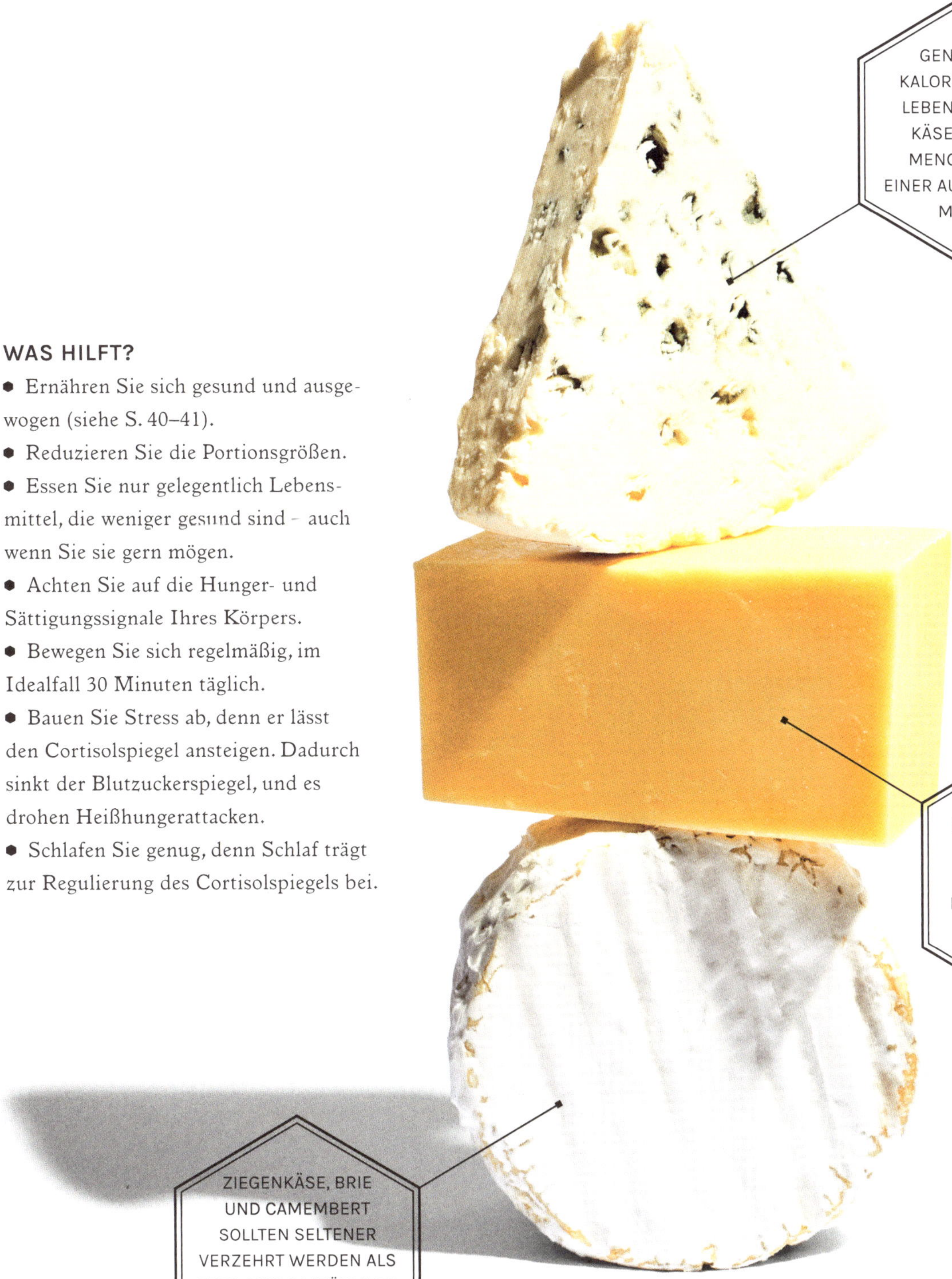

GENIESSEN SIE KALORIENREICHERE LEBENSMITTEL WIE KÄSE IN KLEINEN MENGEN ALS TEIL EINER AUSGEWOGENEN MAHLZEIT.

EIN DAUMENGROSSES STÜCK HARTKÄSE LIEFERT NEBEN FETT RUND 180 MG KALZIUM UND 8 G PROTEIN.

ZIEGENKÄSE, BRIE UND CAMEMBERT SOLLTEN SELTENER VERZEHRT WERDEN ALS FETT- UND SALZÄRMERE VARIANTEN WIE RICOTTA UND HÜTTENKÄSE.

»Verbotene« Lebensmittel Menschen, die abnehmen wollen, verzichten oft auf Käse. Sein Fettgehalt kann aber dazu beitragen, dass man sich satt fühlt, und er enthält wertvolle Proteine, Vitamine und Mineralstoffe.

WIE FINDE ICH DIE RICHTIGE DIÄT FÜR MICH?

Statt sich auf Kalorien zu fixieren oder bestimmte Lebensmittel zu meiden, ist es sinnvoller, herauszufinden, welche Ernährung Ihren Bedürfnissen entspricht – eventuell mit professioneller Hilfe. So erreichen und halten Sie ein gesundes Gewicht.

Es gibt zwar viele Diäten, doch keine passt für alle Menschen. 2020 wurden in einer Studie die drei Haupttypen – kohlenhydratarm, proteinreich und fettarm – untersucht. Es stellte sich heraus, dass keine Diät wirksamer war als die anderen, und dass die Resultate je nach Teilnehmer verschieden ausfielen. Andere Untersuchungen haben gezeigt, dass auch die Qualität der Lebensmittel ein wichtiger Faktor ist, um ein gesundes Gewicht zu erreichen und zu halten. Kalorien sind nicht alles: Wir müssen auch den Nährwert und unsere Essgewohnheiten berücksichtigen.

MASSGESCHNEIDERTE ERNÄHRUNG

Es gibt nur wenige Studien über individuell angepasste Ernährung. In einer Langzeitstudie namens »Project 10K« wird untersucht, wie die Teilnehmer auf verschiedene Lebensmittel reagieren, wie ihre Darmflora zusammengesetzt ist, und ob die Ernährung auf die DNS der Probanden abgestimmt sein sollte. Die Ergebnisse könnten den Anstoß für weitere Forschungsarbeiten in diesem Bereich geben.

Die ideale Ernährung sollte flexibel sein und auch Essen in Gesellschaft einbeziehen. Sie sollte emotionale und psychische Aspekte berücksichtigen und Ihnen helfen, sich rundum wohlzufühlen. Dabei ist zu bedenken,

- was »gesund« für Sie bedeutet: mehr Gemüse oder vielleicht weniger Zucker?
- wie aktiv Sie sind und wie oft Sie Sport treiben.
- welche Vorlieben, Abneigungen und Bedenken Sie in Bezug auf Lebensmittel haben.
- wie es um Ihre körperliche und seelische Gesundheit steht (z.B. Schlaf, Hormonfunktion, Stresslevel).
- wie Ihr soziales, kulturelles und familiäres Umfeld Sie beeinflusst.
- welche Ziele realistisch sind und welche Unterstützung Sie bekommen können.

Ernährungstagebuch

Es ist hilfreich, um das eigene Essverhalten zu analysieren. Sie verstehen besser, wie Menschen, Zeitpunkte, Ereignisse und Ihre Stimmung sich auf Ihre Nahrungsaufnahme auswirken.

WAS?

Nehmen Sie es genau
Führen Sie alles detailliert auf, z. B. »1 Tasse Tee mit 1 TL Zucker und 10 ml fettarmer Milch«.

SÄTTIGUNG

Satt und zufrieden?
Bewerten Sie Genuss und Hunger vor/nach dem Essen auf einer Skala von 1–10.

WANN?

Zeitpunkt
Geplante Mahlzeit, regelmäßiger Snack oder Essen aus dem Impuls?

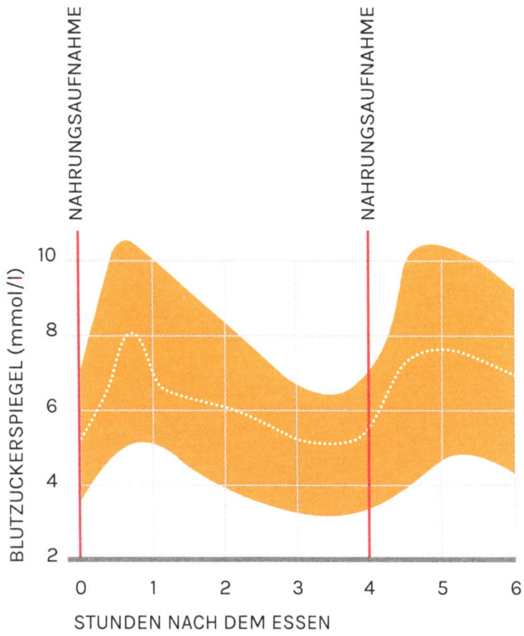

INDIVIDUELLE AUSWIRKUNGEN VON ESSEN AUF DEN BLUTZUCKERSPIEGEL

PROFESSIONELLE HILFE

Ernährungsmediziner und -berater können Sie beim langfristigen Abnehmen, aber auch bei anderen Fragen zu Gesundheit und Fitness unterstützen. Sie werden Sie ausführlich zu Ihren Zielen, Ihrem Gesundheitszustand und Ihrem bisherigen Umgang mit Lebensmitteln befragen. Möglicherweise werden Sie gebeten, ein Ernährungs- oder Lebenstagebuch zu führen. Schreiben Sie Ihre eigenen Fragen vor dem Gespräch auf, um angesichts der Informationsfülle nichts zu vergessen. Machen Sie sich während der Sitzung Notizen. In den meisten Fällen werden weitere Termine folgen.

Professionelle Hilfe kann teuer sein. Alternativen sind Selbsthilfegruppen und Online-Tools für die Ernährungsplanung.

Unterschiedliche Reaktionen
Eine Studie mit über 1000 Personen ergab, dass der Verzehr derselben Mahlzeit bei einigen einen deutlich stärkeren Blutzuckeranstieg verursachte. Das zeigt, dass der ideale Ernährungsplan die individuelle Biologie berücksichtigen sollte, um langfristig nachhaltig zu sein.

Legende
- Blutzuckerspiegel
- Durchschnitt
- Nahrungsaufnahme

WO? | WER? | WAS HABEN SIE GETAN? | WIE FÜHLEN SIE SICH?

Ort der Mahlzeit
Wir essen oft aus Gewohnheit an bestimmten Plätzen.

Essen aus Höflichkeit
Bestimmte Personen, Ereignisse oder Bräuche können die Essensmenge beeinflussen.

Nahrung oder Brennstoff?
Tanken Sie im Fitnessstudio oder während der Arbeit auf?

Essen und Stimmung
Wie ging es Ihnen vor dem Essen? Hat das Essen Ihre Stimmung beeinflusst?

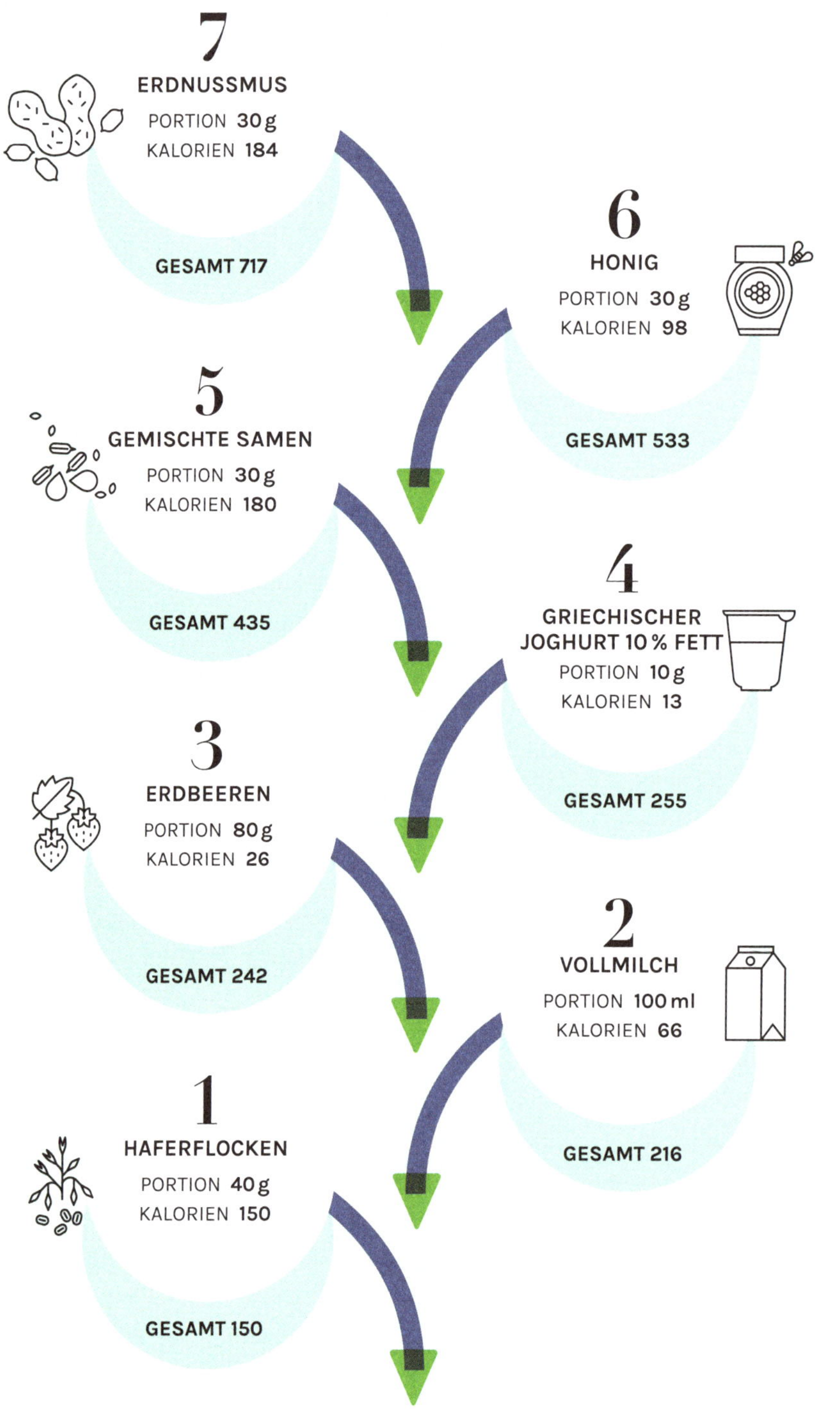

Nährstoffreiches Müsli

Indem Sie einer Mahlzeit, in diesem Fall dem Frühstück, relativ kleine Mengen an nährstoffreichen Lebensmitteln hinzufügen, können Sie Ihre Kalorienzufuhr erhöhen, ohne zu viel essen zu müssen.

WIEGE ICH ZU WENIG?

Untergewichtige Menschen sind ähnlich oft mit diskriminierenden Bemerkungen konfrontiert wie übergewichtige. Um an Fett und Muskelmasse zuzunehmen, genügt es aber nicht, üppigere Portionen zu essen.

Das Zunehmen ist ein komplexer Vorgang. Menschen mit einem *Body Mass Index* (BMI) unter 18,5 gelten als untergewichtig. Eine Studie aus dem Jahr 2019 an 2000 Personen mit einem BMI unter 18 ergab jedoch, dass 75 Prozent von ihnen aufgrund ihrer genetischen Veranlagung sehr schlank – und vollkommen gesund – waren. Der BMI ist also nicht unbedingt ein verlässlicher Indikator dafür, ob geringes Körpergewicht ein gesundheitliches Problem darstellt. Allerdings lässt sich bei manchen Personen mit niedrigem BMI die Gesundheit durch Gewichtszunahme eventuell noch optimieren.

DIE ROLLE DER VERANLAGUNG

Manche Menschen sind von Natur aus untergewichtig oder sehr schlank, weil ihr Körper nicht darauf ausgelegt ist, Fettgewebe zu speichern, in dem sich Fette ansammeln. Die Gene spielen auch eine Rolle für die Fähigkeit zum Muskelaufbau, was sich wiederum darauf auswirkt, wie schnell wir Energie verbrennen. Es wird oft behauptet, dass schlanke Menschen einen sehr aktiven Stoffwechsel haben. Tatsächlich arbeitet der Stoffwechsel umso härter und verbrennt umso mehr Kalorien, je größer und muskulöser eine Person ist. Die Fähigkeit zur Gewichtszunahme hängt also teilweise von der Muskelmasse ab. Für schlanke Menschen mit großer Muskelmasse ist es oft schwierig, zuzunehmen.

GESUNDHEITLICHE AUSWIRKUNGEN

Neben der Genetik kann es auch andere Gründe für Untergewicht geben, beispielsweise Stress, Krankheit oder eine Essstörung (siehe S. 32–33). Untergewicht kann zu Erschöpfung und gesundheitlichen Problemen führen, beispielsweise einem geschwächten Immunsystem, brüchigen Knochen oder ausbleibender Periode. Das kann daran liegen, dass Betroffene nicht genug essen, um ausreichende Mengen von Kalzium oder anderen wichtigen Nährstoffen aufzunehmen. Manchen Menschen ist nicht einmal bewusst, dass sie untergewichtig sind. Warnzeichen sind beispielsweise

- fehlender Appetit,
- seltener Stuhlgang (oder andere Auffälligkeiten der Verdauung),
- Haarausfall, dünne Haare, trockene Haut,
- regelmäßig allgemeines Unwohlsein.

GESUND ZUNEHMEN

Einfach nur mehr zu essen, reicht nicht aus. Auch die Art der Lebensmittel und das Aktivitätsniveau spielen eine Rolle. Sprechen Sie mit Ihrem Arzt oder einem qualifizierten Ernährungsberater über eine sichere und nachhaltige Gewichtszunahme. Im Großen und Ganzen sollten Sie eine Zunahme von 0,5 bis 1 kg pro Woche anstreben und ein wenig Sport mit geringer Intensität treiben. Nicht jedem fällt es leicht, größere Mengen zu sich zu nehmen. Damit die Portionen nicht übermäßig groß werden, sollten Sie einige nährstoffreiche Lebensmittel mit hohem Kalorien-, Fett- oder Zuckergehalt in eine ausgewogene Ernährung einbauen, wie z.B.

- stärkehaltige Kohlenhydrate (möglichst Vollkorn), z.B. Kartoffeln, Brot, Nudeln und Reis,
- Vollmilch (bis das Gewicht zu steigen beginnt),
- ungesättigte Öle und Streichfette,
- gesunde Fette aus Nüssen, Samen, Avocados,
- Proteine aus Hülsenfrüchten, Eiern, Fleisch, Fisch,
- Joghurt, selbst gemachte Milchshakes, Puddings auf Milchbasis (liefern Proteine und Kalorien).

SOLLTE ICH KALORIEN ZÄHLEN?

Das Zählen hilft, die tägliche Kalorienmenge im Blick zu behalten. Doch es wäre zu kurz gedacht, Lebensmittel auf ihren Brennwert zu reduzieren: Sie enthalten nicht nur Kalorien, sondern auch wichtige Nährstoffe.

Kalorien zu zählen kann helfen, das zur Gewichtsabnahme erforderliche Energiedefizit zu erreichen. Allerdings sind Lebensmittel mit gleicher Kalorienzahl nicht unbedingt ernährungsphysiologisch gleichwertig und werden auch unterschiedlich verstoffwechselt. Der Körper kann beispielsweise mehr Kalorien aus einer Maistortilla aufnehmen als aus der entsprechenden Menge Maiskörner (von denen einige am nächsten Tag in der Toilette sichtbar sein können). Darüber hinaus verwertet jeder Menschen die aufgenommenen Kalorien anders.

ZÄHLEN KANN UNGESUND SEIN

Es kostet nicht nur Zeit, Kalorien zu zählen, sondern es kann auch zu restriktiven Verhaltensweisen oder ungesunden Gewohnheiten führen: So kann es verlockend sein, stark verarbeitete Lebensmittel zu essen, weil die Kalorien deutlich auf der Verpackung angegeben und damit leichter zu zählen sind, oder nährstoffreiche Lebensmittel wie fetten Fisch und Nüsse allein aufgrund ihres Kaloriengehalts auszuschließen.

FITNESSTRACKER

Fitnesstracker regen zwar zur Bewegung an, können aber einer Studie zufolge die Anzahl der beim Gehen verbrannten Kalorien um mehr als 50 Prozent zu hoch angeben. Das kann bewirken, dass man mehr isst, weil man irrtümlich glaubt, viele Kalorien verbraucht zu haben. Wenn Sie sich für das Zählen entscheiden, sollten Sie dies im Rahmen einer gesunden, ausgewogenen Ernährung tun und auf die Hungerzeichen Ihres Körpers hören.

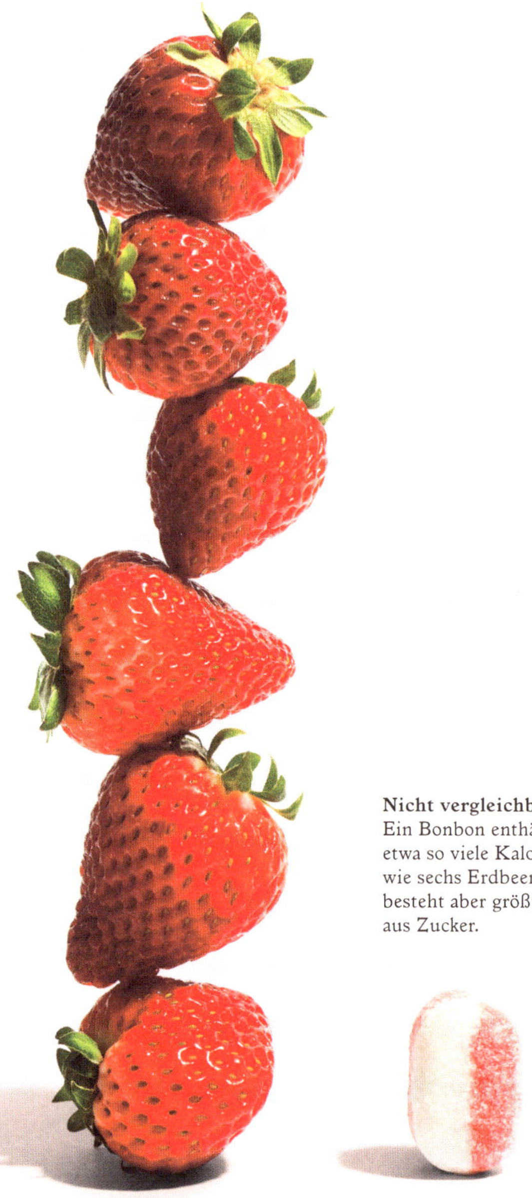

Nicht vergleichbar Ein Bonbon enthält etwa so viele Kalorien wie sechs Erdbeeren, besteht aber größtenteils aus Zucker.

WIE VERLÄSSLICH IST DIE WAAGE?

Für Menschen, die abnehmen wollen, ist der Schritt auf die Waage der Moment der Wahrheit. Aber das Gewicht sagt gar nicht so viel darüber aus, was im Körper vor sich geht.

Das Wiegen hilft, Ihr Verhalten zu überprüfen und kleine Anpassungen vorzunehmen, um Ihre Energiebilanz zu verbessern (siehe S. 84–85). Eine zusammenfassende Studie hat ergeben, dass tägliches Wiegen mit einer größeren Gewichtsabnahme verbunden ist als selteneres Wiegen. Doch man kann sich nicht immer auf die Waage verlassen.

GEWICHTSSCHWANKUNGEN

Jede Mahlzeit beeinflusst das Gewicht. Im Lauf eines Tages kann es um 1–3 kg schwanken. Abends sind wir nach dem Essen und Trinken oft schwerer. Salz, Alkohol, Medikamente und die Menstruation können zu Wassereinlagerungen führen. Eine Studie hat ergeben, dass das Gewicht nach dem Wochenende am höchsten ist, und der ideale Zeitpunkt zum Wiegen ist Mittwochmorgen, bevor man etwas isst. Wenn Sie Ihr ungefähres Basisgewicht ermitteln wollen, sollten Sie sich stets zur gleichen Zeit und ohne Kleidung auf dieselbe Waage stellen.

Verlässt man sich aber zu stark auf die Waage, kann dies zu einem ungesunden Körperbild und einer ungesunden Beziehung zum Essen führen.

WAS DIE WAAGE NICHT ANZEIGT

Die Gewichtsanzeige sagt nichts darüber aus, wie viel Körperfett Sie haben, wie Ihre Körperzusammensetzung insgesamt ist oder wie gesund Sie sind. Selbst wenn die Zahl auf der Waage nicht sinkt, können Sie dennoch Körperfett verlieren, Muskeln aufbauen, besser schlafen und Ihre Darmgesundheit verbessern (siehe S. 48–51).

Sogenannte Diagnosewaagen versprechen, das Körperfett zu messen, indem sie einen winzigen elektrischen Impuls durch den Körper schicken. Leider ist das nicht so einfach: Wenn Sie beispielsweise dehydriert sind, können diese Waagen die Menge des Körperfetts zu hoch anzeigen. Untersuchungen haben gezeigt, dass die meisten Diagnosewaagen ungenau sind.

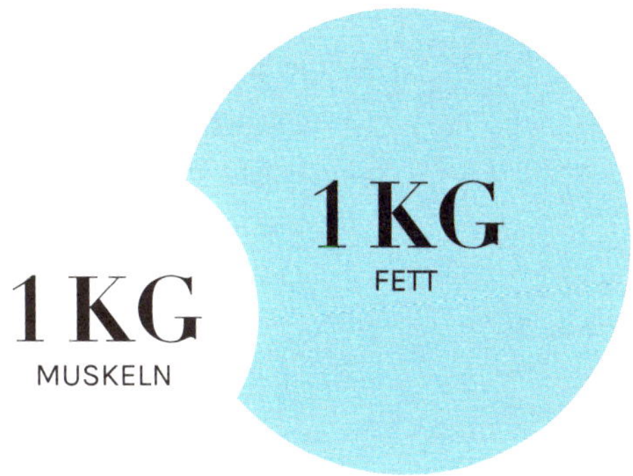

Fett oder Muskeln
Muskelmasse hat eine höhere Dichte und nimmt weniger Platz ein als Fett. Wer viele Muskeln hat, wiegt mehr, sieht aber schlanker aus.

SIND GEREGELTE MAHLZEITEN WICHTIG?

Ob Sie sich morgens Zeit für das Frühstück nehmen oder abends mit der Familie an den Tisch setzen: Wann und wie wir essen, wirkt sich auf unsere körperliche Gesundheit aus.

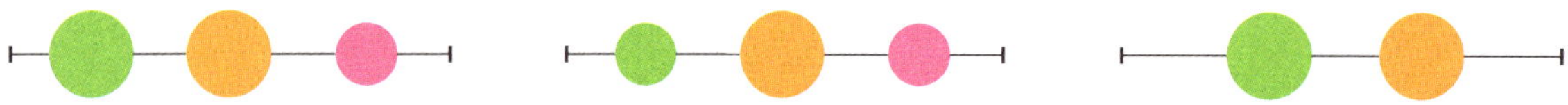

OPTION 1
NORMALE MAHLZEIT MORGENS
NORMALE MAHLZEIT MITTAGS
KLEINE MAHLZEIT ABENDS

OPTION 2
KLEINE MAHLZEIT MORGENS
NORMALE MAHLZEIT MITTAGS
KLEINE MAHLZEIT ABENDS

OPTION 3
NORMALE MAHLZEIT MORGENS
NORMALE MAHLZEIT NACHMITTAGS

Mehrere Studien belegen, dass es gesünder ist, jeden Tag zur gleichen Zeit zu essen. Ein regelmäßiger Rhythmus mit zwei bis drei Mahlzeiten, von denen die letzte nicht zu spät am Tag eingenommen werden sollte, hat physiologische Vorteile, denn er reduziert die Anfälligkeit für Entzündungen und verbessert die Stressresistenz. Darüber hinaus vermittelt ein regelmäßiger Mahlzeitenrhythmus ein Gefühl von Vertrautheit, was auch psychologisch von Vorteil sein kann. Appetit und Energieverbrauch folgen dem sogenannten zirkadianen Rhythmus, der inneren Uhr des Körpers. Doch der Zeitpunkt der Mahlzeiten kann diesen Rhythmus verändern. Die Anpassung der Essenszeiten an Ihre innere Uhr kann die Gesundheit verbessern und die Gewichtszunahme begrenzen. Das bedeutet nicht, dass Sie sich beim Essen einschränken müssen: Hören Sie auf Ihren Körper, wenn Sie die Essenszeiten und Portionsgrößen festlegen. Es ist normal, dass Sie an manchen Tagen mehr Hunger haben als an anderen, und es ist wichtig, dies zu berücksichtigen.

Frühstück

VOR ALLEM JUGENDLICHE ZWISCHEN 13 UND 18 JAHREN NEIGEN DAZU, NICHT ZU FRÜHSTÜCKEN. Das ergab eine Studie zu Frühstücksgewohnheiten. 22 Prozent der Teilnehmer in dieser Altersgruppe frühstückten nur an zwei oder weniger von vier Tagen. Frühere Studien haben gezeigt, dass Unterschiede in der Familienstruktur, der ethnischen Zugehörigkeit und dem sozioökonomischen Status, zeitliche Verpflichtungen und fehlender Genuss dies beeinflussen können.

MAHLZEITEN ERNST NEHMEN

Essen Sie aufrecht sitzend an einem Tisch. In dieser Haltung kann sich der Magen entleeren, was die Verdauung fördert. So essen wir auch achtsamer und nehmen Sättigungs- und Völlegefühle leichter wahr (siehe S. 104, 206–207). Noch besser ist es, mit Freunden oder der Familie zu essen. Man unterhält sich, isst dadurch langsamer und bemerkt, wenn man satt ist. Essen vor dem Fernseher lenkt von den Speisen ab und kann Studien zufolge dazu führen, dass wir mehr essen, als wir brauchen.

IST SNACKEN UNGESUND?

Das Snacken wird oft verurteilt, aber wenn man es richtig macht, kann man auch dadurch etwas für die gesunde Ernährung tun.

Berichten zufolge nehmen 94 Prozent der Menschen in den USA und 53 Prozent in Deutschland mindestens einmal am Tag zwischen den Mahlzeiten eine Kleinigkeit zu sich. Das ist nicht per se schlecht. Snacks können helfen, das Energieniveau aufrechtzuerhalten, und verhindern, dass der Hunger zu groß wird und man zu den Mahlzeiten zu viel isst.

Es ist aber schädlich, wenn das Snacken zur Gewohnheit wird und sogar Mahlzeiten ersetzt, denn nur aus kleinen Snacks bekommt der Körper nicht alle Nährstoffe, die er braucht. Viele Leute snacken auch aus Langeweile (siehe S. 104). Es ist nicht schlimm, zum Vergnügen zu essen, denn Nahrung ist schließlich mehr als nur Brennstoff. Wer aber über den Tag verteilt viel Süßes oder Fetthaltiges nascht, nimmt wahrscheinlich mehr zu sich, als der Körper braucht. Marketing-Tricks der Industrie verführen zusätzlich. Einzeln verpackte, als »gesund« angepriesene Müsliriegel sind vielleicht praktisch für unterwegs, enthalten aber viel Zucker (siehe S. 62–63).

Es gibt keinen Grund, bestimmte Produkte zu vermeiden, wenn man auch beim Snacken das richtige Maß hält und achtsam bleibt (siehe S. 206–207). Gesunde, ausgewogene Lebensmittel sind eine gute Wahl, denn sie helfen, Blutzuckerspitzen zu vermeiden (siehe S. 202–203) und führen dazu, dass Sie sich länger satt fühlen.

Moderner Trend

MENSCHEN ZWISCHEN 21 UND 38 JAHREN SNACKEN HÄUFIGER ALS ÄLTERE.
Einer Studie zufolge snackt fast ein Viertel der Altersgruppe zwischen 21 und 38 Jahren mindestens viermal täglich. Ein erheblicher Anteil der Befragten gab Langeweile oder Stress als Grund an.

GESUNDE SNACKS

- Möhrensticks und Hummus
- Apfel mit 1 TL Erdnussmus
- 1 kleine Handvoll Nüsse
- 1 Banane mit Joghurt
- Selbst gemachte Energiebällchen
- Reiswaffeln mit Avocado

SÄTTIGEND
ERDNUSSMUS IST NÄHRSTOFFREICH UND ENTHÄLT GESUNDE FETTE. ÄPFEL LIEFERN LANGSAM LÖSLICHE KOHLENHYDRATE UND BALLASTSTOFFE.

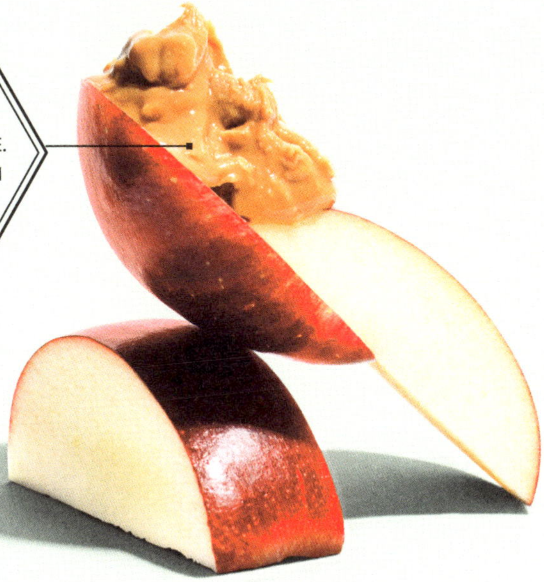

WARUM HABE ICH IMMER HUNGER?

Vielleicht essen Sie einfach nicht genug. Möglich ist aber auch, dass Sie Signale Ihres Körpers falsch interpretieren. Hunger ist ein Phänomen, das oft missverstanden wird.

Wir alle kennen Hunger – das Gefühl, wenn der Körper Nahrung braucht. Ist der Magen voll, fühlen wir uns satt und im besten Fall auch zufrieden.

Hormone steuern das Gleichgewicht zwischen Hunger und Sättigung, und die Nahrung beeinflusst das Gleichgewicht dieser Hormone: Sie verändert den Spiegel der Darmhormone, was sich wiederum auf die Stoffwechselprodukte im Blut auswirkt – und auf die Signale, die sie im Körper aussenden.

HUNGER IST NICHT GLEICH HUNGER

»Homöostatischen Hunger« nennt man das körperliche Gefühl, essen zu wollen, das durch den Energiebedarf verursacht wird (siehe S. 105). »Hedonistischer Hunger« beschreibt den Wunsch, zum Vergnügen zu essen. Wenn wir etwas Leckeres riechen oder essen, setzt das Gehirn Hormone wie Dopamin frei, die Glücksgefühle auslösen. Wir verbinden das Lebensmittel mit dem Gefühl und wollen es öfter essen oder auch in größeren Mengen, als es uns guttut.

Der Einfluss psychologischer und emotionaler Faktoren auf die Hungerhormone ist noch nicht eingehend erforscht. Auch Müdigkeit kann eine Rolle spielen (siehe S. 142–143). Das Zusammenwirken der Hormone im Körper ist äußerst komplex. Das Stresshormon Cortisol unterdrückt beispielsweise den Appetit, kann aber bei chronischem Stress den Appetit steigern.

RICHTIG AUF HUNGER REAGIEREN

Mit zunehmendem Alter scheinen wir das Gefühl für die Hungersignale zu verlieren. Viele Menschen halten beispielsweise Durst für Hunger. Es ist schädlich, Hunger zu unterdrücken, aber man sollte erkennen, ob der Körper wirklich Nahrung braucht, oder ob man zum Vergnügen essen möchte.

Wenn Sie müde sind und Ihr Magen knurrt, fehlt Ihrem Körper wahrscheinlich Energie, und Sie müssen auftanken. Geschieht das häufiger, könnten Sie zu den Mahlzeiten etwas mehr essen, den Anteil an Kohlenhydraten erhöhen oder für unterwegs einen Snack mitnehmen.

Bei hedonistischem Hunger geht es nicht um Sättigung, sondern um Zufriedenheit. Hier kann eine ballaststoffreiche Ernährung helfen, weil sie das Hungerhormon Ghrelin wirkungsvoll unterdrückt.

NICHT UNKONTROLLIERT ESSEN

Ein destruktives Muster entsteht, wenn Sie aus einer Mischung widersprüchlicher Gefühle wie Verlangen, Schuld und Frustration über das Sättigungsgefühl hinaus essen. Wenn es Ihnen schwerfällt, Ihre inneren Signale zu erkennen, versuchen Sie es mit Achtsamkeit und intuitivem Essen (siehe S. 208–211). Minimieren Sie Ablenkungen beim Essen – schalten Sie Fernseher, Computer oder Handy aus.

Ein leckeres Stück Schokolade nach dem Essen ist in Ordnung. Wenn Sie aber mehr essen wollen, halten Sie inne, um auf Ihren Körper zu hören. Spüren Sie wirklich Hunger? Wenn nicht, wird das Verlangen meist nachlassen. Sie können sich auch mit einer anderen Tätigkeit von der Lust auf Süßes ablenken.

Kauen Sie beim Essen jeden Bissen bewusst lange und gründlich. Das kann Ihnen helfen, bei den Mahlzeiten weniger zu essen und sich anschließend dennoch satt und zufrieden zu fühlen.

Hungerhormone

An der Steuerung des Hungers sind mehrere Hormone beteiligt, vor allem Leptin und Ghrelin. Rezeptoren im Hypothalamus (im Gehirn) reagieren auf diese Hormone, indem sie körperliche Prozesse in Gang setzen, die Hunger- oder Sättigungsgefühle auslösen.

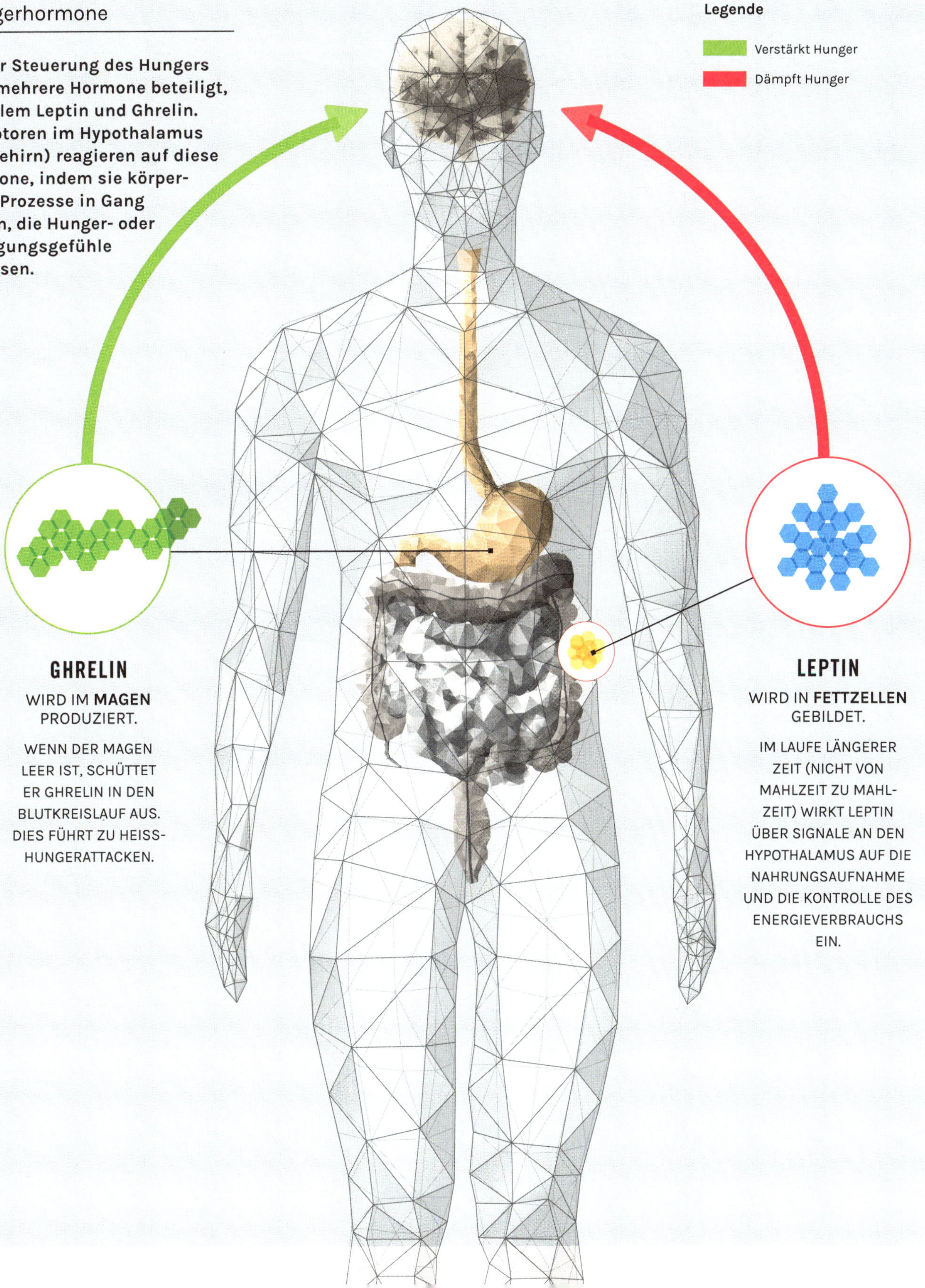

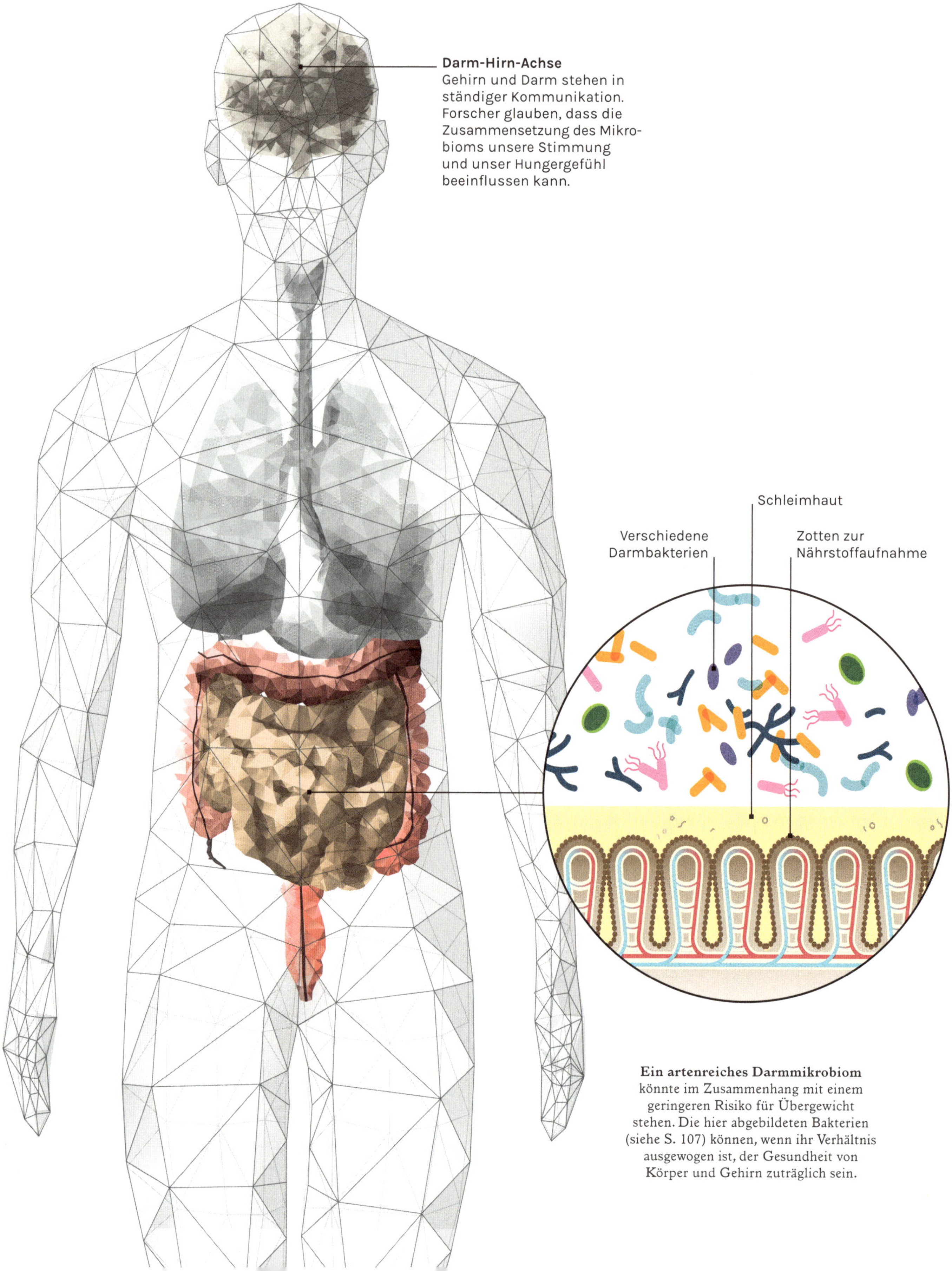

Ein artenreiches Darmmikrobiom könnte im Zusammenhang mit einem geringeren Risiko für Übergewicht stehen. Die hier abgebildeten Bakterien (siehe S. 107) können, wenn ihr Verhältnis ausgewogen ist, der Gesundheit von Körper und Gehirn zuträglich sein.

KÖNNEN DARMBAKTERIEN BEIM ABNEHMEN HELFEN?

Forschungsergebnisse deuten darauf hin, dass die Billionen von Bakterien, die sich in unserem Darm befinden, entscheidenden Einfluss auf unsere Fähigkeit zum Abnehmen haben könnten.

In den letzten Jahren haben sich Forscher vermehrt für das Darmmikrobiom interessiert und nachgewiesen, dass die Artenvielfalt Einfluss auf die körperliche und psychische Gesundheit hat. Darmbakterien sind beispielsweise an Immunsystem, Hunger und Verdauung beteiligt (siehe S. 48–53 und 140–141). Die Zusammensetzung des Mikrobioms ist so individuell wie die genetische Ausstattung, und seine Artenvielfalt hat Einfluss auf unseren Körper.

WAS VIELFALT BEWIRKT

In einer Studie wurden 26 Teilnehmer auf eine kalorienarme, obst- und gemüsereiche Diät gesetzt. Dabei stellte man fest, dass einige Menschen mehr Gewicht verloren als andere. Die Analyse ergab, dass dies wahrscheinlich auf unterschiedliche Darmbakterien zurückzuführen war, die einen Einfluss darauf hatten, wie effizient die Nahrung abgebaut wurde und wie viel Gewicht verloren ging. In einer anderen Studie analysierten Forscher die Darmbakterien von 169 fettleibigen und 123 nicht fettleibigen Erwachsenen und fanden heraus, dass 23 Prozent derjenigen, die eine geringere Bakterienvielfalt aufwiesen, eher adipös waren und erhöhte Entzündungsmarker, Insulinresistenz und Lipidwerte aufwiesen. All dies sind Risikofaktoren für Diabetes und Herz-Kreislauf-Erkrankungen.

Die Arten und die Vielfalt der Bakterien in unserem Mikrobiom beeinflussen die Verarbeitung von Nahrungsmitteln und andere biochemische Reaktionen, was sich wiederum auf unser Gewicht auswirkt. Die Unterschiede in der Zusammensetzung des Mikrobioms sind wahrscheinlich auf eine Kombination aus genetischen und Umweltfaktoren zurückzuführen. Die am stärksten vererbbare Bakterienfamilie, die *Christensenellaceae*, kommt beispielsweise vorwiegend bei schlanken Menschen vor und schützt Ratten nachweislich vor Gewichtszunahme. Wir können die Artenvielfalt erhöhen, indem wir uns abwechslungsreich, hauptsächlich pflanzlich und ballaststoffreich ernähren, probiotische fermentierte Lebensmittel probieren und die Einnahme von unnötigen Antibiotika und Medikamenten einschränken. Dies ist jedoch nur ein Teil des Puzzles, und es sind weitere Forschungen zu diesem Thema erforderlich. Abgesehen von der Vielfalt gibt es noch keine Erkenntnisse darüber, was ein gesundes Mikrobiom auszeichnet.

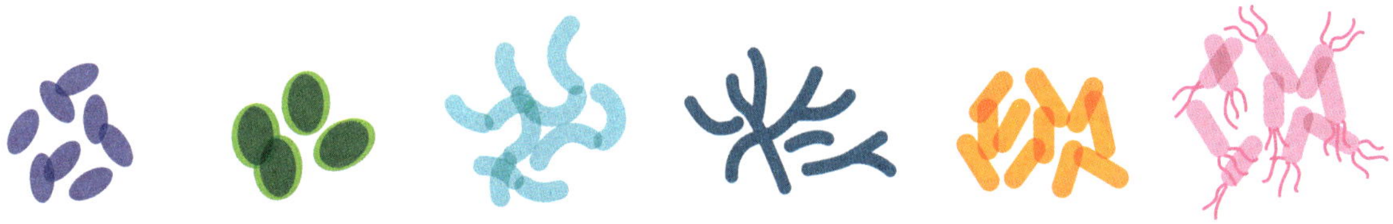

ENTEROCOCCUS FAECALIS — AKKERMANSIA MUCINIPHILA — CHRISTENSENELLA MINUTA — BIFIDOBAKTERIUM — LAKTOBAZILLUS — ESCHERIA COLI (harmlose Stämme)

HELFEN SHAKES UND SUPPEN BEIM ABNEHMEN?

Shakes und Suppen als Mahlzeitenersatz sind portions- und kalorienkontrollierte Produkte, die als schnelle Methode zur Gewichtsabnahme angepriesen werden. Was ist von solchen Behauptungen zu halten?

Manchen Menschen helfen Flüssigmahlzeiten beim Abnehmen, aber Studien zufolge ist der Erfolg oft nur kurzfristig. Die Produkte sind nicht für den Langzeitgebrauch geeignet, und beim Umstieg auf feste Nahrung lauert die Gewichtsfalle, wenn man in seine vorherigen Essgewohnheiten zurückfällt.

Fertige Flüssigmahlzeiten können für viel beschäftigte Menschen praktisch sein, da sich die Frage »Was esse ich heute?« nicht stellt. Viele Produkte sind mit Mikronährstoffen angereichert. Einige (teure) Marken behaupten sogar, mehr Nährstoffe zu enthalten als eine durchschnittliche Mahlzeit.

VORTEILE

Doch Flüssigmahlzeiten können auch positive Ergebnisse bringen: Teilnehmer einer Studie, die täglich 800 Kalorien in Form von Flüssigmahlzeiten zu sich nahmen, erzielten nach 12 Monaten einen deutlichen Gewichtsverlust. Nach drei bis fünf Monaten wurden feste Lebensmittel wieder eingeführt, und der Gewichtsverlust konnte beibehalten werden, weil die Teilnehmer bewusst gesunde Nahrungsmittel auswählten. Auch wenn Flüssigdiäten also auf lange Sicht nicht nachhaltig sind, können sie doch zu einer Verhaltensänderung beitragen. Es motiviert die Betroffenen, wenn sie erkennen, dass sie es schaffen, abzunehmen und ihr körperliches und geistiges Wohlbefinden zu verbessern.

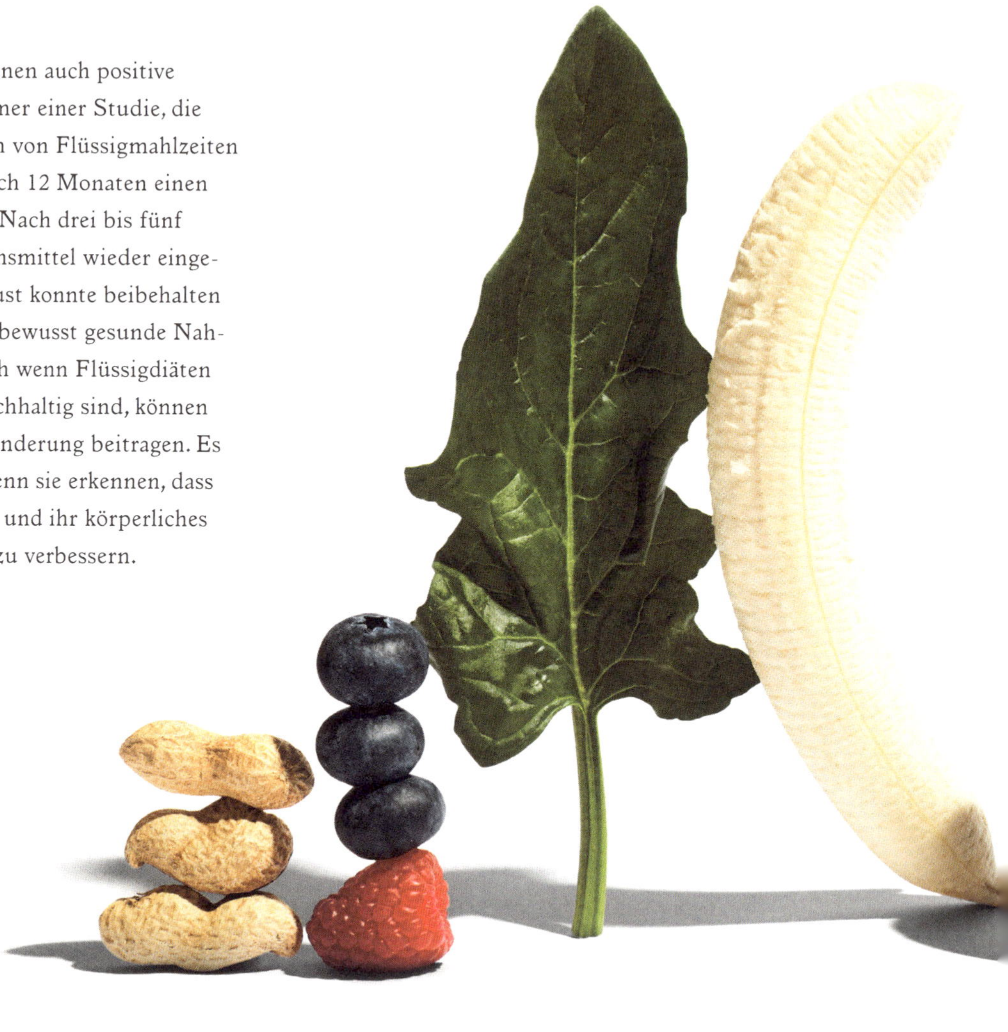

Smoothies sind praktisch für unterwegs. Da sie nährstoffreich sind, kann man sie auch gelegentlich als Frühstück oder Mittagessen genießen.

NACHTEILE

Kauen verbessert die Nährstoffaufnahme. Eine Studie ergab, dass 25- bis 40-maliges Kauen von Mandeln das Hungergefühl unterdrückt und die Fähigkeit des Körpers erhöht, die Nährstoffe aus den Mandeln aufzunehmen. Wer nicht richtig kaut, kann Verdauungsprobleme bekommen oder nascht vielleicht zu einem späteren Zeitpunkt mehr. Ähnliches kann bei flüssiger Ernährung geschehen, weil man Flüssigkeiten in der Regel weniger kaut.

Wer über längere Zeit Flüssigmahlzeiten zu sich genommen und dadurch eine gewisse Gewichtsabnahme erreicht hat, kann bei der Wiedereinführung normaler Mahlzeiten Probleme bekommen. Es ist sehr leicht, in alte Essgewohnheiten zurückzufallen und wieder zuzunehmen. Verstärkt werden kann dies durch die hormonellen Veränderungen im Körper während der Diät und die verringerte Stoffwechselrate (siehe S. 92–93).

Flüssige Mahlzeiten können unser Verhältnis zum Essen negativ beeinflussen (siehe S. 210–211). Außerdem kann ein fester Diätplan unsere Fähigkeit einschränken, Hunger- und Sättigungsgefühl differenziert wahrzunehmen (siehe S. 104–105). Dies kann den Übergang zurück zu fester Nahrung noch schwieriger machen.

Ein wichtiges Kriterium ist auch, dass bei flüssigen Mahlzeiten der Genuss und der soziale Aspekt des Essens zu kurz kommen. Genuss und Wohlbefinden können durch das Essen mit Familie oder Freunden gesteigert werden.

SELBST GEMACHTE SUPPEN UND SMOOTHIES

Im Rahmen einer ausgewogenen Ernährung ist gegen flüssige Mahlzeiten nichts einzuwenden. Trinken Sie ruhig gelegentlich einen Smoothie, um auf einfache Art und Weise viele Nährstoffe zu sich zu nehmen. Das gilt besonders für Menschen, die nicht gern Obst und Gemüse essen (siehe Kasten unten) oder Personen, die an Appetitlosigkeit leiden und darum lieber trinken als essen.

Bereiten Sie Suppen mit viel Gemüse zu, damit Sie ausreichend Ballaststoffe zu sich nehmen.

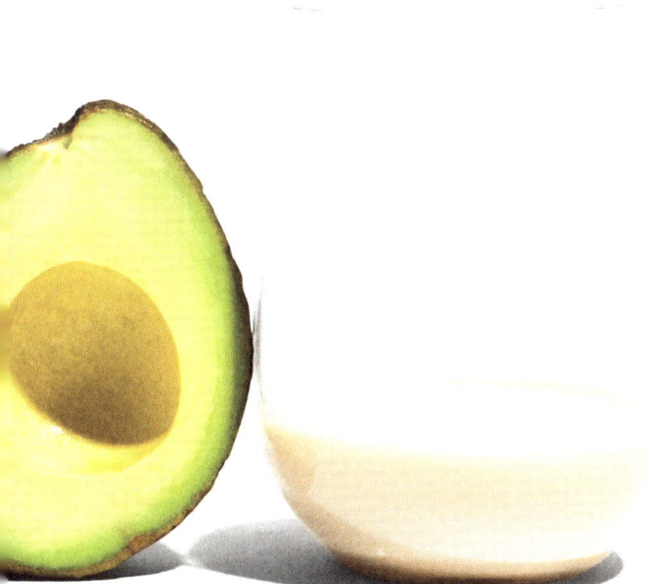

Mehr Nährstoffe

WER SMOOTHIES SELBST MACHT, KANN DEN ZUCKERGEHALT BESTIMMEN UND DEN NÄHRSTOFFGEHALT BEEINFLUSSEN.
Gekaufte Smoothies enthalten meist viel Obst, denn die Hersteller wissen, dass der Zucker in den Früchten ihre Produkte schmackhafter macht (siehe S. 64). In selbst zubereiteten Smoothies können Sie den Gemüseanteil erhöhen und gesunde Fette hinzufügen, z. B. Leinsamen und Avocado. Sie können auch etwas Proteinpulver unterrühren, um aus dem nährstoffreichen Getränk eine vollständige Mahlzeit zu machen.

SOLLTE ICH KOHLENHYDRATE REDUZIEREN?

Medienberichte über spektakuläre Gewichtsabnahmen durch Low-Carb-Ernährung haben in den letzten Jahren dafür gesorgt, dass Trends wie ketogene Ernährung, Atkins- und Dukan-Diät populär wurden. Was ist davon zu halten?

Der individuelle Kohlenhydratbedarf hängt von Faktoren wie Alter, Geschlecht, Körperbau und Aktivität ab. Es ist sinnvoll, die Menge auf die eigenen Bedürfnisse abzustimmen, aber das bedeutet nicht, dass man auf Kohlenhydrate verzichten sollte.

In den Medien und manchen wissenschaftlichen Schriften werden Kohlenhydrate als Dickmacher bezeichnet. Sicher ist der Kohlenhydratbedarf der Gesellschaft gesunken, weil wir uns weniger bewegen. Dennoch sind Kohlenhydrate ein wichtiger Bestandteil einer ausgewogenen Ernährung. In Japan, wo viele Kohlenhydrate gegessen werden, ist die Adipositasrate außergewöhnlich niedrig.

Wasserverlust – kein Fettabbau

Jedes Gramm Glykogen wird zusammen mit 3 g Wasser gespeichert. Dieses Wasser wird ausgeschieden, wenn die Glykogenspeicher erschöpft sind. Der Gewichtsverlust wird also hauptsächlich durch Wasser verursacht.

FLÜSSIGKEITSVERLUST

Energie aus Kohlenhydraten (in Form von Glukose) wird in Glykogen umgewandelt und gespeichert, zusammen mit dem Wasser, das bei der späteren Verwendung für die Rückumwandlung in Glukose benötigt wird. Bei einer kohlenhydratarmen Ernährung bildet der Körper weniger Glykogen, speichert also auch weniger Wasser. Dadurch reduziert sich das Körpergewicht, Fett wird aber nicht abgebaut.

LOW-CARB-DIÄTEN

Diese Diäten basieren auf einer deutlichen Reduzierung oder dem Verzicht auf Kohlenhydrate aus Getreide (Nudeln, Reis und Brot), stärkehaltigen Früchten und Gemüsesorten sowie Hülsenfrüchten. Studien zufolge kommt es zu einer Gewichtsabnahme, die aber nicht von Dauer ist. Die hohe Abbrecherquote vor allem bei der ketogenen Ernährung, einer Extremform der Low-Carb-Diäten,

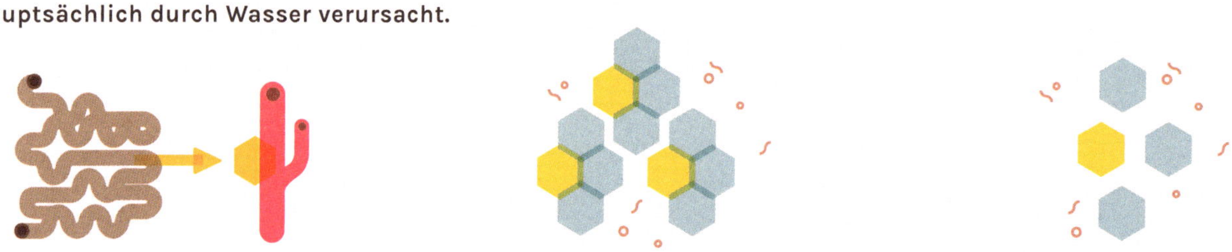

KOHLENHYDRAT-VERDAUUNG

Kohlenhydrate werden bei der Verdauung aufgespalten. Glukose wird in den Blutkreislauf freigesetzt.

GLYKOGEN-SPEICHERUNG

Überschüssige Glukose wird in Glykogen umgewandelt und in der Leber und den Muskeln gespeichert (1 Teil Glykogen, 3 Teile Wasser).

FREISETZUNG VON GLUKOSE

Das Wasser ist nötig, um bei Energiebedarf Glykogen in Glukose umzuwandeln. Die Glukose wird mit dem Wasser ins Blut abgegeben.

Diabetes Typ 2

BEI DIABETES TYP 2 KANN EINE KOHLENHYDRATARME ERNÄHRUNG VORTEILE HABEN. Eine kohlenhydratarme Ernährung kann für Menschen mit Diabetes Typ 2 eine sichere und wirksame Lösung für ein kurzfristiges Gewichtsmanagement sein. Sie kann dazu beitragen, den Blutzuckerspiegel besser zu kontrollieren und das Risiko von Folgeerkrankungen zu verringern. Die Änderung der Medikation muss mit dem Arzt abgestimmt werden, und der Blutzucker muss überwacht werden, um Unterzuckerung zu vermeiden (siehe S. 170–173).

zeigt, wie schwierig es ist, diese Ernährungsweise durchzuhalten.

Eine Low-Carb-Ernährung hat den positiven Effekt, dass vom Körper weniger Insulin ausgeschüttet werden muss. Doch schränkt man den Verzehr von Kohlenhydraten plötzlich ein, kann es zu Beschwerden kommen. Die in ihnen enthaltenen Ballaststoffe sind wichtig für die Verdauung und einen stabilen Blutzuckerspiegel. Die ketogene Ernährung, bei der viele Obst- und Gemüsesorten weggelassen werden, kann daher auch zu Verstopfung führen und langfristig das Darmmikrobiom in Mitleidenschaft ziehen (siehe S. 48–53).

Die Reduzierung von Kohlenhydraten kann außerdem zu Müdigkeit, Kopfschmerzen, schlechter Stimmung und Heißhungerattacken führen. Für Kinder ist diese Ernährungsform ebenso wenig geeignet wie für Menschen, die an einer Essstörung leiden (siehe S. 210–211).

NÄHRSTOFFMANGEL

Der Verzicht auf eine ganze Lebensmittelgruppe kann zu einem Nährstoffmangel führen. In solchen Fällen greifen wir meist auf andere Makronährstoffe zurück, um die Lücke zu schließen, und verzehren mehr Proteine und Fette. Das reduziert zwar das Hungergefühl und hilft beim Abnehmen, zieht aber andere Probleme wie einen erhöhten Cholesterinspiegel nach sich. Untersuchungen haben ergeben, dass bei jungen gesunden Erwachsenen, die sich kohlenhydratarm und fettreich ernährten, das LDL-Cholesterin um 44 Prozent anstieg (siehe S. 17). Bei ketogener Ernährung wird relativ fettreich gegessen, aber wenn man nicht zwischen gesättigten und ungesättigten Fetten unterscheidet, kann das LDL-Cholesterin ansteigen und das Risiko für Herzkrankheiten und Schlaganfälle erhöhen.

KOHLENHYDRATE EMPFOHLENE MENGE

250 g pro Tag

LOW-CARB DIÄT

<130 g pro Tag

KETOGENE ERNÄHRUNG

<50 g pro Tag

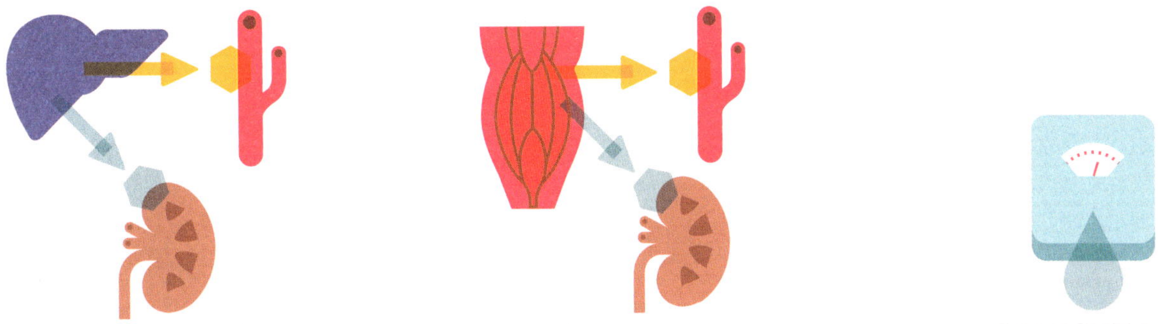

SPEICHER IN DER LEBER

Glykogen aus der Leber wird zuerst umgewandelt. Das Wasser gelangt über das Blut zu den Nieren und wird als Urin ausgeschieden.

SPEICHER IN DEN MUSKELN

Wenn der Glykogenvorrat der Leber erschöpft ist, greift der Körper auf das Glykogen in den Muskeln zurück, um noch mehr Glukose zu gewinnen.

GEWICHT DES WASSERS

Bei Verzicht auf Kohlenhydrate greift der Körper auf die Glykogenspeicher zurück und das dort gebundene Wasser wird ausgeschieden – daher der Gewichtsverlust.

WAS SIND DETOX-KUREN UND DETOX-TEES?

Detox-Produkte und Diätpläne versprechen, den Körper von Giftstoffen zu befreien, beim Abnehmen zu helfen und sogar Cellulite zu reduzieren. All das ist unnötig, denn unser Körper hat ein hocheffektives Entgiftungssystem.

Die Wahrheit ist: Wir brauchen keine »Reinigung« oder »Entgiftung«, darum haben Detox-Produkte und -Kuren nicht die versprochene Wirkung.

Dennoch finden die teils sehr restriktiven Ernährungspläne Anklang bei Menschen, die hoffen, sich danach »gereinigt« zu fühlen. Wir kommen täglich mit Umweltgiften in Berührung, etwa über die Atemluft oder die Lebensmittel, die wir essen. Doch unser Körper kann mithilfe der Leber Giftstoffe und Abfallprodukte wirksam beseitigen.

Manche Detox-Kuren bewirken eine Gewichtsabnahme, meist ist es aber nur Wasserverlust (siehe S. 110–111), der bei normaler Ernährung wieder ausgeglichen wird.

RISIKEN OHNE GEWINN

Längerfristig steigt durch die Einschränkungen bei Detox-Kuren auch das Risiko eines Nährstoffmangels. Die Einschränkungen können die Stimmung beeinträchtigen und Hunger hervorrufen, was wiederum zu übermäßigem Essen führen kann.

Das Fazit ist also: Mit Detox-Diäten nimmt man nicht ab, sondern riskiert Mangelerscheinungen. Kein Ernährungsmediziner würde zu einer solchen Kur raten, weil es keine Notwendigkeit dafür gibt.

DETOX-TEES

In den sozialen Medien werden Tees diskutiert, mit denen einige Menschen angeblich sensationell viel Gewicht verloren haben. Es ist durchaus möglich, dass man zu Beginn einer neuen Diät abnimmt, aber es gibt keinen wissenschaftlichen Beleg dafür, dass man durch Teetrinken Gewicht verlieren kann.

Von Detox-Tees wird behauptet, dass man mit ihnen ohne Diät schnell abnimmt, weil sie den Stoffwechsel stark ankurbeln. Das klingt verlockend. Tatsächlich sind viele dieser Produkte bedenklich oder gefährlich. Bei einigen handelt es sich

Entgiftung durch die Leber

Während der Verdauung wird das nährstoffhaltige Blut aus dem Dünndarm zur Leber geleitet und dort verarbeitet. Die Leberzellen (Hepatozyten) sortieren die Nährstoffe aus und leiten sie dorthin weiter, wo sie im Körper benötigt werden. Gleichzeitig bauen sie Giftstoffe ab und leiten diese weiter zu den Ausscheidungsorganen.

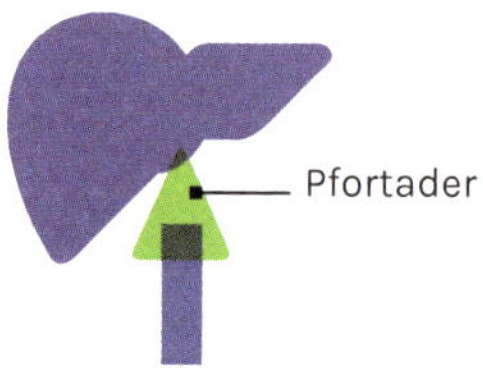

BLUT ZUR LEBER

Das Blut gelangt durch die Pfortader in die Leber.

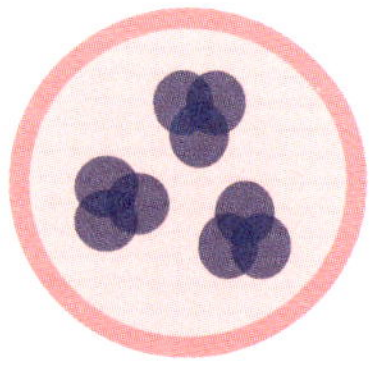

GIFTSTOFFE

Giftstoffe werden in der Leber aus dem Blut gefiltert.

schlichtweg um Abführtees. Ihre Hauptzutat sind Sennesblätter, die zur Behandlung von Verstopfung verwendet werden. Sie reizen die Magenschleimhaut, um die Verdauung anzukurbeln, und wirken harntreibend. Sennesblätter können zu Dehydrierung, Krämpfen und Durchfall führen, und weil sie die Nährstoffaufnahme beeinträchtigen, droht Kalzium-, Natrium- oder Kaliummangel. Längere Anwendung kann die Darmschleimhaut schädigen und den Elektrolythaushalt stören, was zu Herzschäden führen kann.

Abführmittel verursachen die Ausscheidung von Stuhlmasse, sodass man sich kurzfristig schlanker fühlt. Sie haben keinen Einfluss auf den Fettabbau, weil Kalorien aus der Nahrung im Dünndarm aufgenommen werden (siehe S. 28), die Wirkung von Abführmitteln aber im Dickdarm spürbar wird. Letztlich gibt man für solche Tees viel Geld aus, nur um danach lange auf der Toilette zu sitzen.

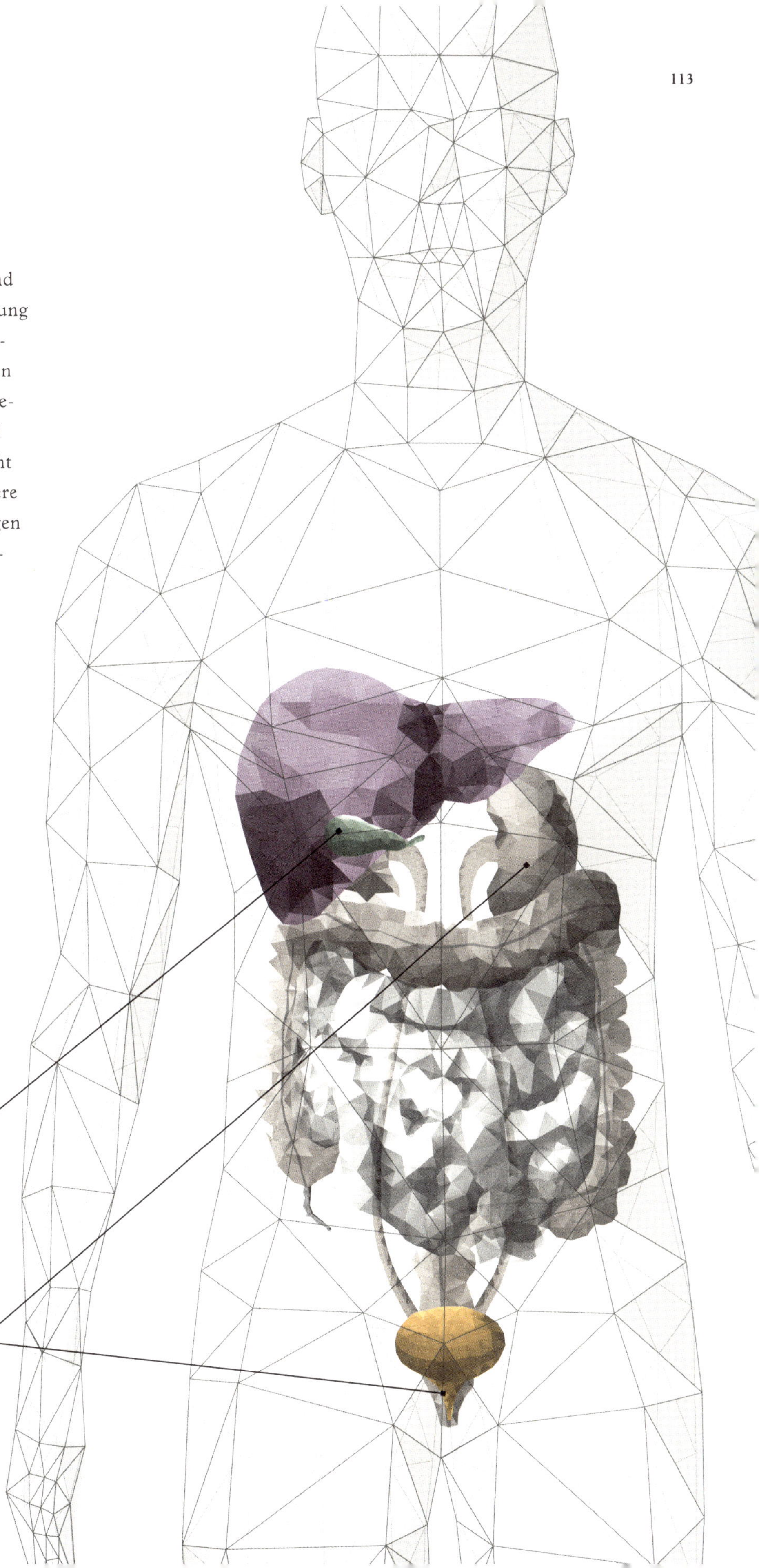

AUSSCHEIDUNG MIT DEM STUHL

Durch den Darm Die Abfallstoffe werden über die Gallenblase in den Dünndarm zurückgeführt und verlassen den Körper mit dem Stuhl.

AUSSCHEIDUNG MIT DEM URIN

Durch die Blase Einige Giftstoffe gelangen über das Blut zu den Nieren und von dort zur Blase, wo sie mit dem Urin ausgeschieden werden.

DARF ICH MAHLZEITEN AUSLASSEN?

Es klingt so einfach: Ab und zu eine Mahlzeit auslassen, und schon spart man Kalorien und nimmt ab, ohne einen Gedanken darauf zu verwenden, was man isst. Aber ist es wirklich so simpel, oder kann es gefährlich sein?

Beim Intervallfasten finden seit einigen Jahren vor allem diese drei Konzepte großen Anklang:

- **5:2-Methode:** An fünf Wochentagen wird normal gegessen, an zwei Tagen pro Woche werden nur je 400–500 Kalorien aufgenommen.
- **Alternierendes Fasten:** Jeder zweite Tag ist ein Fastentag, an dem jeweils nur eine Mahlzeit gegessen wird.
- **16:8-Methode:** Alles darf gegessen werden, aber beschränkt auf 8 Stunden pro Tag. Viele Menschen lassen das Frühstück aus.

Beliebt sind solche Konzepte, weil sie leicht umzusetzen sind und meist eine Gewichtsabnahme bewirken. Viele Menschen nutzen bei der 16:8-Methode die Nacht als Teil ihrer »Fastenzeit« und nehmen tagsüber weniger Kalorien zu sich, weil sie weniger Zeit zum Essen haben. Allerdings eignet sich das Intervallfasten nicht für jeden: Menschen, die zum »Trost-Essen« neigen oder an einer Binge-Eating-Störung leiden (siehe S. 212–213) sollten vom Intervallfasten Abstand nehmen.

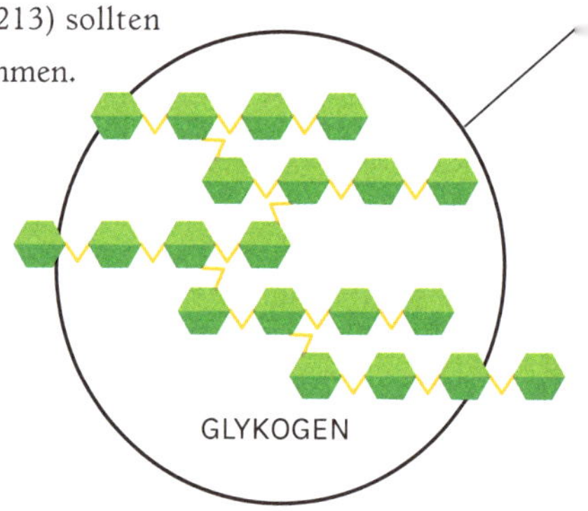

Intervallfasten 16:8

Bei dieser Methode wird meist der Schlaf als natürliche Fastenzeit genutzt. Das Beispiel zeigt einen 16:8-Tagesablauf: 16 Stunden fasten, 8 Stunden essen.

BEGINN ABENDESSEN

18:00 Uhr: Abendessenszeit beginnt
In den folgenden zwei Stunden können Sie jederzeit essen.

ENDE ABENDESSEN

20:00 Uhr: Essenszeit endet
Essen Sie nicht zu schnell, selbst wenn es spät geworden ist.

GETRÄNKE AM ABEND

Jederzeit: Genug trinken
Trinken Sie Wasser, Kräutertee oder Tee/Kaffee ohne Milch. Alkohol, Fruchtsaft und zuckerhaltige Getränke sollten Sie meiden.

FASTEN STUNDE 0–12

Energie aus Glykogen
Während dieser Zeit verbrennt der Körper das in der Leber gespeicherte Glykogen.

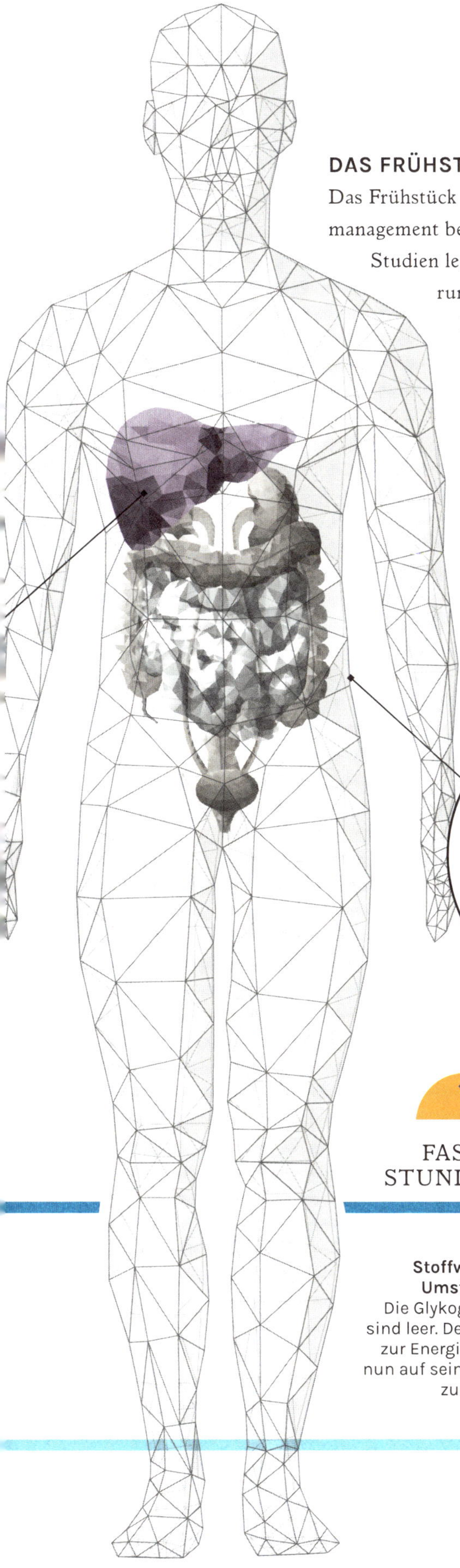

DAS FRÜHSTÜCK AUSLASSEN?

Das Frühstück scheint für das Gewichtsmanagement besonders wichtig zu sein. Studien legen nahe, dass man die Nahrungsaufnahme über den Tag hinweg besser kontrollieren kann, wenn man morgens etwas isst. Es scheint, als ob Menschen, die frühstücken, ihr Gewicht leichter langfristig halten können. Deswegen sollte man sich beim Intervallfasten gut überlegen, ob man wirklich das Frühstück weglassen möchte. Es gibt einige Hinweise darauf, dass es bei Übergewichtigen zu einer Gewichtsabnahme beitragen kann, wenn sie das Frühstück überspringen, aber abgesehen von der Kalorieneinsparung sind die Gründe dafür unklar. Seien Sie daher vorsichtig mit dem Auslassen von Mahlzeiten, vor allem, wenn Ihre innere Uhr Sie morgens hungrig aufwachen lässt.

RISIKEN DES FASTENS

Bedenklicher ist, dass das restriktive Fasten zu übermäßigem Essen, Heißhungeranfällen und sogar Essstörungen führen kann. Langfristig ist es schwierig, Mahlzeiten ausfallen zu lassen. Es gibt tatsächlich einige Hinweise darauf, dass Intervallfasten die Risikofaktoren für Diabetes und Herzkrankheiten senken kann, aber die Forschung in diesem Bereich steckt noch in den Kinderschuhen. Zu einer dauerhaften, gesunden Gewichtsabnahme gehören viele Faktoren, darunter eine ausgewogene, abwechslungsreiche und genussvolle Ernährung, eine gute Schlafqualität, körperliche Aktivität und Stressbewältigung. Für eine Gewichtsreduzierung müssen Sie die normalen Tagesabläufe nicht verändern.

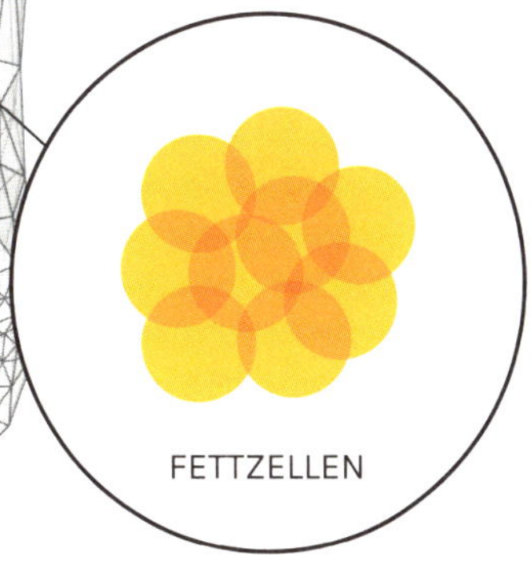

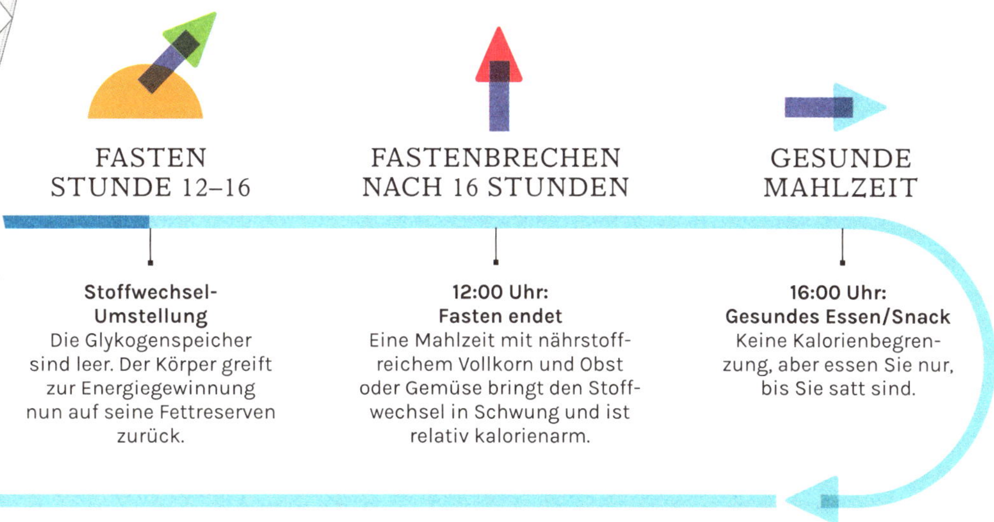

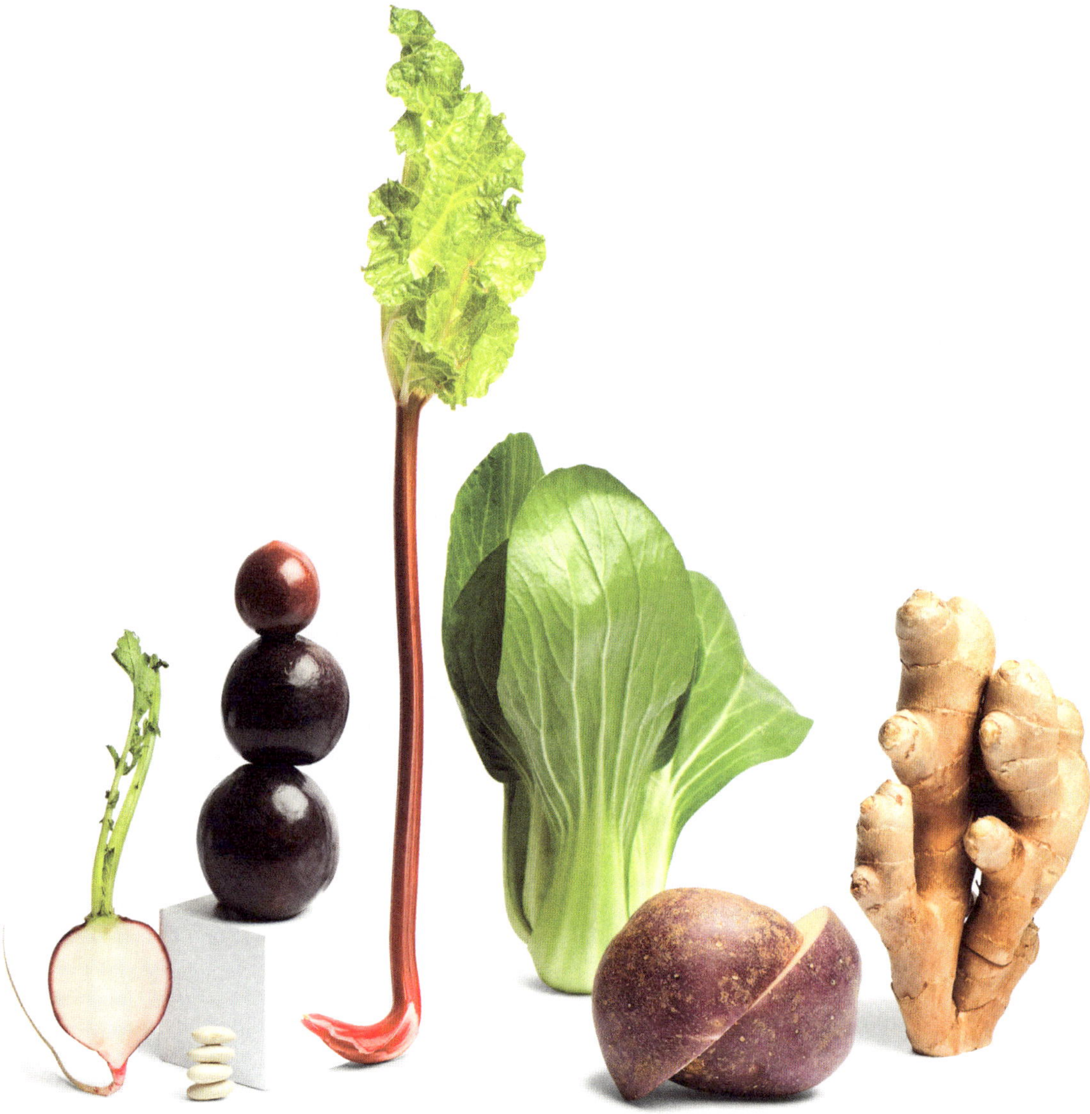

SOLLTE ICH MICH PFLANZENBASIERT ERNÄHREN?

WAS IST PFLANZENBASIERTE ERNÄHRUNG GENAU?

Es wird viel über pflanzenbasierte Ernährung geredet, aber was genau bedeutet das? Sollen wir mehr Pflanzen essen oder uns nur noch von Pflanzen ernähren? Und was ist der Unterschied zwischen vegetarischer und veganer Ernährung?

Pflanzenbasierte Ernährung liegt seit einiger Zeit stark im Trend: Der Lieferdienst Deliveroo verzeichnete zwischen 2019 und 2021 einen 115-prozentigen Anstieg der Nachfrage nach pflanzlichen Speisen. Der Trend hält an, geht aber mit vielen Missverständnissen einher.

Wie der Begriff sagt, konzentriert sich eine pflanzenbasierte Ernährung hauptsächlich auf pflanzliche Lebensmittel – Obst und Gemüse, aber auch Nüsse, Samen, Öle, Vollkorngetreide und Hülsenfrüchte. Es geht jedoch nicht unbedingt darum, Vegetarier oder Veganer zu werden und nie wieder Fleisch oder Milchprodukte zu essen. Lediglich der proportionale Anteil pflanzlicher Lebensmittel sollte höher sein, tierische Produkte sollten zu einem möglichst großen Teil durch pflanzliche Proteinquellen wie Hülsenfrüchte und Tofu ersetzt werden.

Eine durchdachte pflanzenbasierte Ernährung kann für Menschen jedes Alters gesund sein, und durch viel Vollwertkost auch ausgewogen und nachhaltig. Bei einer schlecht geplanten pflanzenbasierten Ernährung besteht jedoch die Gefahr von Mangelerscheinungen, die sich sowohl auf den Geist als auch auf den Körper auswirken können.

VEGANE ERNÄHRUNG

Veganismus ist nicht nur eine Ernährungsweise, sondern eine Lebenseinstellung. Ziel ist, jede Form der Ausbeutung von Tieren zu vermeiden. Daher verzichten Veganer nicht nur auf alle Nahrungsmittel tierischen Ursprungs – neben Fleisch beispielsweise auch auf Eier oder Honig –, sondern lehnen auch Materialien wie Leder, Wolle oder Daunen ab.

Wer vegan leben möchte, muss die Inhaltslisten von Produkten sehr genau lesen: Tierische Produkte können sich auch hinter E-Nummern in Brot verbergen, in der Schellackumhüllung von Früchten, in Fruchtsäften oder Cerealien mit Vitamin D, das aus Lanolin gewonnen wurde (Vitamin D_2 und aus Flechten gewonnenes Vitamin D_3 sind hingegen für Veganer geeignet).

Vegane Ernährung wird oft als gesund gepriesen, das stimmt aber nicht grundsätzlich: Auch Veganer können Fast Food und Fertiggerichte essen, gesättigtes Fett (Kokosöl) zum Kochen verwenden oder zuckerreiche Produkte wie vegane Brownies genießen. Vegane Ernährung kann außerdem nicht alle Nährstoffe liefern, die man braucht, um gesund und energiegeladen zu sein (siehe S. 130–131).

VEGETARISCHE ERNÄHRUNG

Die vegetarische Ernährung findet immer mehr Anhänger. Vegetarier essen weder Fleisch noch Fisch oder Meeresfrüchte, keine aus Tieren gewonnenen Brühen, keine Insekten sowie keine Gelatine und kein Lab aus tierischen Quellen. Stattdessen können Obst und Gemüse, Getreide, Hülsenfrüchte, Nüsse und Samen, Eier, Milchprodukte und Honig auf dem Speiseplan stehen. Man unterscheidet mehrere Unterkategorien, darunter:

- **Lacto-Ovo-Vegetarier** essen Milchprodukte und Eier, aber weder Fisch, Fleisch noch Meeresfrüchte.
- **Ovo-Vegetarier** essen Eier, meiden aber alle anderen tierischen Produkte, auch Milchprodukte.
- **Lacto-Vegetarier** essen Milchprodukte, aber weder Eier noch Fisch, Fleisch oder Meeresfrüchte.

Untergruppen
In den Anfängen der vegetarischen Ernährung unterschied man noch nicht zwischen den verschiedenen Untergruppen. Damals bezeichnete man die »Lacto-Ovo-Vegetarier« schlicht als »Vegetarier«.

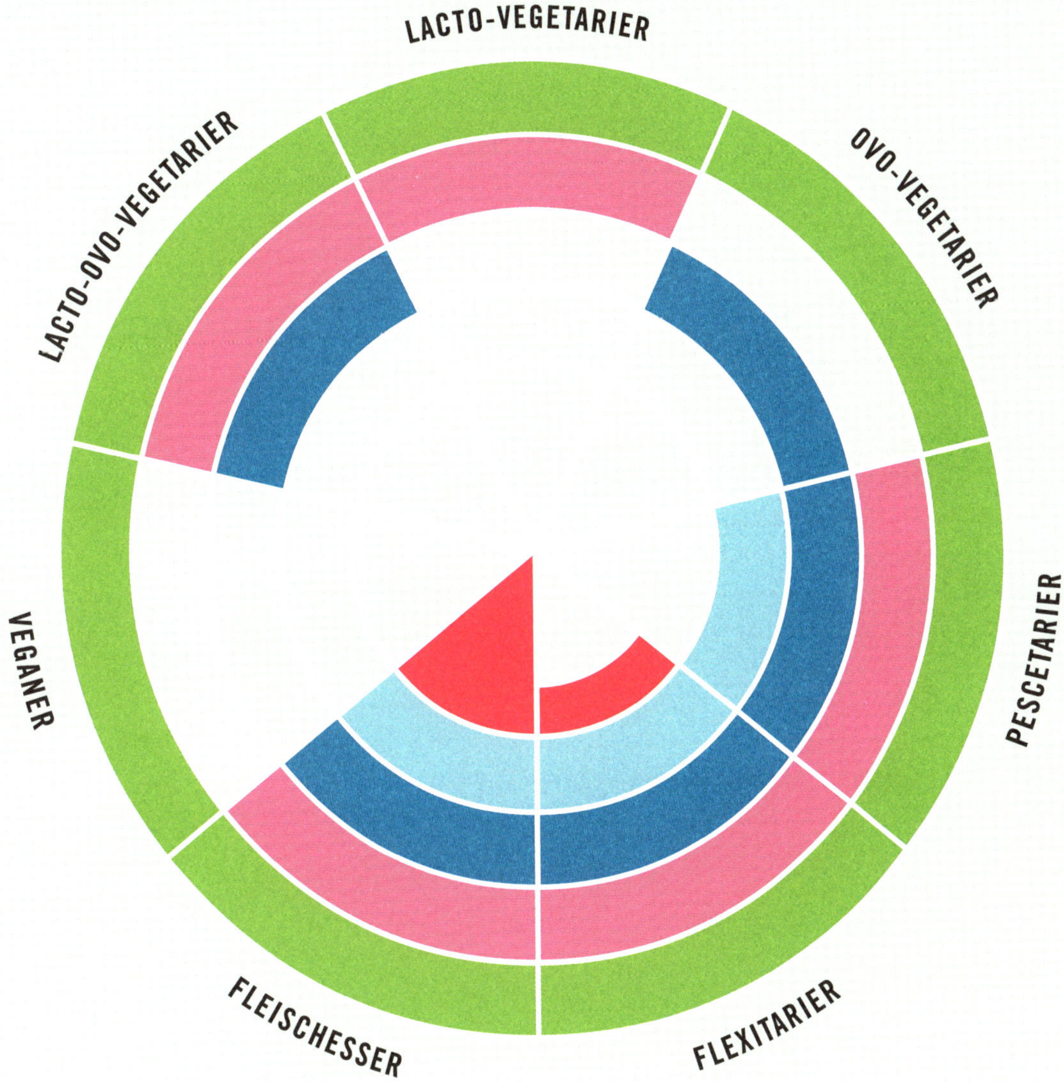

Kombinationsmöglichkeiten
Eine überwiegend pflanzliche Ernährung muss nicht auf starren Regeln basieren. Denkbar sind verschiedene Ernährungskombinationen, die je nach Wunsch tierische Produkte ein- oder ausschließen, aber hauptsächlich Lebensmittel aus pflanzlichen Quellen enthalten.

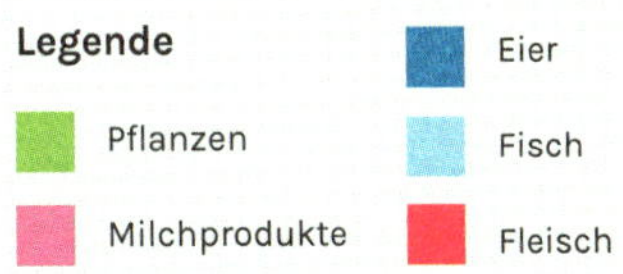

WELCHE VORTEILE HAT EINE PFLANZENBASIERTE ERNÄHRUNG?

Das pflanzliche Lebensmittel gesund sind, ist unumstritten. Es gibt viele gute Gründe dafür, den Anteil an Pflanzen in Ihrer Ernährung zu erhöhen und Ihrer Gesundheit so etwas Gutes zu tun.

Vieles spricht für eine pflanzenbasierte Ernährung: Sie ist umweltfreundlicher, kostet weniger und tut der Gesundheit gut – sofern Sie genau darauf achten, Ihren Nährstoffbedarf zu decken.

DER NÄHRSTOFFBEDARF

Experten empfehlen eine Ernährung mit wenig gesättigten Fettsäuren und viel Vollkorngetreide, frischem Obst und Gemüse. Bei einer ausgewogenen vegetarischen Ernährung auf der Grundlage von Vollkornprodukten, Hülsenfrüchten, Gemüse, Obst, Nüssen und Samen sind die empfohlenen fünf Portionen Obst und Gemüse pro Tag leicht zu erreichen. Die Mahlzeiten enthalten von Natur aus viele Ballaststoffe und wenig gesättigte Fettsäuren.

Komplizierter wird es bei den Vitaminen und Mineralstoffen, die der Körper täglich braucht, wie Kalzium, Eisen, Omega-3-Fettsäuren und Jod sowie Vitamin B_{12}. Bei einer gemischten Ernährung ist es einfach, diese Nährstoffe in ausreichender Menge zu sich zu nehmen. Dieselben Stoffe sind aber, wenn sie in Pflanzen enthalten sind, für den Körper nicht so leicht verfügbar. Darum ist es sehr wichtig, darauf zu achten, dass Sie mit Ihrer Ernährung die richtige Menge an Proteinen und Mikronährstoffen aufnehmen (siehe S. 128–131).

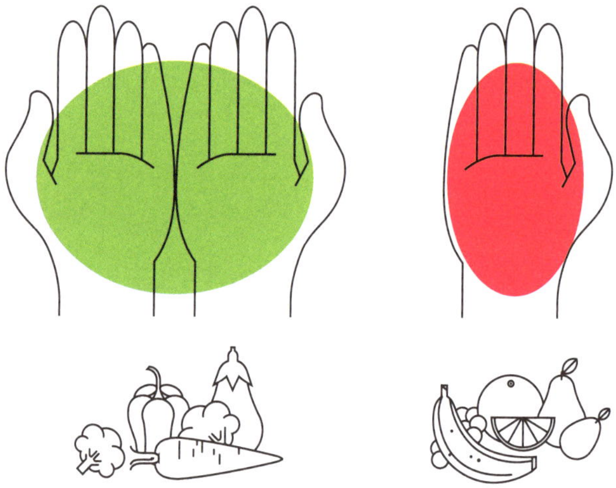

Ausgewogene vegane Ernährung

Wichtig ist, den Nährstoffbedarf des Körpers auch ohne tierische Produkte weitgehend zu decken und eine abwechslungsreiche und ausgewogene Versorgung mit Proteinen, Ballaststoffen, Vitaminen, Mineralien und gesunden Fetten zu gewährleisten. Achten Sie darauf, die hier empfohlenen Tagesportionen einzuhalten, und nutzen Sie Nahrungsergänzungsmittel z. B. für die Zufuhr von Vitamin B_{12}.

Viel
GEMÜSE

So viel Sie mögen
Essen Sie so viel Gemüse wie möglich und in vielen verschiedenen Farben. Es ist eine hervorragende Quelle für wichtige Nährstoffe und Ballaststoffe.

3 – 4
FRÜCHTE

Eine Portion ist …
ein Stück Obst, z. B. ein Apfel oder eine Banane, oder etwa 80 g. Für die Versorgung mit Ballaststoffen, Vitaminen, Mineralien und Antioxidanzien.

WAS PFLANZEN LEISTEN

Zahlreiche Studien belegen, dass eine ausgewogene pflanzenbasierte Ernährung die Lebenserwartung erhöht und das Risiko für bestimmte Krankheiten verringert. Sie enthält wenig gesättigte Fettsäuren, hilft Übergewicht zu vermeiden und kann das Risiko für Typ-2-Diabetes, Herz-Kreislauf-Erkrankungen und sogar einige Krebsarten senken. Es gibt auch Hinweise darauf, dass der Verzicht auf tierische Produkte den Blutdruck senkt.

Ballaststoffe sind einer der Gründe dafür, dass pflanzliche Ernährung so gesund ist. Der Verzehr einer Vielzahl von pflanzlichen Lebensmitteln kann Ihnen helfen, die empfohlenen 30 g Ballaststoffe pro Tag aufzunehmen, die für ein gesundes Darmmikrobiom empfohlen werden. Präbiotische Lebensmittel (siehe S. 52–53) wie Knoblauch, Lauch, Bananen und Hafer sind besonders wirksam für die Ernährung Ihrer Darmbakterien. Studien zeigen, dass eine ballaststoffreiche Ernährung auch hilft, den Blutzuckerspiegel und den Cholesterinspiegel zu regulieren. Außerdem sollen Ballaststoffe aus Vollkorngetreide das Risiko für Typ-2-Diabetes und verschiedene andere Krankheiten senken.

Sowohl unter den Fleischessern als auch unter den Vegetariern und Veganern gibt es kerngesunde Menschen. Dennoch empfiehlt es sich auch im Interesse der Umwelt, Fleisch, Fisch und Milchprodukte zu reduzieren und vorwiegend pflanzliche Produkte zu konsumieren. Dieser Ansatz geht zwar nicht auf die ethischen Bedenken ein, die mit tierischen Produkten verbunden sind, kann aber für jemanden, der täglich Fleisch, Fisch und Milchprodukte zu sich nimmt, ein großer Schritt sein.

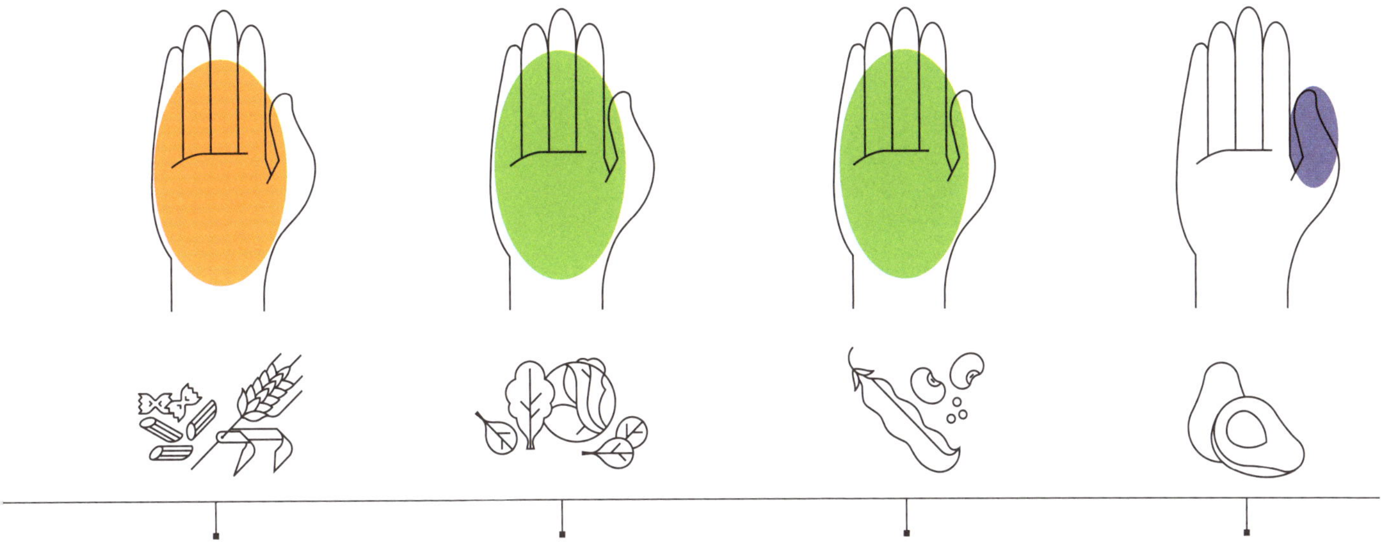

5
VOLLKORN

Eine Portion ist ...
etwa 30 g gegartes Getreide oder eine Scheibe Vollkornbrot. Brauner Reis, Vollkornnudeln, Quinoa, Buchweizen, Gerste, Emmer und gekeimte Körner liefern Proteine und Ballaststoffe.

2–3
BLATTGEMÜSE

Eine Portion ist ...
etwa 85 g grünes Blattgemüse wie Salat, Kohl, Grünkohl und Spinat. Alle sind reich an Vitaminen, Mineralien und Antioxidanzien.

2–3
HÜLSENFRÜCHTE

Eine Portion ist ...
etwa 125 g Bohnen, Erbsen oder Linsen. Sie sind fettarm, proteinreich und enthalten kein Cholesterin.

1
FETT

Eine Portion ist ...
etwa 30 g Nüsse oder eine halbe Avocado. Auch fettreiche Vollwertkost sowie Milchersatzprodukte aus Soja und Mandeln sollten auf eine Portion beschränkt werden.

IST PFLANZENBASIERTE ERNÄHRUNG IMMER GESÜNDER?

Trotz aller Vorteile einer pflanzenbasierten Ernährung muss man darauf achten, seinen Körper mit allen nötigen Nährstoffen zu versorgen. Geschieht das nicht, drohen Mangelerscheinungen.

Bei der Diskussion über pflanzenbasierte Ernährung stehen oft persönliche Vorlieben sowie ökologische und ethische Bedenken im Vordergrund, während die Ernährungswissenschaft auf der Strecke bleibt.

DAS RICHTIGE GLEICHGEWICHT

Die ernährungsphysiologischen Vorteile einer vorwiegend pflanzlichen Ernährung sind solide belegt. Ein breites Spektrum pflanzlicher Lebensmittel, die täglich 30 g Ballaststoffe liefern, unterstützt die Darmgesundheit, während Obst und Gemüse viele wichtige Vitamine und Mineralien beisteuern.

Einige pflanzliche Ernährungsformen bergen jedoch das Risiko, mit Proteinen, Vitaminen und Mineralien nicht ausreichend versorgt zu sein. Hier ist es wichtig, die richtigen Lebensmittel zu kombinieren und, wenn nötig, Nahrungsergänzungsmittel einzunehmen (siehe S. 128–131).

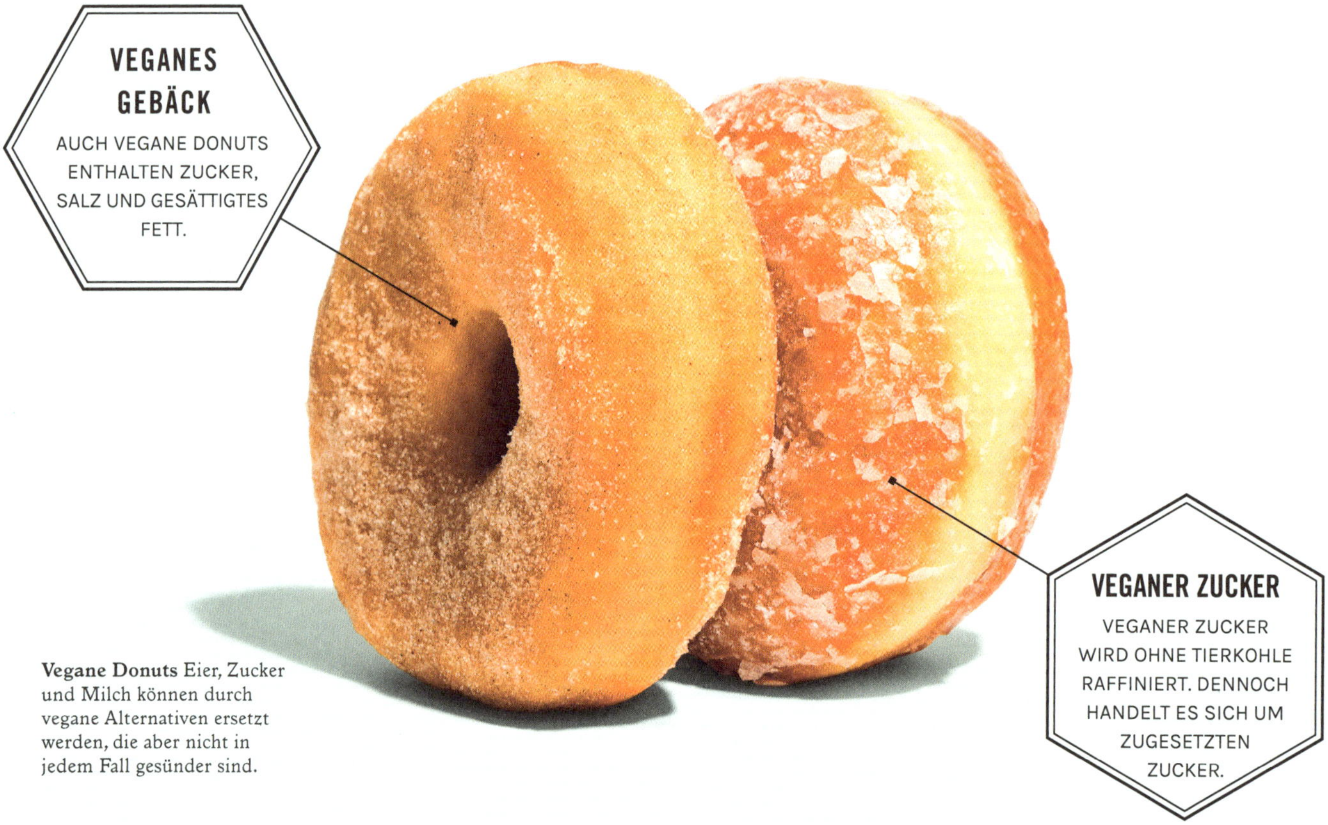
VEGANES GEBÄCK
AUCH VEGANE DONUTS ENTHALTEN ZUCKER, SALZ UND GESÄTTIGTES FETT.
VEGANER ZUCKER
VEGANER ZUCKER WIRD OHNE TIERKOHLE RAFFINIERT. DENNOCH HANDELT ES SICH UM ZUGESETZTEN ZUCKER.

Vegane Donuts Eier, Zucker und Milch können durch vegane Alternativen ersetzt werden, die aber nicht in jedem Fall gesünder sind.

Soja, Quinoa und Nüsse sind gute Eiweißquellen, Tofu, Linsen und Spinat liefern viel Eisen. Schwieriger ist es mit anderen Nährstoffen. Jod zum Beispiel ist vor allem in Milchprodukten und Fisch enthalten. Der Jodgehalt von pflanzlichen Lebensmitteln hängt vom Jodgehalt des Bodens ab. Lebensmittel, die in Meeresnähe angebaut werden, enthalten in der Regel mehr Jod. Wer Lebensmittel von jodarmen Böden isst, könnte mit Jodsalz und Algen einem Jodmangel entgegenwirken.

Auch die Zubereitung spielt eine Rolle. Gedünstetes Gemüse ist beispielsweise weitaus nährstoffreicher als frittiertes. Viele Fleischersatzprodukte sind nicht ausgewogen. Pulled Pork wird beispielsweise gern durch Jackfrucht ersetzt, die jedoch kaum Protein enthält. Außerdem gibt es viele vegane Fertigprodukte, die viel Salz oder gesättigtes Fett enthalten und darum ungesund sind.

OFFENE FRAGEN

Entgegen der Mehrzahl der Studien sehen einige wenige Untersuchungen einen Zusammenhang zwischen pflanzenbasierter Ernährung und Herz-Kreislauf-Erkrankungen. In einer zwei Jahrzehnte dauernden britischen Studie mit 50 000 Personen wurde das Risiko von Schlaganfällen und anderen Gesundheitsproblemen in Abhängigkeit von der Ernährung untersucht. Die Forscher fanden heraus, dass im Vergleich zu Fleischessern zwar die Raten von Herzerkrankungen (wie Angina pectoris oder Herzinfarkt) bei Pescetariern um 13 Prozent und bei Vegetariern um 22 Prozent niedriger lagen. Doch war die Schlaganfallrate bei Vegetariern um 20 Prozent höher. Dies war hauptsächlich auf Einblutungen ins Gehirn zurückzuführen und wurde bei Pescetariern nicht beobachtet.

Solche Studien scheinen bahnbrechend, haben aber ihre Grenzen. Das Gesamtrisiko für einen Schlaganfall bei Vegetariern war gering und entsprach 3 zusätzlichen Fällen pro 1000 Personen über 10 Jahre hinweg. Außerdem handelte es sich um eine Beobachtungsstudie, was bedeutet, dass die Forscher neben der Ernährung keine anderen relevanten Variablen berücksichtigten.

Die belastbaren Studien zeigen also, dass eine ausgewogene pflanzenbasierte Ernährung gesund sein kann. Fleischesser müssen nicht völlig auf Fleisch verzichten, um sich gesünder zu ernähren – sie können es einfach reduzieren.

Der »Anti-Nährstoff«

PHYTINSÄURE IST IN NÜSSEN, VOLLKORNGETREIDE UND HÜLSENFRÜCHTEN ENTHALTEN. Im Körper bindet sich die Säure an Mineralien und bildet Phytat, das die Aufnahme von Zink, Eisen und Kalzium beeinträchtigt und bei Menschen, die sich pflanzlich ernähren, zu Mangelerscheinungen führen kann. Als Antioxidans, das zur Vorbeugung von Herz-Kreislauf-Erkrankungen und Nierensteinen beitragen kann, hat es jedoch auch gesundheitliche Vorteile, darum ist es nicht ratsam, diese Lebensmittel zu meiden. Durch Einweichen, Kochen, Fermentieren und Keimen von Bohnen und Getreide lässt sich der Phytatgehalt reduzieren, und die betroffenen Mineralien können auch aus anderen Quellen aufgenommen werden. Zink ist in Tofu enthalten, Eisen in Datteln und Erdbeeren, Kalzium in Blattgemüse.

WIE KANN ICH MICH NACHHALTIG ERNÄHREN?

Diese Frage beschäftigt viele Menschen, doch es ist nicht einfach, die vielen Aspekte zu verstehen. Dennoch können wir im Alltag einiges tun, um negative Auswirkungen unserer Ernährung für Umwelt und Klima zu vermeiden.

Es ist wichtiger als je zuvor, dass wir besser für unsere Erde sorgen. Auch die Nutzung der natürlichen Ressourcen für die Nahrungsmittelproduktion muss im Interesse unseres Lebens und künftiger Generationen nachhaltiger werden.

Die Landwirtschaft ist ein Hauptverursacher von Treibhausgasemissionen. Fossile Brennstoffe kommen von Landwirtschaft und Produktion, über Vertrieb und Lieferung bis zur Abfallentsorgung zum Einsatz. Wir alle können durch andere Ernährungsgewohnheiten gegensteuern.

WENIGER FLEISCH UND MILCHPRODUKTE

Wenn Fleischesser ihren Verzehr auf eine Portion rotes Fleisch pro Woche reduzieren würden, wäre schon viel gewonnen. Die Hälfte der bewohnbaren Landfläche der Erde wird für die Landwirtschaft genutzt, davon 77 Prozent für die Viehzucht. Fleisch und Milchprodukte liefern jedoch nur 17 Prozent der weltweiten Energiezufuhr und nur 33 Prozent der weltweiten Proteinversorgung. Diese ressourcenintensive Lebensmittelproduktion zahlt sich nicht aus, weder unter dem Gesichtspunkt der Ernährung noch unter dem der Nachhaltigkeit.

Die Fleisch- und Milchproduktion war in 2021 für 66 Prozent der Treibhausgasemissionen der deutschen Landwirtschaft und damit für 5 Prozent der deutschen Treibhausgasemissionen überhaupt verantwortlich. Weltweit werden Ökosysteme zerstört, um Platz für Weidevieh oder Futterpflanzen zu schaffen. Diese Argumente können selbst begeisterte Fleischesser davon überzeugen, im Interesse unseres Planeten verstärkt auf pflanzliche Proteinquellen zurückzugreifen.

Sich pflanzenbasiert zu ernähren, bedeutet nicht, überhaupt kein Fleisch zu essen. Versuchen Sie, die planetare Ernährung (siehe S. 127) so gut

Produktion von Proteinquellen Diese Grafik vergleicht den Ressourcenverbrauch und die Treibhausgasemissionen (THGE), die bei der Herstellung einer 100-g-Portion Protein entstehen. Sie zeigt, dass die Produktion von pflanzlichen Eiweißquellen wie Erbsen und Tofu deutlich weniger Auswirkungen hat als die von Fleisch oder Käse.

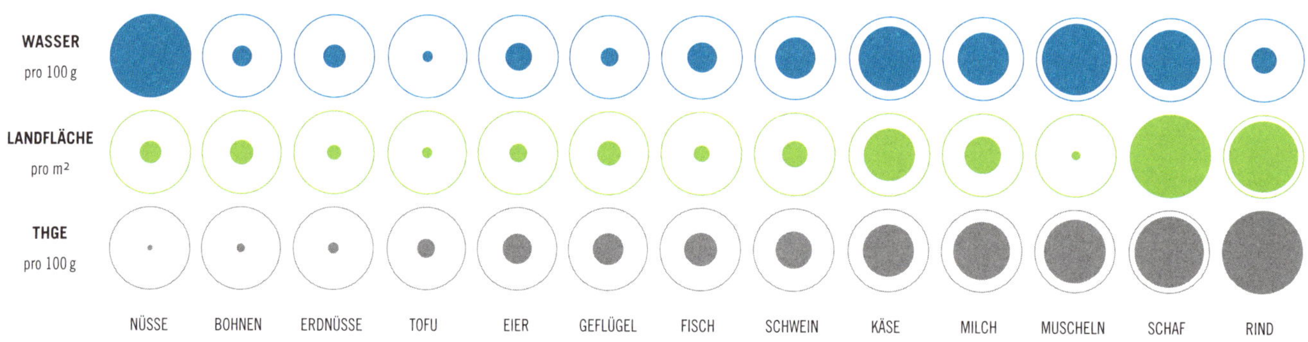

wie möglich zu befolgen. Es gibt viele Quellen für pflanzliche Proteine (siehe S. 128–129). Informieren Sie sich darüber, auf welche wichtigen Nährstoffe Sie speziell bei pflanzlicher Ernährung achten sollten (siehe S. 130–131).

AKTIV WERDEN

Wer saisonal und regional einkauft, trägt zur Verkürzung der Transportwege bei und hilft, Emissionen zu vermeiden. Verschwenden Sie keine Lebensmittel. Stellen Sie einen Speiseplan für die Woche auf und kaufen Sie entsprechend ein, um von verderblichen Lebensmitteln nicht zu viel zu kaufen.

Bevor Obst und Gemüse verdirbt, können Sie es blanchieren und einfrieren. Alternativ kochen Sie größere Mengen, sodass keine Zutatenreste bleiben, und frieren sie portionsweise ein.

Wer selbst Gemüse pflanzt, kann immer nach Bedarf ernten. Das muss kein großer Garten sein. Schon ein Blumenkasten mit Kräutern oder ein Pflanzsack mit Kartoffeln ist gut für Körper, Geist und Seele – und unseren Planeten.

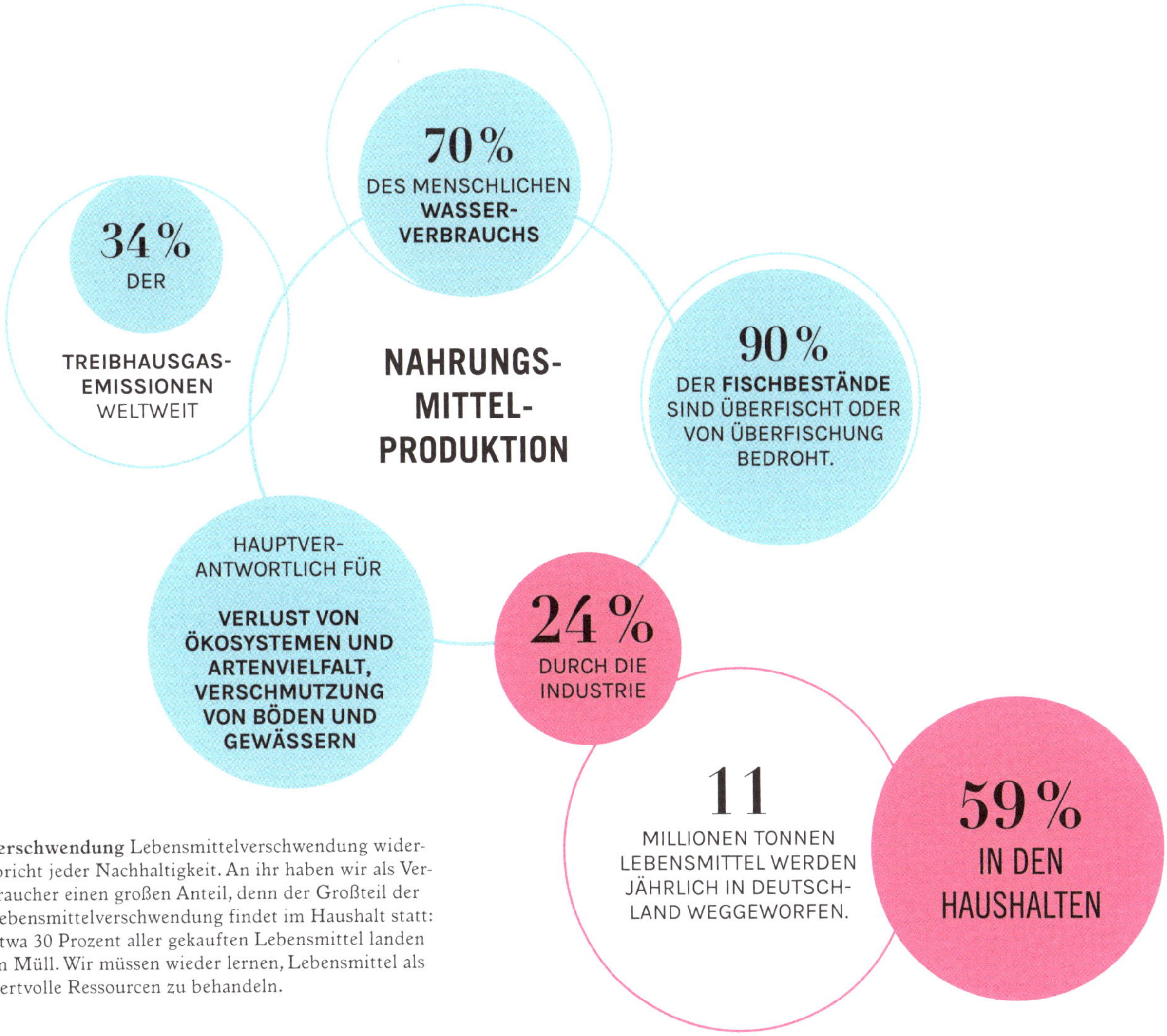

Verschwendung Lebensmittelverschwendung widerspricht jeder Nachhaltigkeit. An ihr haben wir als Verbraucher einen großen Anteil, denn der Großteil der Lebensmittelverschwendung findet im Haushalt statt: Etwa 30 Prozent aller gekauften Lebensmittel landen im Müll. Wir müssen wieder lernen, Lebensmittel als wertvolle Ressourcen zu behandeln.

Legende
- Nahrungsmittelproduktion
- Lebensmittelverschwendung

IST PFLANZENBASIERTE ERNÄHRUNG UMWELTFREUNDLICHER?

Ja, definitiv – aber nicht alle Pflanzen sind gleich zu bewerten. Auch bei der pflanzlichen Ernährung sollten wir darauf achten, Arten mit einem möglichst kleinen ökologischen Fußabdruck zu bevorzugen.

Wenn man die Auswirkungen der Fleisch- und Milchproduktion betrachtet (siehe S. 124), wird klar, dass die Zukunft in der pflanzlichen Ernährung liegt. Aber auch Pflanzen können mehr oder weniger umweltfreundlich sein. Die Hülsenfrucht Soja beispielsweise bindet während ihres Wachstums Stickstoff im Boden und verringert so den Bedarf an Stickstoffdünger. Dieser Dünger bildet Stickoxid, das in die Gewässer gelangt und Meereslebewesen und Ökosysteme schädigt. Soja ist auch wegen ihres guten Nährwertprofils eine sinnvolle Wahl.

Mycoprotein, eine hervorragende Eiweißquelle, wird oft fälschlicherweise für ein ungesundes verarbeitetes Lebensmittel gehalten. Tatsächlich handelt es sich um ein pflanzliches Lebensmittel, das aus Pilzen durch Fermentation hergestellt wird. (Sie kennen es vielleicht unter dem Markennamen Quorn.) Es hat einen deutlich geringeren CO_2-Fußabdruck als tierische Proteine und verbraucht 90 Prozent weniger Landfläche, was es zu einer äußerst nachhaltigen Proteinquelle macht.

WASSERVERBRAUCH

Wasser wird immer knapper, vor allem in Ländern, in denen ein Großteil unserer Lebensmittel produziert wird. 70 Prozent des Wasserverbrauchs gehen auf das Konto der Nahrungsmittelindustrie. Wer Nüsse als Proteinquelle verwendet, sollte auf das

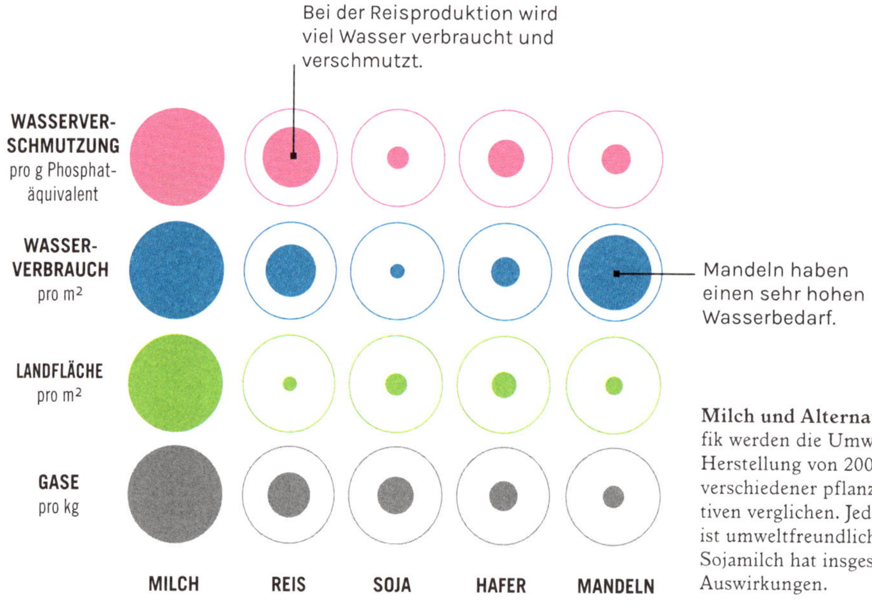

Milch und Alternativen In dieser Grafik werden die Umweltauswirkungen der Herstellung von 200 ml Milch mit denen verschiedener pflanzlicher Milchalternativen verglichen. Jeder pflanzliche Drink ist umweltfreundlicher als Kuhmilch, aber Sojamilch hat insgesamt die geringsten Auswirkungen.

Planetare Ernährung in Anteilen

Bei der planetaren Ernährung geht es nicht um Verzicht. Die Anteile der Lebensmittelgruppen wurden mit Blick auf die Gesundheit des Planeten und die menschliche Ernährung entwickelt. Keine Lebensmittelgruppe wird ausgeschlossen, aber der Schwerpunkt liegt auf pflanzlicher Ernährung und moderatem Konsum tierischer Produkte.

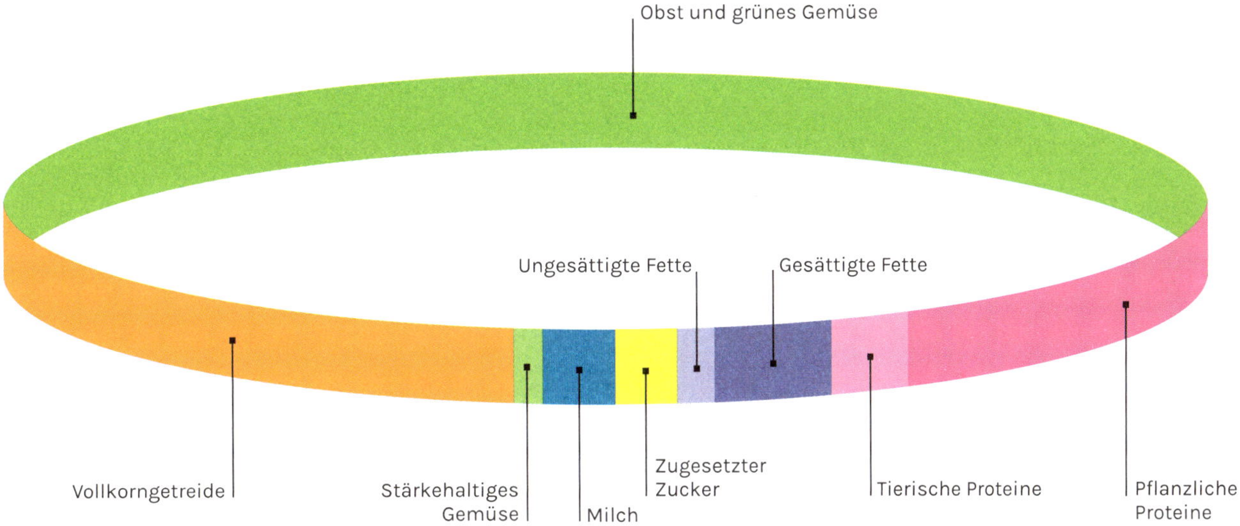

Ursprungsland und die dortige Wassersituation achten. So ist beispielsweise die Produktion von kalifornischen Mandeln mit einem Wasserverbrauch von rund 5 Litern pro Mandel äußerst ineffizient (die kalifornischen Landwirte haben sich verpflichtet, den Wasserverbrauch zu senken).

DIE PLANETARE ERNÄHRUNG

Die planetare Ernährung ist ein praktischer Leitfaden für alle, die sich nachhaltig ernähren möchten. Sie kann an ein breites Spektrum von Bedürfnissen und kulturellen Präferenzen angepasst werden. Dieser Ansatz für eine ausgewogene Ernährung berücksichtigt sowohl die Umweltauswirkungen der Lebensmittelproduktion als auch den Nährstoffbedarf des menschlichen Körpers. Der Schwerpunkt liegt auf Vollwertprodukten, wobei die Hälfte der Nahrungsmittel aus Gemüse und Obst besteht. Die andere Hälfte besteht vor allem aus Vollkorngetreide und pflanzlichem Eiweiß (Hülsenfrüchten), aber auch aus Fetten, bescheidenen Mengen an Fleisch und Milchprodukten sowie etwas zugesetztem Zucker und stärkehaltigem Gemüse.

Die planetare Ernährung ist weitaus weniger restriktiv als eine vegane oder vegetarische Ernährung. Empfohlen wird lediglich, die Anzahl der Fleischportionen zu reduzieren und den Großteil des Proteins aus pflanzlichen Quellen zu beziehen. Für Fans von rotem Fleisch bedeutet das: ein Burger pro Woche oder ein großes Steak pro Monat. Alternativ könnten Sie einige Portionen Geflügel und Fisch pro Woche essen.

ENTHÄLT VEGANE ERNÄHRUNG AUSREICHEND PROTEINE?

Es ist ein Irrglaube, dass Veganer grundsätzlich von Proteinmangel bedroht sind. Pflanzliche Proteine sind anders zusammengesetzt als tierische, aber eine abwechslungsreiche vegane Ernährung deckt den Tagesbedarf zuverlässig.

Proteine sind für die Regeneration des Gewebes, das Muskelwachstum und viele andere Prozesse unerlässlich. Die Vorstellung, dass eine vegane Ernährung uns nicht mit genügend Protein versorgt, kommt daher, dass pflanzliche Proteine meist nicht vollständig sind. Proteine bestehen aus 20 Aminosäuren, von denen der Körper neun mit der Nahrung aufnehmen muss. Vollständiges Protein enthält alle neun in gleicher Menge. Fleisch, Eier, Fisch und Milchprodukte liefern vollständiges Protein, die meisten pflanzlichen Proteine hingegen sind unvollständig. So enthalten weißer und brauner Reis beispielsweise viel Methionin und wenig Lysin, das in vielen Hülsenfrüchten enthalten ist. Veganer sollten daher auf vielfältige Proteinquellen achten.

Früher hielt man es für nötig, unvollständige Proteine bei jeder Mahlzeit zu kombinieren. Heute wissen wir, dass es genügt, über den Tag verteilt verschiedene Proteine zu essen, da die Leber die Aminosäuren speichert. Außerdem kann der Körper nur 20–40 g Protein auf einmal effizient verwerten. Gesunde Erwachsene sollten täglich mindestens 0,8 g Protein pro Kilo Körpergewicht zu sich nehmen, je nach Aktivitätsniveau mehr (siehe S. 80–81).

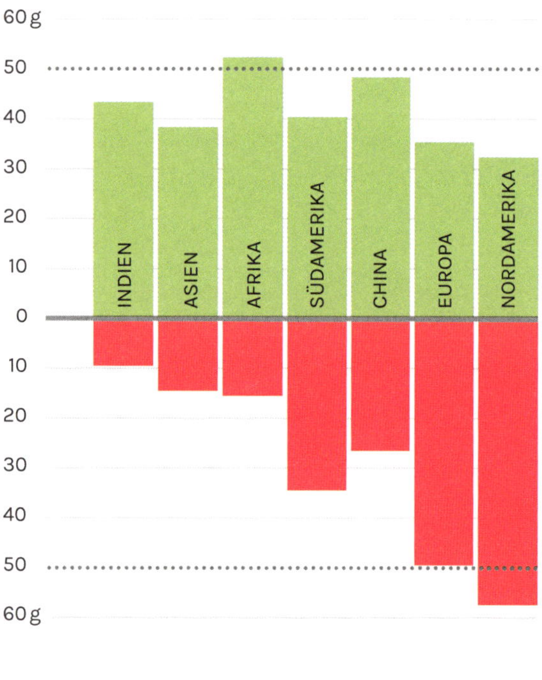

TÄGLICHER PROTEINKONSUM (DURCHSCHNITT)

PROTEINQUELLEN

Sojaprodukte liefern komplettes Protein. **Tofu** (8 g pro 100 g) ist das bekannteste, **Tempeh** (18 g) ist ein fermentierter Fleischersatz mit stärkerem Geschmack. Auch Sojadrink und -joghurt sind fermentiert. Andere Fleischersatzprodukte sind Mycoprotein (siehe S. 129) und proteinreicher Seitan (75 g), der aus Weizengluten hergestellt wird und daher für Menschen mit Zöliakie nicht geeignet ist.

Quinoa (4,4 g pro 100 g) ist eine weitere Quelle für vollständiges Protein. Es wird dem Getreide zugeordnet, tatsächlich handelt es sich aber um die Samen von *Chenopodium quinoa*, einem Fuchsschwanzgewächs aus den Anden.

Legende

- Pflanzliche Proteine
- Tierische Proteine
- Empfohlene Menge

Proteinzufuhr Außerhalb Europas und Nordamerikas ist es normal, dass Pflanzen die Hauptproteinquelle darstellen.

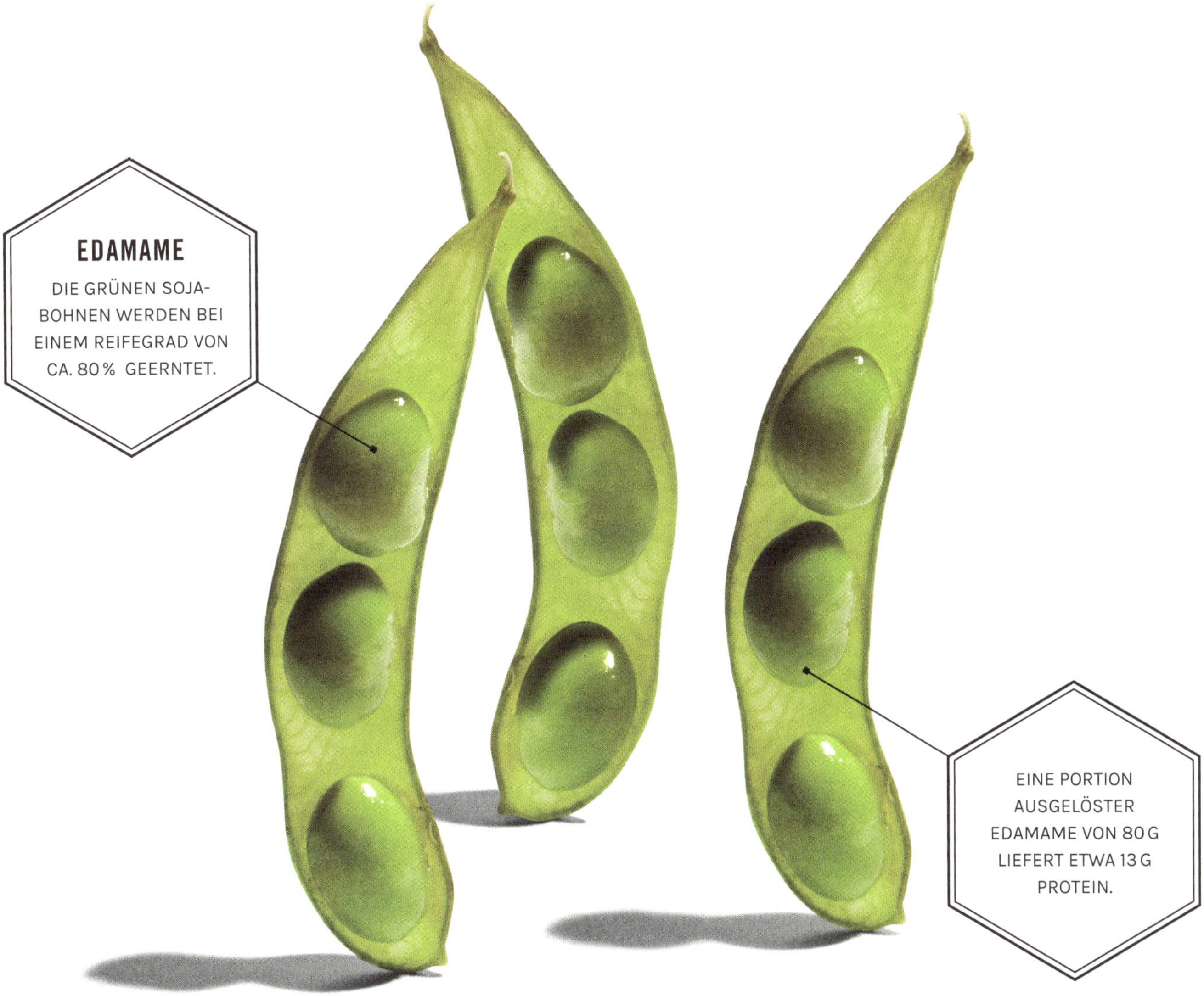
EDAMAME
DIE GRÜNEN SOJA-BOHNEN WERDEN BEI EINEM REIFEGRAD VON CA. 80 % GEERNTET.
EINE PORTION AUSGELÖSTER EDAMAME VON 80 G LIEFERT ETWA 13 G PROTEIN.

Nüsse und **Samen** eignen sich als Snack, im Salat oder Müsli oder als Nussmus. Sie können bis zu 20 g Protein pro 100 g enthalten. Eine Portion entspricht etwa 20 g. **Bohnen** und **Linsen** enthalten durchschnittlich 20 g Protein pro 100 g, eine Portion entspricht etwa 120 g (gegart). **Angereicherte Lebensmittel** wie vegane Energiebällchen, Frühstücksflocken oder Proteinriegel enthalten oft Sojazusätze. Lesen Sie immer die Zutatenliste: Auch vegane Produkte können viel Salz, Zucker und Fett enthalten. Neben Hülsenfrüchten liefern auch einige andere **Gemüsearten** Proteine, beispielsweise Brokkoli (2,8 g pro 100 g).

Was ist Mycoprotein?

DAS FLEISCHERSATZPRODUKT IST BESSER UNTER DEM MARKENNAMEN QUORN BEKANNT.

Sein Hauptbestandteil, *Fusarium venenatum*, ist ein Mikropilz, der von Natur aus im Boden vorkommt. Pilze werden nicht als Pflanzen eingestuft, da ihnen Chlorophyll fehlt und sie eine andere Zellstruktur haben. Die Pilze werden in großen Fermentern mit Kohlenhydraten gefüttert, und die Flüssigkeit wird durch Zentrifugalkraft abgetrennt, um einen Mycoprotein-Teig herzustellen. Er ist eine vollständige Proteinquelle (11 g pro 100 g) und enthält außerdem verschiedene Mikronährstoffe.

AUF WELCHE ANDEREN NÄHRSTOFFE MÜSSEN VEGETARIER UND VEGANER ACHTEN?

Auch wer auf tierische Produkte ganz oder größtenteils verzichtet, bekommt die benötigten Nährstoffe weitgehend aus pflanzenbasierter Ernährung. In manchen Fällen sind Ergänzungspräparate jedoch notwendig.

Die meisten Nährstoffe sind in einer pflanzlichen Ernährung reichlich vorhanden. Proteine erfordern etwas Aufmerksamkeit, und im Winter sind Vitamin-D-Präparate empfehlenswert (S. 138–139).

Unten sehen Sie einige wichtige Mikronährstoffe mit ihrem GDA, also der empfohlenen Tagesdosis (*Guideline Daily Amount*), und ihren Quellen.

Kalzium ist wichtig für Knochen und Zähne, für die Muskelkontraktion und die Blutgerinnung. Milchprodukte sind eine wichtige Quelle. Kalzium ist nur in wenigen Pflanzen enthalten, und nur in relativ geringen Mengen.

Schon leichter **Jod**mangel kann die Hirnentwicklung bei Babys beeinträchtigen. Auch die Schilddrüse braucht Jod, um die Stoffwechselfunktionen zu regulieren. Schwangere und stillende Frauen sollten ihren Arzt nach Ergänzungspräparaten fragen.

Omega-3-Fettsäuren für Herz und Gehirn müssen wir mit der Nahrung zu uns nehmen (siehe S. 16–17). ALA (Alpha-Linolensäure) ist aus Pflanzen verfügbar. Studien zufolge sind Pflanzen aber weniger gute Quellen für EPA (Eicosapentaensäure) und DHA (Docosahexaensäure). Beide sind in Ergänzungspräparaten aus Mikroalgen enthalten.

Vitamin B_{12} hält Nerven- und Blutzellen gesund. Der Körper kann die pflanzlichen Quellen jedoch in der Regel nicht verwerten. Bei veganer Ernährung sollten Sie daher ein Ergänzungspräparat einnehmen und Ihren Vitamin-B_{12}-Spiegel regelmäßig vom Arzt kontrollieren lassen.

Eisen wird für das Immunsystem gebraucht, außerdem für die Bildung von Hämoglobin, das Sauerstoff durch den Körper transportiert. Eisenmangel kann zu Anämie führen, die vor allem bei Mädchen zwischen 11 und 18 Jahren öfter vorkommt. Vitamin C verbessert die Aufnahme von Eisen.

Zink wird zur Bildung von Zellen und Enzymen sowie zur Verarbeitung von Fett, Eiweiß und Kohlenhydraten gebraucht. 30 g Hanfsamen oder Kürbiskerne decken ein Drittel Ihres Tagesbedarfs.

KALZIUM	VITAMIN D	JOD	OMEGA-3
GDA (ALTER 19–64): 700 mg	**GDA** (VARIIERT): 8,5 µg–10 µg	**GDA** (ERWACHSENE): 140 µg	**GDA** -/-
PFLANZLICHE QUELLEN TROCKENFRÜCHTE | NÜSSE TOFU | BLATTGEMÜSE KIDNEYBOHNEN | TAHIN	**PFLANZLICHE QUELLEN** ANGEREICHERTE PRODUKTE PILZE (WENN SIE UV-LICHT AUSGESETZT WAREN)	**PFLANZLICHE QUELLEN** ANGEREICHERTE PFLANZENDRINKS	**PFLANZLICHE QUELLEN** WALNÜSSE HANF- UND CHIASAMEN LEINSAMEN | SOJA | RAPSÖL

EINE EINZIGE PAPRIKA KANN MEHR ALS DAS DREIFACHE DES TÄGLICHEN VITAMIN-C-BEDARFS LIEFERN.

Kunterbunt essen Das in orangen, roten und gelben Paprika, grünem Blattgemüse und Tomaten enthaltene Vitamin C trägt dazu bei, dass der Körper Eisen besser aufnehmen kann.

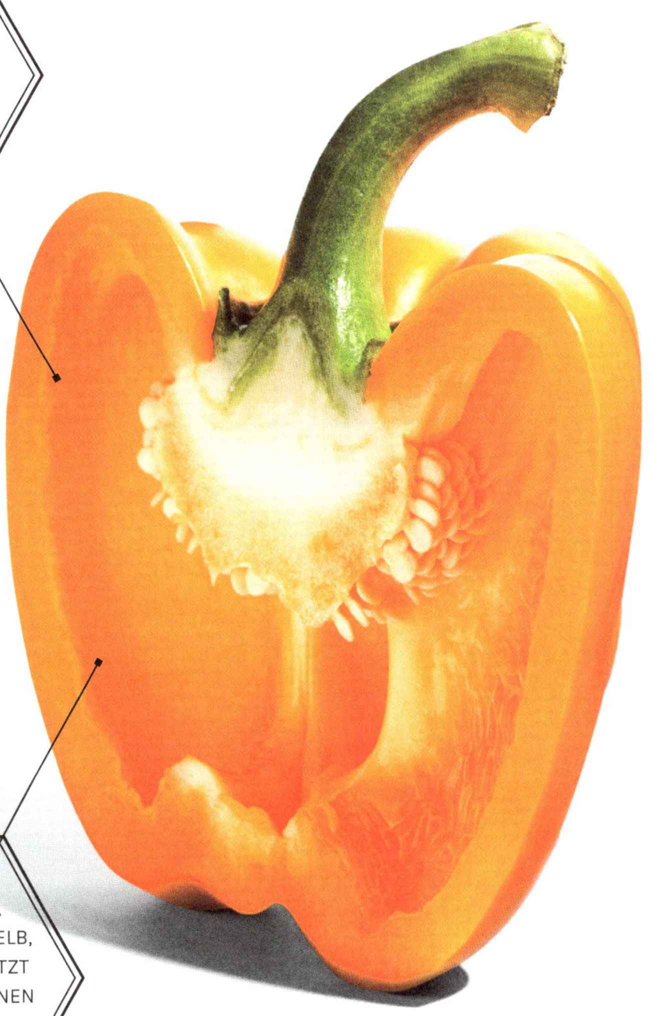

Die meisten Erwachsenen nehmen nicht genug **Selen** zu sich. Es stärkt die Gesundheit der Fortpflanzungsorgane, das Immunsystem und wird für die Regeneration des Gewebes benötigt. 2 bis 3 Paranüsse decken den Tagesbedarf.

OXALATE UND PHYTATE

Einige Pflanzen enthalten Inhaltsstoffe, die nicht ganz so gesund sind – Grund genug, auf Abwechslung zu setzen. Spinat und Mangold zum Beispiel enthalten Oxalate, die die Kalziumaufnahme hemmen. Phytate aus verschiedenen Hülsenfrüchten, Vollkorngetreide, Nüssen und Samen (einschließlich Mandeln, Sesam und Linsen) hemmen die Aufnahme von Zink und Eisen. Um dem entgegenzuwirken, kann man sie vor dem Verzehr einweichen oder Beeren zum Müsli geben.

WENN GRÜNE PAPRIKA REIFEN, FÄRBEN SIE SICH GELB, ORANGE UND ZULETZT ROT. ALLE HABEN EINEN UNTERSCHIEDLICHEN GEHALT AN NÄHRSTOFFEN.

VITAMIN B_{12}

GDA (ALTER 19–64): 1,5 µg

PFLANZLICHE QUELLEN
ANGEREICHERTE CEREALIEN

EISEN

GDA: MÄNNER (18+) 8,7 mg
FRAUEN (18+) 14,8 mg/50+ 8,7 mg

PFLANZLICHE QUELLEN
VOLLKORNWEIZEN | BOHNEN
LINSEN | TROCKENPFLAUMEN
DATTELN | ERDBEEREN | HIRSE

ZINK

GDA (19–64):
MÄNNER 9,5 mg
FRAUEN 7 mg

PFLANZLICHE QUELLEN
NÜSSE | LINSEN
TOFU | QUINOA

SELEN

GDA (19–64):
MÄNNER 75 µg
FRAUEN 60 µg

PFLANZLICHE QUELLEN
PARANÜSSE | VOLLKORNWEIZEN
BRAUNER REIS | LINSEN

WARUM IST EINE VIELFALT AN PFLANZEN SO WICHTIG?

Die Darmgesundheit wird zurzeit viel diskutiert. Verschiedene Studien haben gezeigt, dass eine Ernährung mit vielen verschiedenen pflanzlichen Lebensmitteln sich sehr positiv auf den Darm auswirkt.

In einem gesunden Darm lebt ein breites Spektrum verschiedener Bakterien, die viele wichtige Funktionen erfüllen. Die Gemeinschaft dieser Billionen von Mikroorganismen bezeichnet man als Darmmikrobiom (siehe S. 48–49). Was wir essen, beeinflusst die Zusammensetzung dieser Bakterien.

Von einer großen Artenvielfalt im Darm profitiert die Gesundheit. Eine Untersuchung von mehr als 10 000 Stuhlproben ergab, dass Personen, die wöchentlich mehr als 30 Arten von pflanzlichen Lebensmitteln zu sich nehmen, eine größere Vielfalt an Darmmikroben aufweisen als Personen, die weniger als 10 pflanzliche Lebensmittel konsumieren.

In einer Studie mit über 20 000 Personen wurde der Zusammenhang zwischen pflanzenbasierter Ernährung und der Häufigkeit des Stuhlgangs nachgewiesen. Chronische Verstopfung kann die Gesundheit belasten, darum ist regelmäßige Verdauung so wichtig – ein weiterer Vorteil einer pflanzenbasierten Ernährung.

VERTRAUTES UND NEUES

Eine abwechslungsreiche, pflanzenbasierte Ernährung fördert die Vielfalt Ihres Mikrobioms. Nehmen Sie sich vor, mehr Obst und Gemüse in Ihren Speiseplan einzubauen als bisher – die meisten Menschen essen nicht genug davon. Probieren Sie Hülsenfrüchte, die Sie noch nicht kennen, und denken Sie daran, dass auch Vollkorngetreide, Nüsse und Samen zur pflanzenbasierten Ernährung gehören.

Machen Sie sich mit den pflanzlichen Quellen für Proteine, Fette und Kohlenhydrate vertraut. Pflanzliche Kohlenhydrate liefern zugleich Ballaststoffe (siehe S. 18 und 44), die Ihr Mikrobiom ernähren und gesund erhalten.

Auch der Proteinbedarf (siehe S. 14–15) lässt sich aus pflanzlichen Quellen decken, wenn Sie die Proteine kombinieren. Setzen Sie möglichst viele verschiedene Obst- und Gemüsesorten auf den Speiseplan, und versuchen Sie, nicht jeden Tag dieselben Dinge zu essen.

SAISONAL ESSEN

SAISONALE PRODUKTE HABEN EINEN HÖHEREN NÄHRSTOFFGEHALT. ABONNIEREN SIE EINE GEMÜSEKISTE, UM NEUE GEMÜSEARTEN AUSZUPROBIEREN.

AUFSTRICHE UND DIPS

NUSSMUS, HUMMUS, SALSA, AVOCADO-DIP UND BABA GANOUSH LIEFERN WERTVOLLE BALLASTSTOFFE, PROTEINE UND NÄHRSTOFFE.

FERMENTIERTE LEBENSMITTEL

SIE ENTHALTEN LEBENDE MIKROORGANISMEN, DIE DAS DARMMIKROBIOM STÄRKEN, UND VIELE WICHTIGE NÄHRSTOFFE.

Austauschen

Um Ihr Repertoire an pflanzlichen Lebensmitteln zu vergrößern, müssen Sie experimentieren. Das ist nicht schwierig. Wählen Sie einfach eine neue Alternative aus, die Sie ausprobieren und regelmäßig in Ihre Ernährung einbauen, bevor Sie eine weitere Umstellung versuchen.

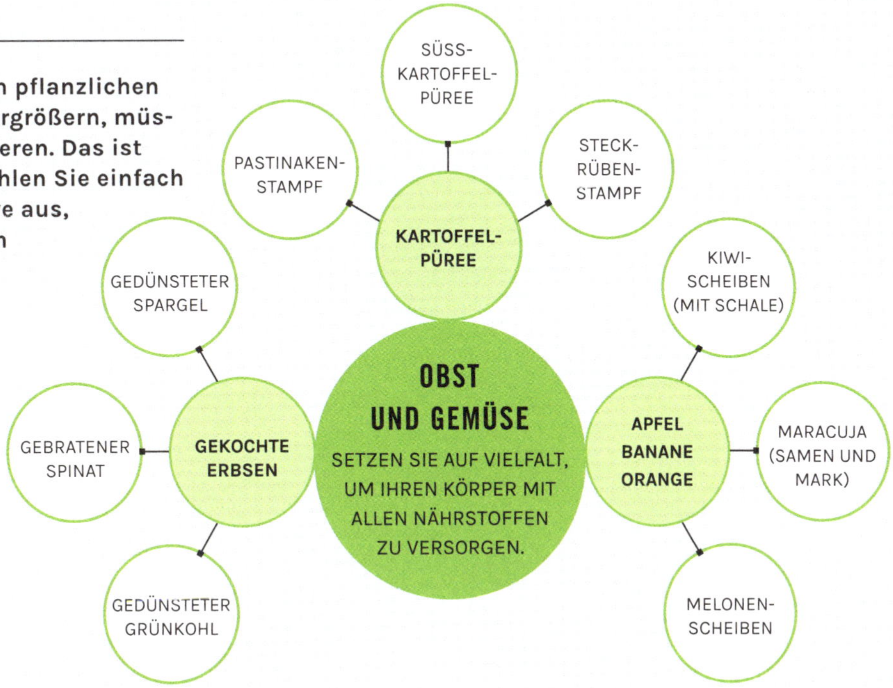

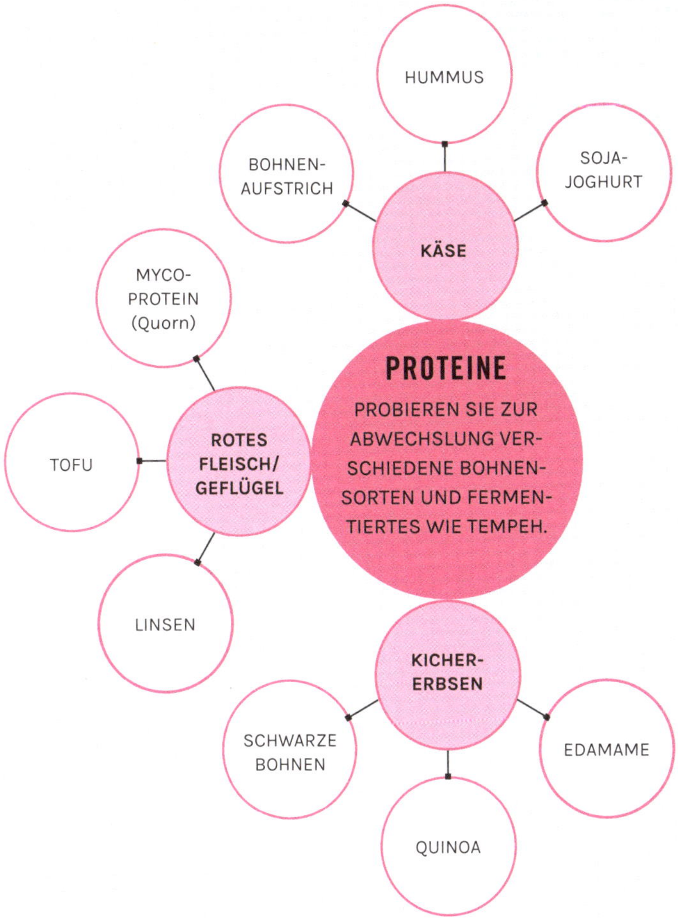

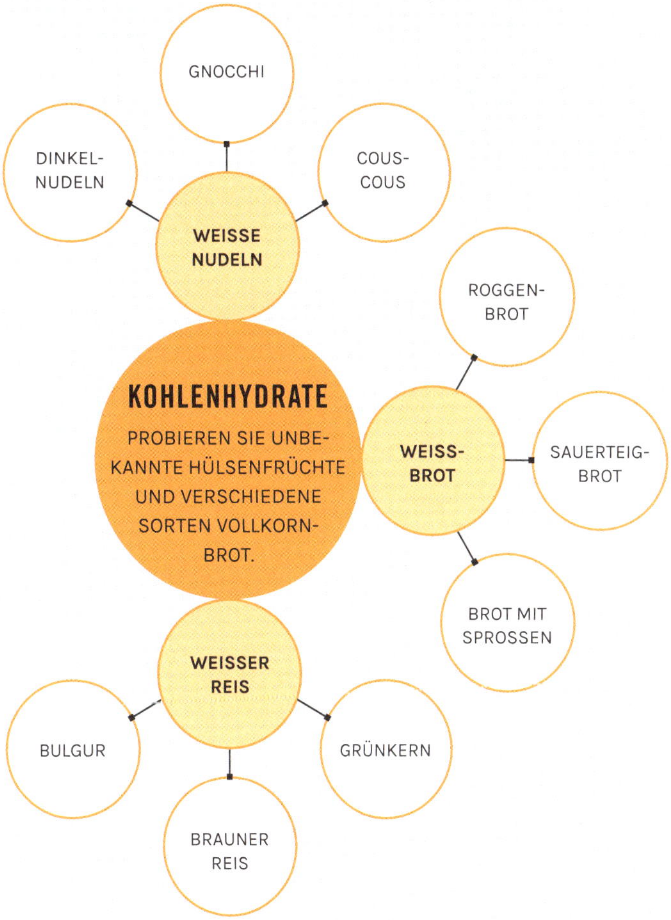

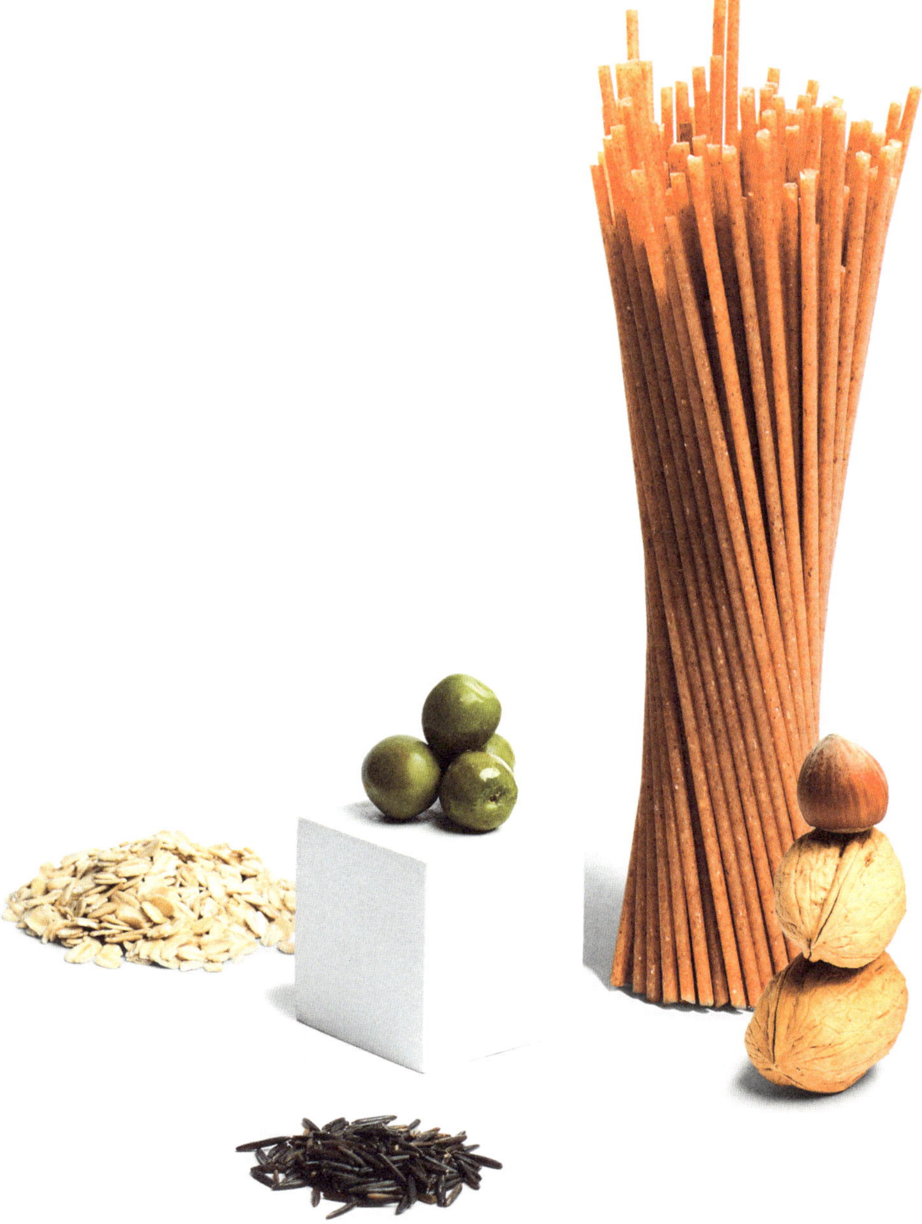

MACHT RICHTIGES ESSEN GESÜNDER?

ESSEN FÜR DAS IMMUNSYSTEM?

Das Immunsystem ist ein komplexes Überwachungssystem, das Krankheitserreger wie Bakterien, Viren und Giftstoffe erkennt und darauf reagiert. Die Wahl unserer Lebensmittel kann diese Verteidigung stärken oder schwächen.

Unser Immunsystem ist darauf programmiert, auf eine ganz bestimmte Weise zu funktionieren. Die Ernährung kann es dabei unterstützen, bei Angriffen optimal zu funktionieren und eine Schutzbarriere aufrechtzuerhalten.

Unser Immunsystem schaltet nie ab. Bei einem Angriff braucht es besonders viel Energie, um Millionen von Immunzellen zur Abwehr der Bedrohung bilden zu können. Eine schlechte Ernährung kann ebenso wie eine gestörte Darmflora oder die Einnahme von Antibiotika (siehe S. 140–141) die Abwehrkräfte schwächen. Gesunde Erwachsene nehmen normalerweise mit einer ausgewogenen Ernährung ausreichend Mikronährstoffe zu sich, die ihre Immunfunktion unterstützen. Wer sich pflanzlich ernährt, muss möglicherweise bestimmte Nährstoffe ergänzen (siehe S. 130–131). Ansonsten ist eine Supplementierung nicht notwendig, es sei denn, sie wird ärztlich empfohlen, und könnte sogar gesundheitliche Probleme verursachen. Wenn Sie das Gefühl haben, dass Ihr Immunsystem nicht gut funktioniert, oder wenn Sie sich sehr eingeschränkt ernähren, sprechen Sie mit Ihrem Hausarzt.

WICHTIGE NÄHRSTOFFE

Die folgenden Vitamine und Mineralstoffe sollten Sie täglich in der empfohlenen Menge (GDA, *Guideline Daily Amount*), mit der Nahrung aufnehmen:

- **Vitamin A** stärkt die Bildung von Abwehrzellen. Ein Mangel kann zu größerer Infektanfälligkeit führen (GDA ab 19 Jahren: Männer 700 µg, Frauen 600 µg).
- **Vitamin B_6** wird zur Produktion von Immunzellen und Antikörpern benötigt. **B_9** (Folat) und **B_{12}** sind wichtig für die Funktion der roten Blutzellen; B_{12} ist an der Synthese von Immunzellen beteiligt.

Die Abwehrreaktion

Zwei Reaktionen greifen ineinander: Die natürliche Reaktion versucht, die Ausbreitung des Krankheitserregers schnell zu stoppen. Die langsamere adaptive Reaktion erfordert zunächst Kontakt mit dem Krankheitserreger, damit das Immunsystem lernt, ihn schnell zu identifizieren.

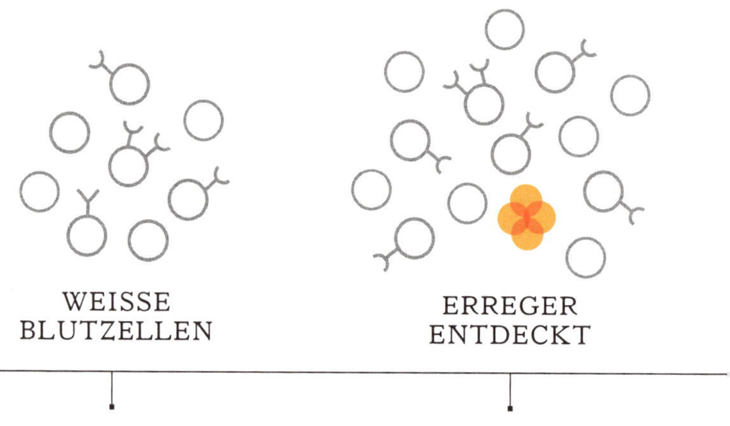

Verschiedene Arten von weißen Blutkörperchen sind in Alarmbereitschaft. Viele Arten spielen in beiden Phasen der Immunreaktion eine Rolle.

Einer oder mehrere dieser Zelltypen erkennen einen Krankheitserreger über sein Antigen (Oberflächenprotein). Sie vermehren sich und alarmieren andere Immunzellen.

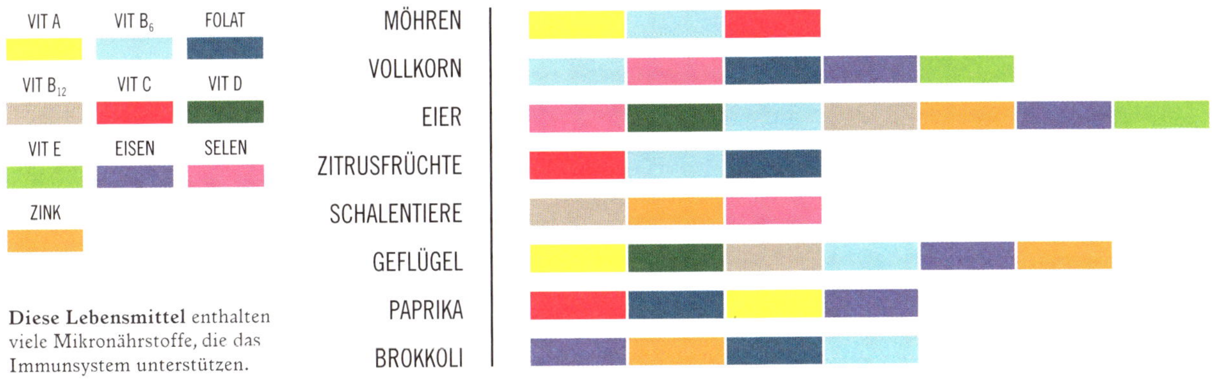

Diese Lebensmittel enthalten viele Mikronährstoffe, die das Immunsystem unterstützen.

Veganer müssen B_{12} als Nahrungsergänzungsmittel einnehmen (GDA ab 19 Jahren: B_6 Männer 1,6 mg, Frauen 1,4 mg; B_9 300 µg; B_{12} 4 µg).

- **Vitamin C** schützt unter anderem Zellen, Haut, Knochen und Blutgefäße. Ob es das Erkältungsrisiko senkt, ist umstritten (GDA ab 19 Jahren: Männer 110 mg, Frauen 95 mg).
- **Vitamin-D**-Mangel schwächt die Abwehrkräfte (siehe S. 138–139).
- Bei **Vitamin-E**-Mangel besteht erhöhte Infektionsgefahr, weil es an der Reaktion der weißen Blutzellen und Antikörper beteiligt ist (GDA 25–51 Jahre: Männer 14 mg, Frauen 12 mg).
- **Eisen** ist wichtig für die Immunzellen. Ein Mangel kann zu Anämie führen. Eisen aus Fleisch kann der Körper leichter aufnehmen als pflanzliches Eisen. Veganer und Frauen im gebärfähigen Alter sollten mit ihrem Arzt über ein Ergänzungspräparat sprechen (GDA: Männer ab 19 Jahren 10 mg; Frauen 15 mg bzw. ab 50 Jahren 10 mg).
- **Selen** unterstützt die Bildung von Immunzellen. Schon 2–3 Paranüsse decken den Tagesbedarf (GDA ab 19 Jahren: Männer 70 µg, Frauen 60 µg).
- **Zink** fördert die Bildung neuer Immunzellen. Bei einem Mangel steigt das Risiko für Atemwegsinfekte. (GDA 19–64 Jahre: Männer 14 mg, Frauen 8 mg).

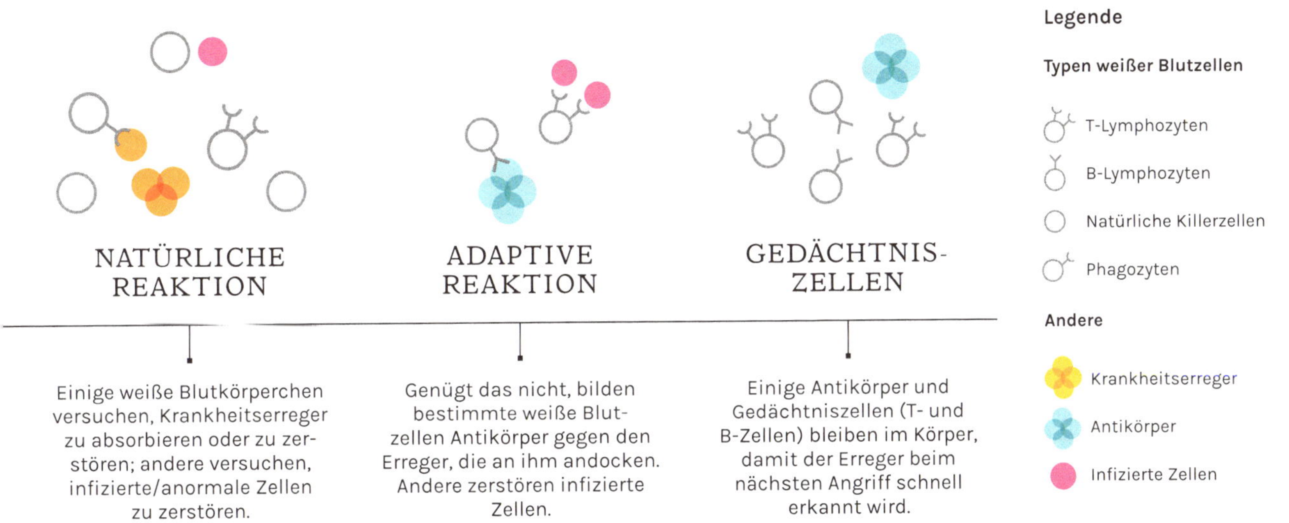

KANN ICH MEHR VITAMIN D AUS DER NAHRUNG BEKOMMEN?

Vitamin D ist wichtig für die Gesundheit von Zähnen, Knochen und Muskeln. Streng genommen handelt es sich dabei um ein Hormon. Der Körper produziert es, wenn Sonne auf die Haut scheint, aber manchmal reicht die Eigenproduktion nicht aus.

Damit der Körper genügend Vitamin D bildet, muss man sich täglich mindestens 15 Minuten mit unbedeckten Beinen oder Unterarmen im Freien aufhalten, um ausreichend UV-B-Strahlung ausgesetzt zu sein (Bewölkung und Sonnenschutzcreme können die Wirkung verringern.) Von Oktober bis März ist die Sonne auf der Nordhalbkugel zu schwach, um genügend Vitamin D zu bilden, sodass wir auf andere Quellen angewiesen sind, um unseren Spiegel aufrechtzuerhalten.

Nur wenige Lebensmittel enthalten beide Hauptformen von Vitamin D: Pflanzliches D_2 (Ergocalciferol) kommt in Getreide und Pilzen vor. Fetter Fisch und Fischöle sind gute Quellen für D_3 (Cholecalciferol); ein Esslöffel Lebertran enthält etwa 30 Mikrogramm, andere tierische Quellen enthalten geringere Mengen.

Vitamin D_3

Vitamin D aus der Sonne ist nicht aktiv und wird vom Körper in einem zweistufigen Prozess in eine biologisch aktive Form umgewandelt.

UV-B-LICHT — **UV-B-Strahlen** aus dem Sonnenlicht dringen in die Haut ein.

HAUT — **Ein Enzym in der Haut** (7-Dehydrocholesterol) reagiert mit der Strahlung.

PRÄ-VITAMIN D — **D_3-Bildung** Umwandlung in Prä-Vitamin D, das sich zu D_3 umstrukturiert.

VITAMIN D — **Aktivierung** Ein weiteres Enzym verwandelt D_3 in Calcitriol, seine aktive Form.

WIE VIEL BRAUCHE ICH?

Vitamin D stärkt im Zusammenwirken mit anderen Nährstoffen die Muskeln und Knochen, etwa indem es dem Körper hilft, Kalzium aufzunehmen und zu speichern. Experten zufolge brauchen Kinder und Erwachsene insgesamt 20 µg Vitamin D pro Tag. Weil es nur in wenigen Nahrungsmitteln enthalten ist, können von Oktober bis März Ergänzungspräparate sinnvoll sein. Eine ganzjährige Ergänzung ist für Menschen, die sich wenig oder gar nicht der Sonne aussetzen, Kinder unter fünf Jahren und Menschen mit dunklerer Haut überlegenswert. Da die Muttermilch einen geringen Vitamin-D-Gehalt aufweist, liegt die empfohlene Vitamin-D-Zugabe für Säuglinge bei täglich 10 µg.

Bei Vitamin-D-Mangel kann das Risiko für Entzündungen, Gewichtszunahme und Diabetes steigen. Eine ausreichende Versorgung verbessert die Fruchtbarkeit von Männern und Frauen. Frauen mit ausreichendem Vitamin-D-Spiegel erleiden seltener Fehlgeburten.

WILDPILZE

KÖNNEN BIS ZU 30 MCG (MIKROGRAMM) VITAMIN D PRO 100 G ENTHALTEN, WEIT MEHR ALS PILZE, DIE IM DUNKELN GEZÜCHTET WERDEN.

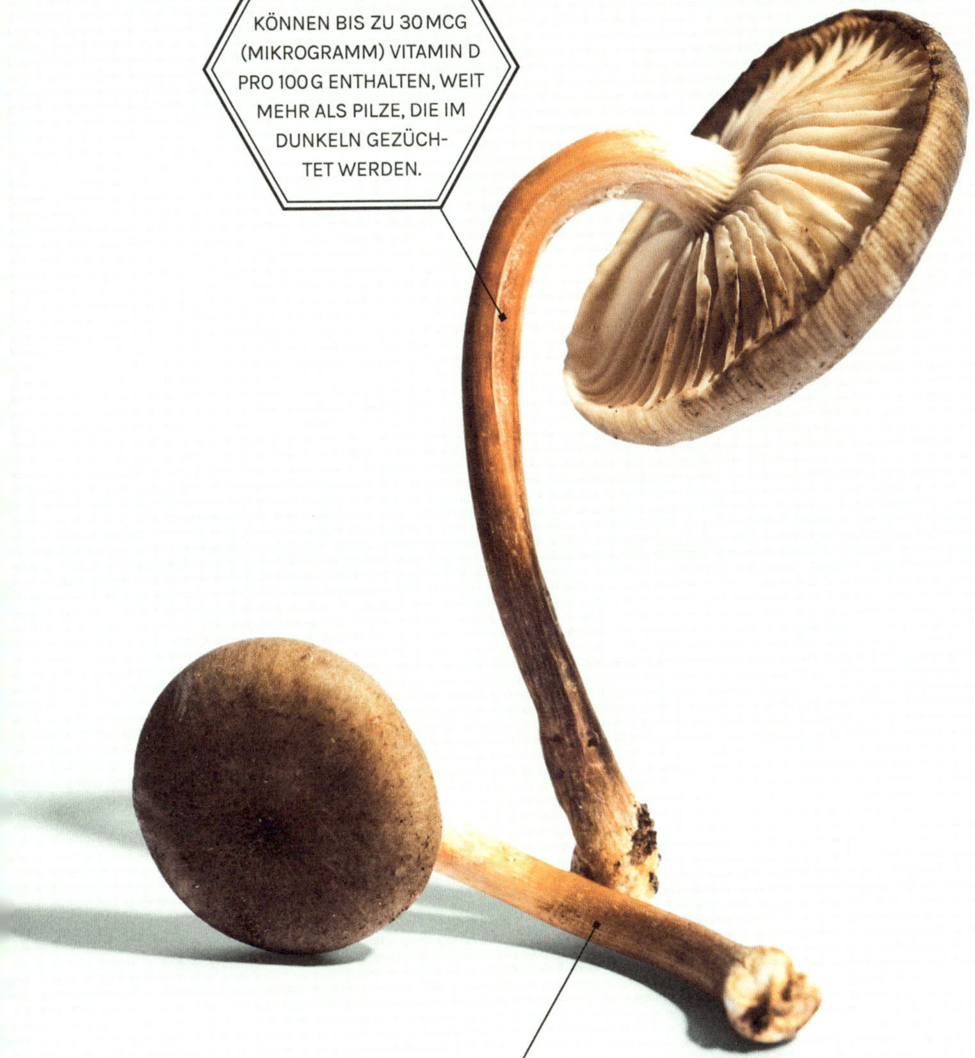

ZUCHTPILZE

EINIGE ZUCHTPILZE WERDEN MIT BIOVERFÜGBAREM VITAMIN D ANGEREICHERT.

Wildpilze sind von Natur aus dem UV-Licht ausgesetzt und daher eine gute Vitamin-D-Quelle. Zuchtpilze aus dem Supermarkt kann man ins Sonnenlicht stellen, um ihren Vitamin-D-Gehalt zu erhöhen.

Vitamin D aus Lebensmitteln

ES GIBT NUR WENIGE LEBENSMITTEL MIT EINEM NENNENSWERTEN GEHALT AN VITAMIN D. DIE MEISTEN SIND TIERISCHEN URSPRUNGS.

FETTER FISCH

HEILBUTT IST EINE REICHHALTIGE QUELLE MIT ETWA 27 MCG PRO 100 G. MAKRELE, HERING, LACHS UND SARDINEN ENTHALTEN WENIGER, SIND ABER DENNOCH EINE GUTE WAHL.

EIGELB

EIER VON HÜHNERN, DIE SICH IM SONNENLICHT BEWEGEN DÜRFEN, HABEN EINEN 3- BIS 4-MAL HÖHEREN VITAMIN-D-GEHALT ALS EIER VON HÜHNERN AUS STALLHALTUNG.

FLEISCH & INNEREIEN

SCHWEIN, LAMM, RINDFLEISCH, LEBER UND NIEREN ENTHALTEN GERINGE ANTEILE VON VITAMIN D: ETWA 0,5–1 MCG IN EINER TYPISCHEN PORTION.

ANGEREICHERTE LEBENSMITTEL

IN DEUTSCHLAND IST DER ZUSATZ VON VITAMIN D OHNE GENEHMIGUNG NUR FÜR MARGARINE UND STREICHFETTE ERLAUBT.

TRÄGT DIE DARMGESUNDHEIT ZUR INFEKTABWEHR BEI?

Wissenschaftler haben wichtige Zusammenhänge zwischen Darm und Immunsystem erkannt, dieses Forschungsgebiet ist aber noch recht jung.

Studien haben ergeben, dass bis zu 70 Prozent unseres Immunsystems im Magen-Darm-Trakt angesiedelt sind, darunter 80 Prozent der IgA-Antikörper produzierenden Plasmazellen. Dies überrascht nicht, wenn man bedenkt, dass der Verdauungstrakt der Bereich ist, an dem wir täglich mit körperfremden Elementen in Kontakt kommen – vor allem mit Nahrungsmitteln und harmlosen oder nützlichen Bakterien, aber auch mit Krankheitserregern und toxischen Stoffen. Die Immunzellen im Darm sind nicht nur in der Lage, sich gegen solche schädlichen Einflüsse zu wehren, sondern können auch die Schadstoffe von den ebenso körperfremden, aber notwendigen Nährstoffen in der Nahrung und den nützlichen Bakterien im Mikrobiom unterscheiden.

DIE ROLLE DER DARMBAKTERIEN

Erst kürzlich wurde erforscht, wie die Besiedlung des Darms zu einer gesunden Entwicklung des Immunsystems bei Säuglingen und Kleinkindern beiträgt. Offenbar spielen Darmbakterien eine Schlüsselrolle bei der Stimulierung der Ausbreitung von Immunzellen im Darm, bei der ordnungsgemäßen Funktion der Antikörpersekretion und bei der Herstellung eines Gleichgewichts zwischen den beiden Gruppen von T-Helferzellen – das sind die weißen Blutzellen, die den Großteil der anderen Immunzellen aktivieren.

STÖRUNGEN DER IMMUNABWEHR

Die T-Helferzellen teilen sich in zwei Gruppen: Th1 und Th2. Wir werden mit mehr Th2-Zellen geboren. Die Bakterien, die den Darm von Neugeborenen besiedeln, sind notwendig, um ein gesundes Gleichgewicht zwischen Th1 und Th2 herzustellen. Eine Überzahl an Th2-Zellen wird mit der Entwicklung von Allergien in Verbindung gebracht. Daher vermuten einige Forscher, dass eine schlechte Entwicklung der Darmbakterien von Säuglingen die Ursache für die zunehmende Häufigkeit von Allergien, Asthma und Ekzemen sein könnte.

Bei Allergien hält das Immunsystem harmlose Nicht-Invasoren für schädlich. Bei Autoimmunkrankheiten wie Zöliakie und rheumatoider Arthritis greift der Körper sein eigenes Gewebe an. Es gibt immer mehr Hinweise darauf, dass die Zusammensetzung des Darmmikrobioms einen Einfluss auf das Risiko der Entwicklung dieser immunologischen Erkrankungen hat.

All dies muss nicht bedeuten, dass die Interaktion zwischen Darm und Immunsystem im Kindesalter ein für alle Mal festgelegt wird. In einer kürzlich durchgeführten Studie wurde gezeigt, dass eine ballaststoffreiche Ernährung mit vielen fermentierten Lebensmitteln (siehe S. 48–53) sowohl die Funktion als auch die Artenvielfalt des Mikrobioms erhöht und so zu einer verbesserten Immunabwehr und geringerer Anfälligkeit für entzündliche Prozesse führt.

Entwicklung des Mikrobioms

Es wird angenommen, dass sich das Mikrobiom bis zum Alter von drei Jahren stabilisiert und von da an bis ins Erwachsenenalter ähnlich bleibt. Dies deutet darauf hin, dass frühe Lebensereignisse die Zusammensetzung dieser Bakterien beeinflussen können, was sich auf unser gesamtes Leben auswirkt.

»ALT«-Abwehrsysteme

Die Immunzentren des Darms sind Teil des Lymphsystems und eines großen Netzes von lymphatischem Gewebe, das auch den Nasenbereich, die Haut und die Lunge umfasst – alle bekannt unter der Abkürzung »ALT« für *associated lymphoid tissue* (assoziiertes lymphatisches Gewebe).

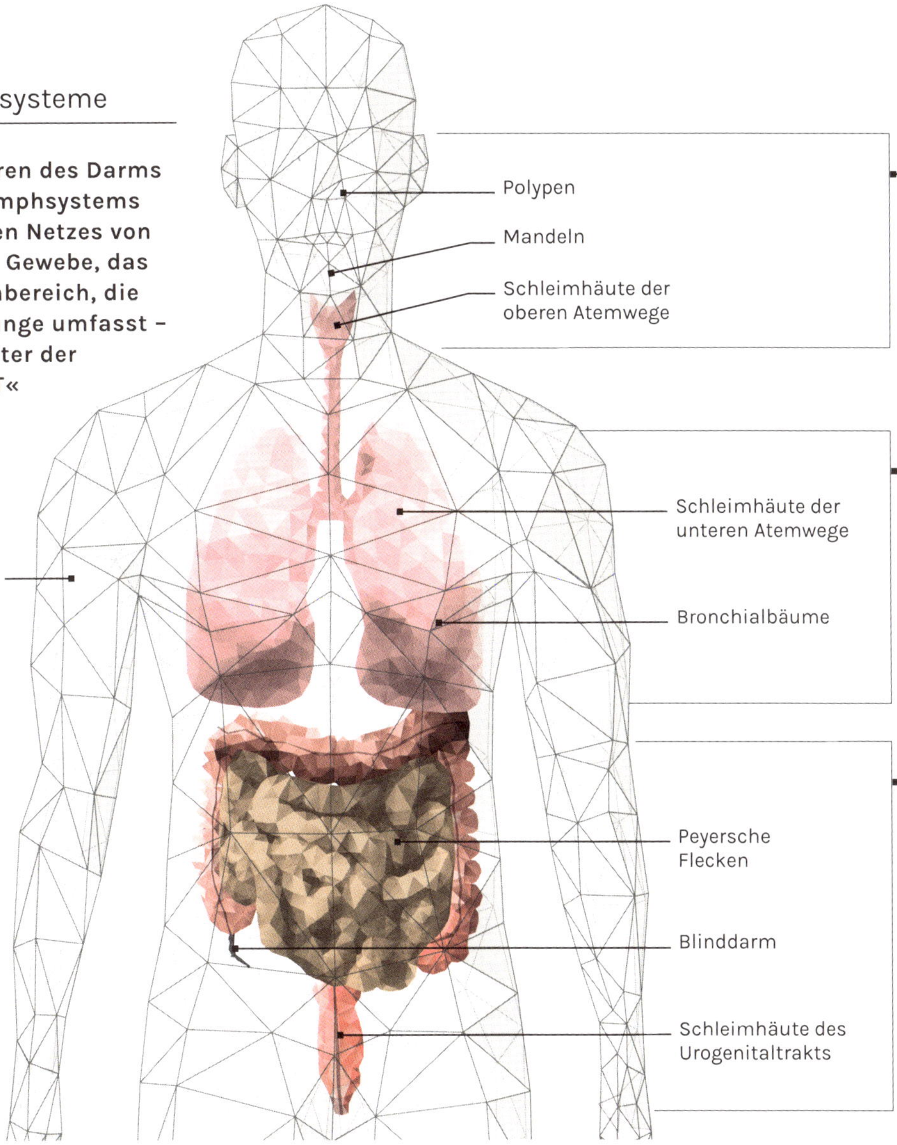

GEBURT

Erster Kontakt
Im Geburtskanal der Mutter kommt das Baby erstmals in Kontakt mit Bakterien. Diese siedeln sich im Darm des Neugeborenen an.

STILLEN

Muttermilch
Gestillte Babys nehmen Mikroben von der Haut der Mutter auf. Muttermilch enthält Bakterien der Mutter sowie Zucker, die das Mikrobiom ernähren.

WOHNUNG

Häuslicher Alltag
Weitere Mikroben werden durch häuslichen Schmutz (Hygiene nicht übertreiben!), Haustiere und Besucher aufgenommen.

MEDIZINISCHE BEHANDLUNG

Frühgeborene, die mit Antibiotika behandelt werden und in sterilen Brutkästen liegen, haben ein anders zusammengesetztes Mikrobiom als voll ausgetragene Babys.

WIE HÄNGEN ERNÄHRUNG UND SCHLAFQUALITÄT ZUSAMMEN?

Es ist noch nicht geklärt, ob der Schlaf die Ernährung beeinflusst und umgekehrt, aber ein Zusammenhang scheint zu bestehen. Auf jedem Fall ist guter Schlaf wichtig für Gesundheit und Wohlbefinden.

Schlafmangel schadet der Gesundheit. Im Schlaf können sich Körper und Geist erholen und Energie für den nächsten Tag sammeln. Viele Regenerationsprozesse finden statt, während wir schlafen.

SCHLAFHYGIENE

Ausreichend guter Schlaf in der Nacht und regelmäßiges Essen während des Tages spielen eine wichtige Rolle für einen gesunden Hormonhaushalt.

Eine gesunde, ausgewogene Ernährung (siehe S. 40–41) wirkt sich auf die Schlafqualität aus. Es ist beispielsweise vielfach belegt, dass die mediterrane Ernährung (siehe S. 36–39) den Schlaf verbessert und Schlafstörungen vorbeugt.

SCHLECHTER SCHLAF UND ÜBERGEWICHT

Der Zusammenhang zwischen Schlafmangel und Übergewicht ist gut erforscht. Zu wenig Schlaf stört die Hormone, die den Appetit regulieren (siehe S. 143), und sorgt so für größeren Hunger.

Belegt ist auch, dass Menschen, die wenig schlafen, mehr Kalorien zu sich nehmen und öfter zu fetten Speisen greifen als Personen, die ausreichend Schlaf bekommen.

In Laborversuchen neigen Menschen mit Schlafmangel dazu, die Portionen während der Mahlzeiten gleich zu halten, aber bis spät in die Nacht zu naschen (kennen wir alle!). Sie überschreiten ihre empfohlene Tageskalorienmenge um etwa 30 Prozent und nehmen rund 500 dieser Kalorien spätabends zu sich. Aus ernährungswissenschaftlicher Sicht ist es sinnvoller, einfach schlafen zu gehen, wenn man müde ist, statt sich mit Naschereien wachzuhalten.

SCHLECHTER SCHLAF UND GEWICHTSVERLUST

In einer Studie mit Probanden, die Diät hielten und weniger als sechs Stunden pro Nacht schliefen, bestand bei 70 Prozent der Teilnehmer das gesamte verlorene Gewicht aus fettfreier Muskelmasse und nicht aus Fett. Warum ist das so? Fett ist eine energiereiche Substanz. Wenn man nicht genug schläft, steigt der Cortisolspiegel an, wodurch der Körper leichter in den Flucht- oder Kampfmodus versetzt wird. Der Körper gibt dann nur ungern Fett ab und zieht es vor, diese wichtige Energiequelle für den bevorstehenden Kampf oder die Flucht zu reservieren. Also geht er dazu über, Proteine aus den Muskeln zur Energiegewinnung zu nutzen.

Wer also abnehmen möchte und zu wenig schläft, verliert nicht Fett, sondern Muskeln. Selbst wenn man konsequent ist und seinen Heißhunger in den Griff bekommt, kann Schlafmangel den Erfolg einer Diät beeinträchtigen.

SCHLAFFREUNDLICHE ESSGEWOHNHEITEN

Scharf gewürzte Speisen, Koffein (siehe S. 72) und Alkohol können zu Schlafschwierigkeiten führen.

Besser ist ein kleiner Snack mit Proteinen und Kohlenhydraten vor dem Schlafengehen. Die schlaffördernde Aminosäure Tryptophan ist in kleinen Mengen in allen proteinhaltigen Lebensmitteln enthalten. Gute Quellen sind Eier, Sojabohnen, Geflügel, Fisch, Fleisch und Käse. Tryptophan ist eine Vorstufe der schlaffördernden Stoffe Serotonin und Melatonin. Damit es eine beruhigende Wirkung entfaltet, muss es mit Kohlenhydraten verzehrt werden.

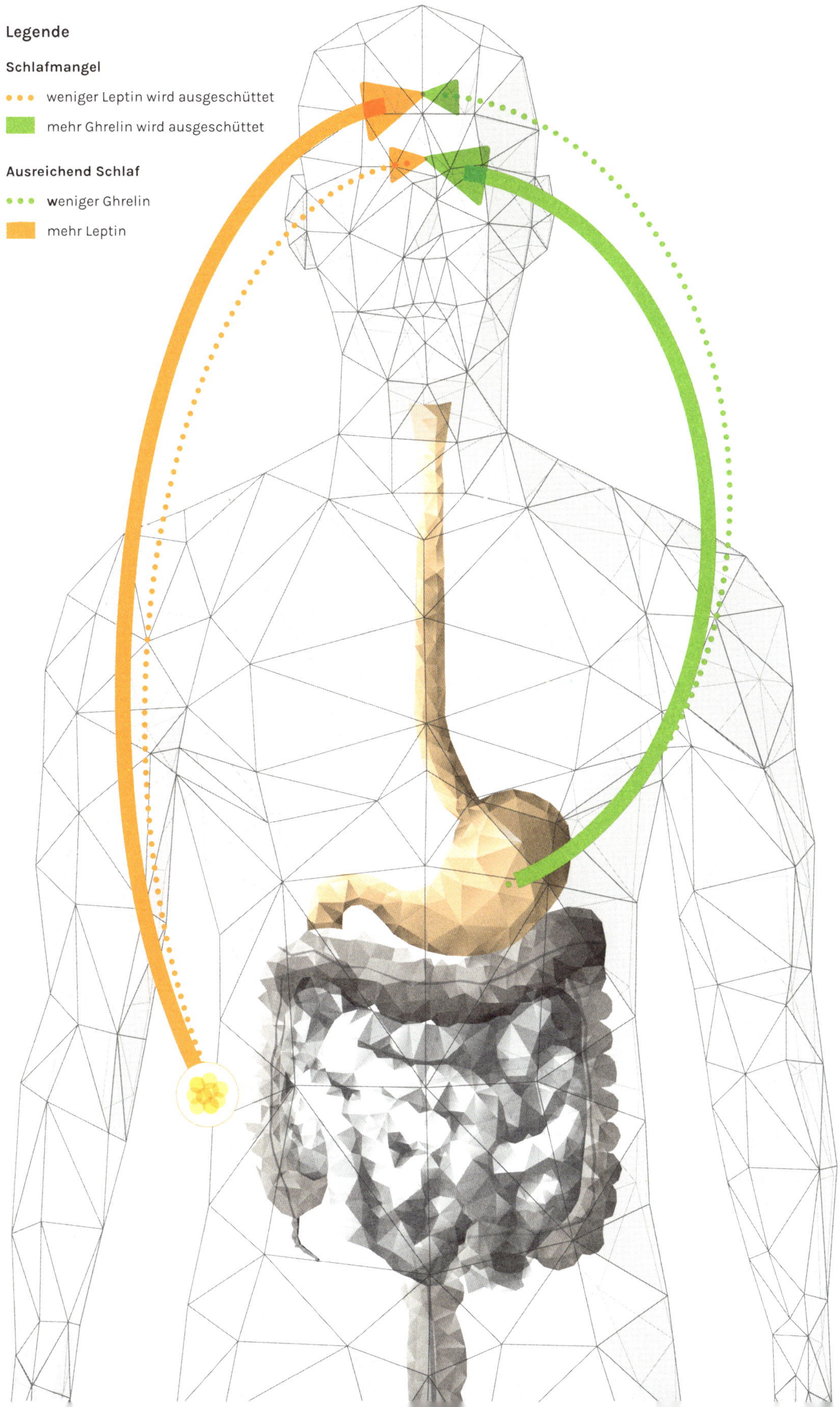

7–9 Std.

SCHLAF PRO NACHT SIND NOTWENDIG.

JEDER DRITTE DEUTSCHE SCHLÄFT

7 Std.

PRO NACHT.

EIN KNAPPES DRITTEL SCHLÄFT

6 Std.

PRO NACHT.

EIN SECHSTEL SCHLÄFT NUR

5 Std.

PRO NACHT.

Schlafmangel stört die Produktion vieler Hormone, einschließlich derjenigen, die den Schlaf steuern (siehe S. 105). Bei Schlafentzug wird mehr Ghrelin (das Hungerhormon) als gewöhnlich ausgeschüttet, während weniger Leptin (das Sättigungshormon) vorhanden ist. Das führt dazu, dass Betroffene mehr essen oder öfter naschen. Dieser Mechanismus kehrt sich um, wenn sie genügend Schlaf bekommen.

MENSTRUATIONSBESCHWERDEN DURCH ERNÄHRUNG LINDERN?

Die Menstruation betrifft die Hälfte der Weltbevölkerung irgendwann in ihrem Leben, und dennoch ist bisher kaum erforscht, ob und wie sich die Ernährung auf Menstruationsbeschwerden auswirkt.

Bekannt ist, dass einige Nährstoffe (siehe S. 141) die Beschwerden zu lindern scheinen. Grund genug, sie in die tägliche Ernährung aufzunehmen.

PMS

Das prämenstruelle Syndrom (PMS) ist eine Kombination aus körperlichen und psychischen Beschwerden in den Tagen vor der Menstruation. Symptome sind Stimmungsschwankungen, Kopfschmerzen, Völlegefühl, Rückenschmerzen, Brustspannen, Akne und Müdigkeit.

Etwa 30–40 Prozent der Frauen sind betroffen. 77 Prozent leiden an psychischen Symptomen, 71 Prozent an Müdigkeit, manchmal auch starker Erschöpfung. Jede dritte Frau fühlt sich dadurch eingeschränkt.

Kalzium- und Vitamin-D-Mangel können die Symptome verschlimmern. Studien zeigen, dass Lebensmittel oder Präparate mit diesen Nährstoffen zur Linderung der Symptome beitragen können. Ein Vitamin-D-Präparat mit 10 µg Eisen kann zum Beispiel helfen, das Energieniveau zu erhöhen.

Da der Körper mit dem Menstruationsblut Eisen verliert, ist es sinnvoll, während der Menstruation auf eine eisenreiche Ernährung zu achten, um das Risiko eines Mangels zu vermeiden.

KRÄMPFE

Etwa 85 Prozent der Frauen leiden an Krämpfen. Wenn die Menstruation einsetzt, kommt es zu einem Anstieg von Prostaglandinen (Entzündungsstoffen). Sie bewirken, dass sich der Gebärmuttermuskel zusammenzieht und Blut freisetzt. Magnesium und Omega-3-Fettsäuren können die Kontraktionen verringern und so die Krämpfe lindern.

Jüngste Studien zeigen, dass Ergänzungspräparate mit entzündungshemmenden Omega-3-Fettsäuren die Schmerzintensität verringern können. Ähnliche Ergebnisse wurden mit Fischölen erzielt. Auch Präparate mit den Vitaminen D und E sowie Ingwer können die Schmerzen lindern. Ingwer enthält die entzündungshemmenden und schmerzstillenden Stoffe Gingerol und Gingerdion. Zudem gibt es Hinweise darauf, dass eine fettarme vegetarische Ernährung und Kalziumpräparate die Dauer und Intensität von Regelschmerzen verringern.

VERDAUUNGSBESCHWERDEN

Viele Frauen berichten über Verdauungsbeschwerden während ihrer Periode, wobei die meisten Störungen am ersten Tag der Periode auftreten. In den Tagen davor steigt der Spiegel der Hormone Östrogen und Progesteron in Vorbereitung auf eine mögliche Schwangerschaft an. Diese Hormone verlangsamen die Mobilität des Magen-Darm-Trakts.

Ernähren Sie sich gesund und ballaststoffreich, und trinken Sie genug, um die Verdauung aktiv zu halten. Es ist ratsam, den Konsum von Lebensmitteln zu reduzieren, die Magen und Darm reizen und Blähungen verursachen können, wie Alkohol, Koffein, fetthaltige Lebensmittel und kohlensäurehaltige Getränke. Einige Studien lassen einen Zusammenhang zwischen gewohnheitsmäßigem Kaffeekonsum und Menstruationsbeschwerden vermuten.

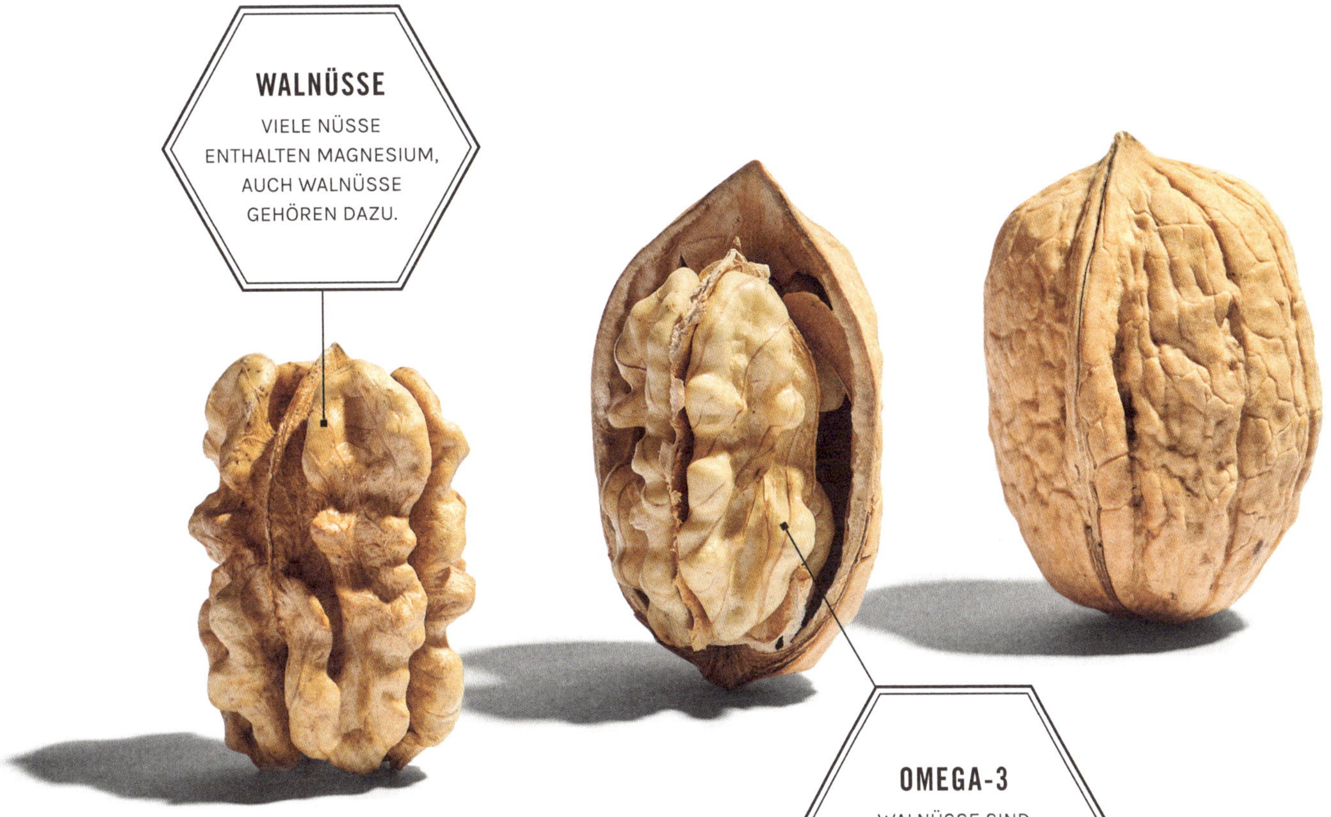

Magnesium lindert Menstruationskrämpfe, indem es die Gebärmuttermuskulatur entspannt. Zudem reduziert es die Ausschüttung von Prostaglandinen (Entzündungsstoffen), die Menstruationsschmerzen verursachen können. Frauen, die unter Menstruationsbeschwerden leiden, produzieren 8- bis 13-mal mehr Prostaglandine als beschwerdefreie Frauen. Essen Sie magnesiumhaltige Lebensmittel wie Walnüsse, und nehmen Sie ein Bad mit aufgelöstem Bittersalz, um mehr bioverfügbares Magnesium zu erhalten.

QUELLEN FÜR

MAGNESIUM	OMEGA-3	KALZIUM	VITAMIN D	EISEN
KÜRBISKERNE	HEILBUTT	MILCH	LACHS	LEBER
WALNÜSSE	MAKRELE	KÄSE	MAKRELE	ROTES FLEISCH
PARANÜSSE	SARDINE	JOGHURT	HERING	HÜLSENFRÜCHTE
MANDELN	LACHS	SARDINEN MIT GRÄTEN	SARDINEN	NÜSSE
CASHEWKERNE	LEINSAMEN	LACHS MIT GRÄTEN	ROTES FLEISCH	EIER
ERDNÜSSE	CHIASAMEN	GRÜNKOHL	EIGELB	TROCKENFRÜCHTE
SONNENBLUMENKERNE	RAPSÖL	ORANGE	PILZE (DEM SONNENLICHT AUSGESETZT)	GEFLÜGEL
SOJABOHNEN	AVOCADOS	BROKKOLI		FISCH
LEBENSMITTEL AUF WEIZENBASIS	SOJABOHNEN	FENCHEL		VOLLKORNPRODUKTE
GEKOCHTER SPINAT	BLATTGEMÜSE	MANDELN		DUNKELGRÜNES BLATTGEMÜSE
	WALNÜSSE			

WIE ERNÄHRE ICH MICH IN DER MENOPAUSE AM BESTEN?

Über die Symptome der Wechseljahre wird immer noch nicht offen genug gesprochen, obwohl die Hälfte der Bevölkerung mehr oder weniger stark betroffen ist. Eine wichtige Frage ist, ob bestimmte Lebensmittel in dieser Phase hilfreich sein können.

In der Menopause sinkt der Östrogenspiegel ab, und es findet keine Menstruation mehr statt. Pflanzliche Östrogene können typische Beschwerden wie Hitzewallungen und nächtliches Schwitzen lindern. Bislang hat sich die Forschung auf Isoflavone konzentriert, die in Sojabohnen und sojabasierten Lebensmitteln enthalten sind. Nur 10–20 Prozent der asiatischen Frauen leiden unter Hitzewallungen, verglichen mit der großen Mehrheit der Frauen in Europa, wo der Sojakonsum geringer ist.

Die Forschungsergebnisse über die Auswirkungen von Soja sind uneinheitlich. 2021 kam eine Auswertung von über 400 Studien zu dem Schluss, dass der Verzehr von etwa 50 mg Isoflavonen pro Tag sowohl die Häufigkeit als auch den Schweregrad von Hitzewallungen verringert. Diese Menge kann durch zwei Portionen Sojalebensmittel oder -getränke im Rahmen einer ausgewogenen Ernährung erreicht werden. Die Wissenschaftler kennen den genauen Mechanismus noch nicht, aber Isoflavone scheinen eine schwache östrogenähnliche Wirkung zu haben, ohne den Östrogenspiegel tatsächlich zu beeinflussen. Käse- und Fleischalternativen auf Sojabasis enthalten oft relativ viel Salz und Fett und sind darum weniger empfehlenswert als Tofu, Tempeh und Sojabohnen. Koffein und Alkohol können Hitzewallungen hingegen verstärken.

BRUSTKREBSRISIKO

Studien zufolge besteht ein Zusammenhang zwischen Soja und östrogenabhängigen Brustkrebsarten. Die Auswertung von 2021 ergab, dass sich Isoflavone chemisch von Östrogen unterscheiden und dass Soja-Isoflavone als Teil einer gesunden Ernährung das Risiko für Brustkrebs nicht erhöhen. Diese Angabe basiert auf dem Verzehr von bis zu 100 mg Isoflavonen täglich – etwa 250 g Tofu oder bis zu 850 ml Sojadrink. Dennoch ist es ratsam, ärztlichen Rat einholen, bevor man hoch dosierte Phytoöstrogenpräparate zu sich nimmt.

Ist Soja immer die Lösung?

Soja-Isoflavone sind ähnlich aufgebaut wie menschliches Östrogen, aber nicht identisch. Das bedeutet, dass sie anders wirken als Östrogen. Bei manchen Frauen lindern sie Wechseljahresbeschwerden, bei anderen zeigen sie keine Wirkung.

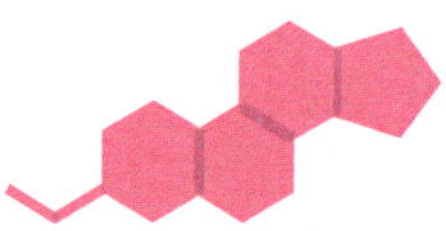

MENSCHLICHES ÖSTROGEN

Menschliches Östrogen ist in der Lage, sich in ähnlichem Maße an beide Arten von Östrogenrezeptoren zu binden, die sich in Organen und Geweben des Körpers befinden.

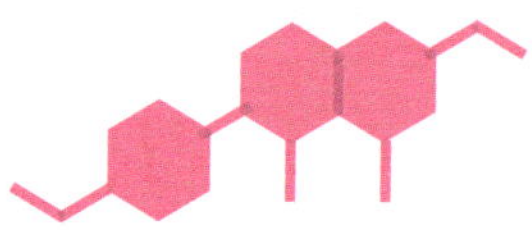

SOJA-ISOFLAVONE

Soja-Isoflavone binden sich bevorzugt an einen Typ der Östrogenrezeptoren und können im Körper anders wirken als menschliches Östrogen, z. B. wie ein Antioxidans.

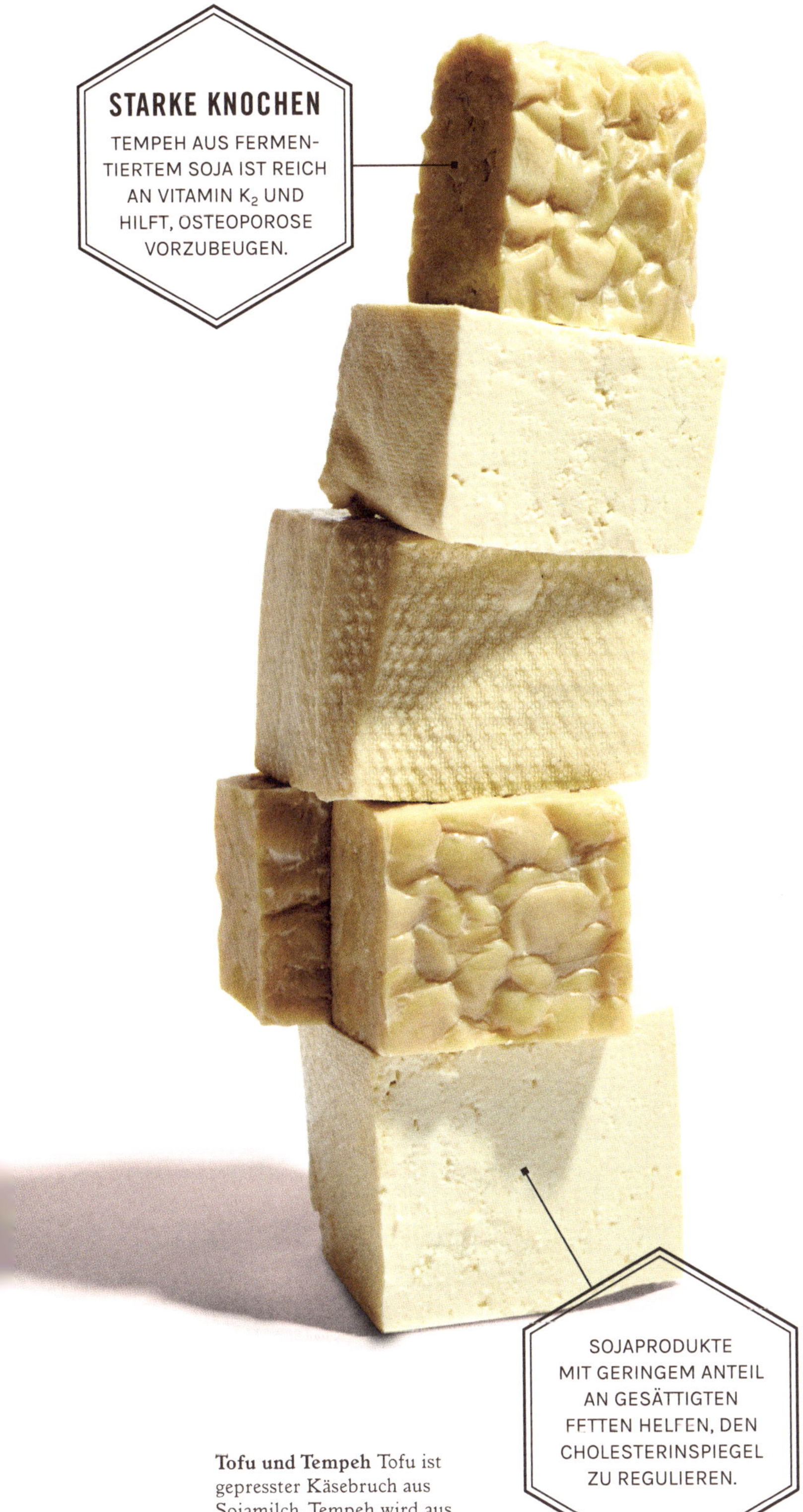
STARKE KNOCHEN
TEMPEH AUS FERMENTIERTEM SOJA IST REICH AN VITAMIN K_2 UND HILFT, OSTEOPOROSE VORZUBEUGEN.
SOJAPRODUKTE MIT GERINGEM ANTEIL AN GESÄTTIGTEN FETTEN HELFEN, DEN CHOLESTERINSPIEGEL ZU REGULIEREN.

Tofu und Tempeh Tofu ist gepresster Käsebruch aus Sojamilch. Tempeh wird aus gekochten fermentierten Sojabohnen hergestellt.

HERZ UND KNOCHEN

Wegen des höheren Risikos für Herz-Kreislauf-Erkrankungen sollten Frauen nach der Menopause weniger Salz und mehr Ballaststoffe zu sich nehmen und gesättigte Fette durch ungesättigte ersetzen. Auch Kalzium ist wichtig, denn die Wechseljahre können den altersbedingten Rückgang der Knochenmineraldichte beschleunigen. Enthalten ist es beispielsweise in Blattgemüse, Hülsenfrüchten, Milchprodukten und Fisch, der mit Gräten gegessen wird, wie beispielsweise Sardellen. Neben Kalzium ist auch eine ausreichende Zufuhr von Vitamin D von großer Bedeutung, und insbesondere bei Osteopenie und Osteoporose können Nahrungsergänzungsmittel empfehlenswert sein (siehe S. 138–139).

TÄGLICH SOJA

ZWEI PORTIONEN SOJA PRO TAG KÖNNEN IHNEN HELFEN, HITZEWALLUNGEN VORZUBEUGEN. DAS ENTSPRICHT ETWA:

100 g SOJAHACK
100 g TEMPEH
100 g EDAMAME
2 × 250 ml SOJADRINK
1 × 250 ml SOJADRINK + 200 g SOJAJOGHURT (NATUR)

KANN ERNÄHRUNG DEN ALTERUNGSPROZESS BREMSEN?

Das Älterwerden wirkt sich nicht nur auf Aussehen, Beweglichkeit und kognitive Fähigkeiten aus, sondern erhöht auch das Risiko für verschiedene Krankheiten. Können wir durch die Ernährung gegensteuern?

Schätzungen zufolge werden 2050 zwei Milliarden Menschen über 60 Jahre alt sein. Das sind doppelt so viele wie 2015. Mit zunehmendem Alter steigt das Risiko für chronische Krankheiten wie Typ-2-Diabetes, Krebs oder Herzkrankheiten. Die komplexen Ursachen dahinter sind noch nicht erforscht. Sicher ist, dass mit zunehmendem Alter Zellschäden durch freie Radikale häufiger werden. Eine Theorie besagt, dass Antioxidanzien aus der Ernährung (wie die Vitamine C und E, Selen und Zink) dazu beitragen können, uns vor diesen Zellschäden zu schützen. Studien zeigen, dass es sicherer ist, diese Nährstoffe aus einer ausgewogenen, pflanzenreichen Ernährung zu beziehen als aus Nahrungsergänzungsmitteln, die oft hoch dosiert sind – eine Überdosierung kann schädliche Auswirkungen haben.

MEDITERRANE ERNÄHRUNG

Der Zusammenhang zwischen gesunder Lebensweise und einem geringeren Risiko für chronische Krankheiten ist gut belegt. Eine auf Langzeitdaten basierende Studie ergab, dass Menschen, die sich regelmäßig mediterran ernähren und viel Gemüse, Vollkornprodukte und Fisch zu sich nehmen, eine um 30 Prozent höhere Wahrscheinlichkeit haben, »erfolgreich« zu altern (dies wurde definiert als

Zucker und Hautalterung

Kollagen und Elastin halten die Haut straff, können aber durch Glykation geschädigt werden. Dieser Prozess wird durch den Verzehr von Lebensmitteln mit hohem GI (glykämischer Index) beschleunigt, insbesondere von zuckerhaltigen Lebensmitteln, die sich im Blut schnell in Glukose umwandeln.

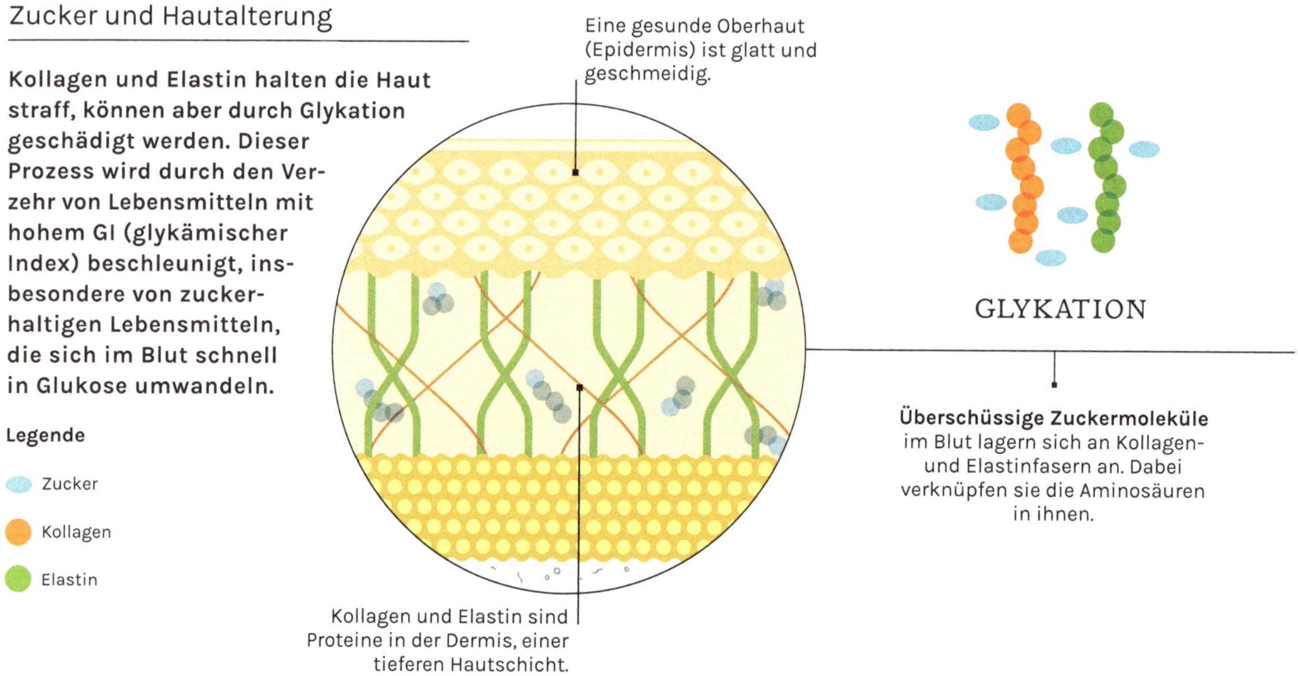

ein Alter von 70 Jahren ohne größere Mobilitätsprobleme oder chronische Krankheiten, ohne Verlust kognitiver Fähigkeiten und bei guter psychischer Gesundheit). Die Auswertung der Daten von fast einer halben Millionen Menschen über einen längeren Zeitraum ergab, dass ein insgesamt gesunder Lebensstil, einschließlich der Ernährung, die Lebenserwartung von Männern um 6 Jahre und die von Frauen um 7,5 Jahre erhöht.

HAUTALTERUNG

Nach dem 20. Lebensjahr nimmt die Kollagenproduktion allmählich ab, Anzahl und Größe der Hautzellen verringern sich, und die Haut wird dünner. Fettreiche Fische wie Lachs und Makrele können die Hautzellen stärken. Antioxidanzien in Obst und Gemüse – vor allem die Vitamine A (Beta-Carotin), E und C, Lycopin und Lutein – können Schäden durch freie Radikale entgegenwirken. Erweitern Sie Ihren Speiseplan um Grünkohl, Möhren, Spinat, rote Paprika, Tomaten und Kohlrabi. Erwachsene sollten täglich 2–3 Paranüsse essen, um die Haut mit Selen zu versorgen. Forscher haben herausgefunden, dass zwei Portionen à 60 g Mandeln, über einen Zeitraum von sechs Monaten täglich gegessen, die Faltentiefe deutlich verringern können.

GELENKE UND GEHIRN

Mit zunehmendem Alter verlieren wir an Muskelmasse und Knochendichte, und das Risiko für Osteoporose steigt. Gesunde Erwachsene zwischen 19 und 64 Jahren sollten 1000 mg Kalzium pro Tag zu sich nehmen, um die Knochengesundheit zu schützen, und ausreichend Vitamin D, um das Kalzium zu absorbieren (siehe S. 138–139).

Um Muskelaufbau und -regeneration zu fördern, sollten Sie zu jeder Mahlzeit eine Portion Proteine essen (etwa so groß wie eine Handfläche), z. B. ein Stück Hähnchenbrust, gemischte Hülsenfrüchte oder etwas Tofu. Wichtig ist auch körperliche Bewegung. Mehrere Studien deuten zudem darauf hin, dass der Verzehr ungesättigter Fettsäuren dem Abbau geistiger Fähigkeiten entgegenwirken kann (siehe S. 150–151).

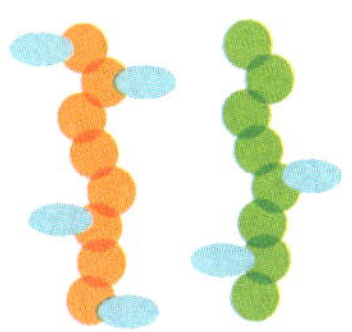

AGE-BILDUNG

Die Endprodukte der Glykation (sogenannte AGE, *advanced glycogen end products*) schaffen weitere Verknüpfungen von Elastin und Kollagen und verringern so die Elastizität.

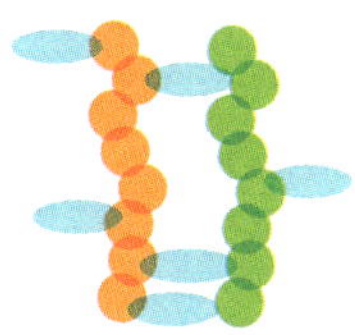

FREIE RADIKALE

Die Elastin-Kollagen-Ketten versteifen und sind schwieriger zu reparieren. Die AGE bilden freie Radikale, die weiteren Schaden anrichten.

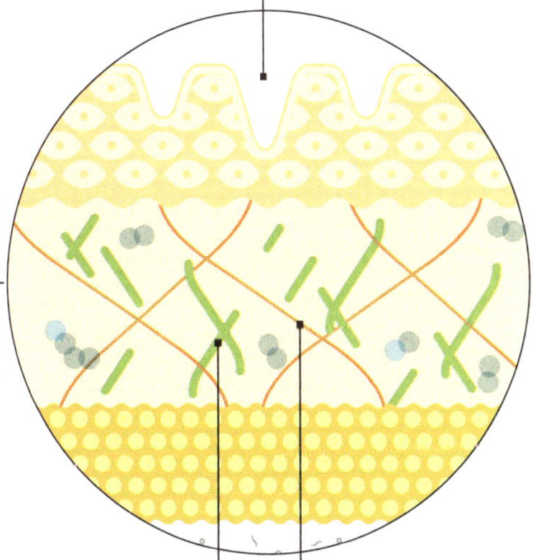

KANN ERNÄHRUNG DEMENZ VORBEUGEN?

Als Demenz bezeichnet man einen kognitiven Abbau, der meist schleichend beginnt, letztlich aber die Alltagskompetenz einschränken kann. Gesunde Ernährung kann vorbeugen, wenn man rechtzeitig damit beginnt.

Zu den Demenzsymptomen gehören Schwierigkeiten bei der Problemlösung oder Kommunikation, Gedächtnisverlust und Stimmungsschwankungen. Es gibt viele Arten von Demenz, und die spezifischen Symptome hängen von der zugrunde liegenden Ursache ab. Bei der Alzheimer-Demenz sterben Gehirnzellen ab, bei der vaskulären Demenz ist die Blutzufuhr zum Gehirn eingeschränkt.

DEMENZ UND ERNÄHRUNG

Ein gesundes Gewicht und ein gesunder Lebensstil ab der Lebensmitte können das Demenzrisiko senken. Mehrere Studien zeigen einen Zusammenhang zwischen kognitiven Fähigkeiten und Ernährung. Dies ist zwar kein Beweis für eine kausale Beziehung, deutet aber darauf hin, dass eine mediterrane Ernährung mit viel Gemüse und Vollkornprodukten vorteilhaft ist. Raffinierte Kohlenhydrate, einschließlich des Zuckers, der vielen verarbeiteten Lebensmitteln zugesetzt wird, werden schnell absorbiert und lösen eine stärkere Insulinreaktion aus als komplexe Kohlenhydrate. Menschen mit Typ-2-Diabetes scheinen ein höheres Demenzrisiko zu haben, aber die Forschung über die Gründe dafür befindet sich noch in einem frühen Stadium. Eventuell führt ein Überschuss an Insulin dazu, dass sich das Protein Beta-Amyloid schneller im Gehirn anreichert.

ESSEN FÜR DAS GEHIRN?

Wissenschaftler haben die MIND-Diät (*Mediterranean-DASH Intervention for Neurogenerative Delay*) entwickelt. Sie kombiniert Elemente von zwei anderen Diäten, die Studien zufolge das Risiko für Typ-2-Diabetes und Herz-Kreislauf-Probleme senken können. Der Schwerpunkt liegt auf grünem Blattgemüse und Beeren, da deren antioxidative Eigenschaften dazu beitragen können, Zellschäden durch oxidativen Stress zu reduzieren. Selbstverständlich sollen auch andere Gemüsesorten gegessen werden.

Manche Studien legen nahe, dass Omega-3-Fettsäuren, z.B. aus fettem Fisch, das Risiko einer Demenzerkrankung verringern können. Andere Studien konnten keine Auswirkungen nachweisen, sodass weitere, längerfristige Untersuchungen erforderlich sind. Ein hohes Maß an Glykationsendprodukten (AGE, *advanced glycogen end products*) wird mit Entzündungen und oxidativem Stress in Verbindung gebracht, die vielen chronischen Krankheiten, einschließlich Alzheimer, vorausgehen. AGE bilden sich im Körper, wenn sich Blutzucker mit Proteinen oder Fetten verbindet. Hohe Konzentrationen können sich auch in Lebensmitteln bilden, die bei hohen Temperaturen gegart werden.

AGE-LEVEL UND GARMETHODE

RIND HOCH	**RIND** NIEDRIG
GEBRATEN | 9,522	GESCHMORT | 2,443
HÄHNCHEN HOCH	**HÄHNCHEN** NIEDRIG
GEBRATEN | 5,975	GEKOCHT | 2,232
LACHS HOCH	**LACHS** NIEDRIG
GEGRILLT | 3,012	POCHIERT | 2,063
KARTOFFELN HOCH	**KARTOFFELN** NIEDRIG
GEBRATEN | 694	GEKOCHT | 17

Alzheimer-Demenz und das Gehirn

Milliarden von Nervenzellen übermitteln Informationen im Gehirn und dann an den Körper. Bei Alzheimer-Demenz sind diese Kommunikation und die Regenerationsvorgänge gestört, darum gehen mehr Neuronen als üblich verloren. Die genauen Ursachen sind noch unerforscht.

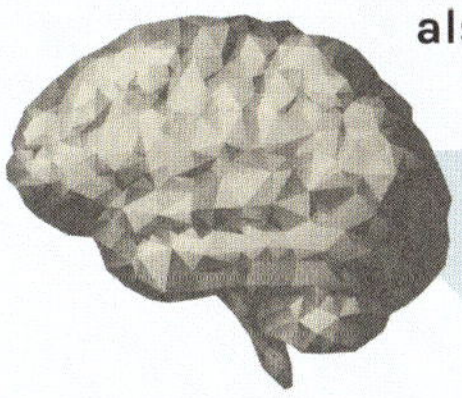

GESUNDES GEHIRN

NEURONALE NETZWERKE KOMMUNIZIEREN ÜBER ELEKTRISCHE UND CHEMISCHE SIGNALE, SOGENANNTE NEUROTRANSMITTER, ÜBER LÜCKEN, DIE SYNAPSEN GENANNT WERDEN. SIE REPARIEREN SICH STÄNDIG SELBST.

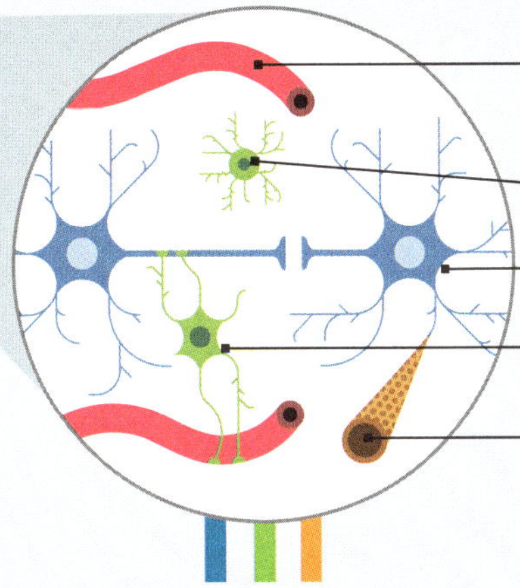

WENN ES SCHIEFLÄUFT

BETA-AMYLOID

BEI ALZHEIMER SAMMELT SICH EINE ABNORME MENGE DIESES NORMALERWEISE HARMLOSEN ABFALLPRODUKTS ZWISCHEN DEN NEURONEN UND BILDET PLAQUES.

MITTÄTER-ZELLEN

STATT ABFALLSTOFFE WIE BETA-AMYLOID ZU BESEITIGEN, VERURSACHEN MIKROGLIA- UND ASTROZYTENZELLEN ENTZÜNDUNGEN UND SCHÄDIGEN DIE NEURONEN WEITER.

TAU-PROTEINE

NORMALERWEISE UNTERSTÜTZEN SIE DIE INNERE STRUKTUR DER NEURONEN. BEI ALZHEIMER BILDEN SIE KNÄUEL, DIE DIE SIGNALFUNKTION DER NEURONEN STÖREN.

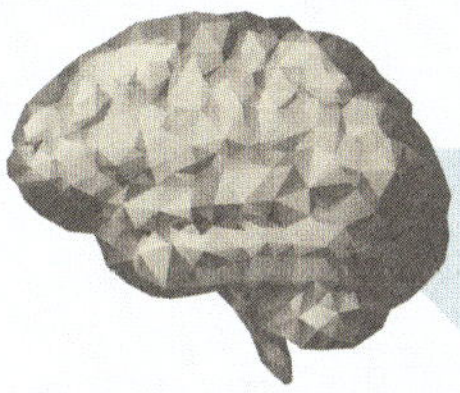

ALZHEIMER-GEHIRN

JE MEHR NEURONEN ABSTERBEN, DESTO MEHR BRICHT DIE KOMMUNIKATION ZWISCHEN DEN NETZWERKEN ZUSAMMEN. DIES WIRKT SICH ZUNÄCHST AUF DAS GEDÄCHTNIS, SPÄTER AUF DIE SPRACHE, DAS DENKEN UND DAS VERHALTEN AUS.

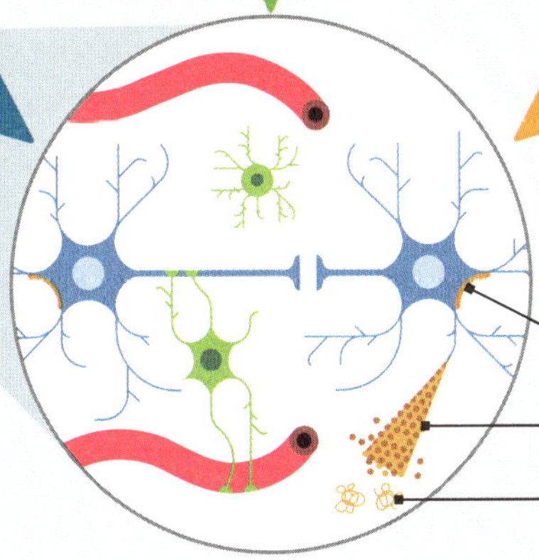

Ursachen von Völlegefühl Vor dem Essen enthält der Magen-Darm-Trakt 100–200 ml Gase, hauptsächlich Kohlendioxid, Sauerstoff, Stickstoff und Wasserstoff. Nach dem Essen kann das Gasvolumen um 65 % ansteigen. Dafür kann es verschiedene Ursachen geben.

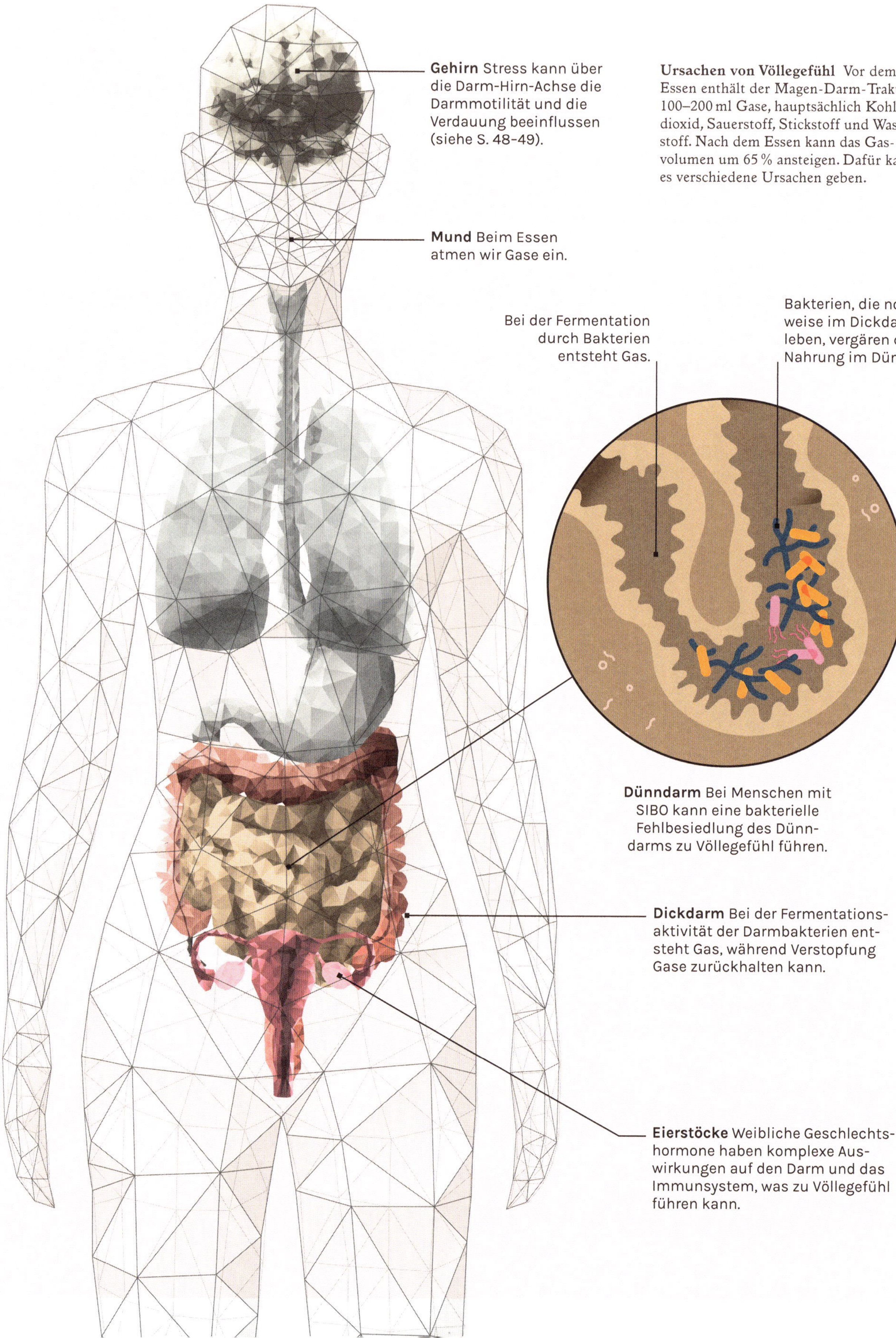

WIE ENTSTEHT VÖLLEGEFÜHL?

Völlegefühl entsteht durch Gasbildung im Darm. Der Bauch fühlt sich geschwollen oder aufgebläht an, manchmal treten auch Schmerzen, Blähungen und Übelkeit auf.

Selbst in leerem Zustand enthält der Magen-Darm-Trakt Gase. Beim Essen schluckt man Luft, und bei der Verdauung entstehen weitere Gase. Es ist normal, dass sich der Bauch nach dem Essen wölbt.

Ballaststoffreiche Lebensmittel wie Hülsenfrüchte erhöhen die Gasbildung im Darm und können bei manchen Menschen das Völlegefühl verstärken. Meist reduzieren Ballaststoffe es aber, weil sie die Verdauung anregen und den Transport des Nahrungsbreis beschleunigen. Wenn wir hastig essen oder zu einer Mahlzeit viel trinken – vor allem kohlensäurehaltige Getränke – gelangt mehr Luft in den Verdauungstrakt. Andere Auslöser für Völlegefühl sind:

Stress Stress kann die Kommunikationsmechanismen der Darm-Hirn-Achse (siehe S. 48–49) stören, indem er die Konzentration von Botenstoffen verändert. Dadurch kann die Fähigkeit des Darms, Nahrung zu verdauen, beeinträchtigt werden und es kann zu Verstopfung oder Durchfall kommen.

Hormone Frauen leiden häufiger an Völlegefühl als Männer. Das liegt wahrscheinlich an Schwankungen der Sexualhormone. Der Anstieg von Progesteron vor der Menstruation kann Völlegefühl und andere Verdauungsbeschwerden verursachen. Östrogen regt die Entspannung der Darmmuskulatur an.

Empfindlicher Darm Von »viszeraler Hypersensibilität« spricht man, wenn Völlegefühl und andere Symptome verstärkt wahrgenommen werden. Patienten mit Magen-Darm-Erkrankungen sind besonders anfällig.

Darmmikrobiom Wenn die Darmbakterien unverdauliche Stoffe zersetzen, entstehen Gase. Menschen mit Reizdarmsyndrom (siehe S. 164) leiden aufgrund der Überempfindlichkeit ihres Darms stärker an Völlegefühl, obwohl die Menge des Gases ähnlich hoch ist wie bei gesunden Menschen.

Fehlbesiedlung des Dünndarms (SIBO, *small intestine bacterial overgrowth*) Die meisten Darmbakterien leben im Dickdarm. Befinden sich zu viele im Dünndarm, kann es zu Verdauungsbeschwerden und Völlegefühl kommen.

Verstopfung Darmträgheit und die Zunahme des Stuhlvolumens führen zur Ansammlung und zum Einschluss von Gasen. Die längere Verweildauer im Dickdarm verstärkt das Phänomen und fördert die bakterielle Gärung.

Unverträglichkeiten Lebensmittelunverträglichkeiten können Völlegefühl auslösen. Laktoseintoleranten Menschen fehlt beispielsweise das Enzym zur Verdauung des Milchzuckers in der Kuhmilch, sodass dieser stattdessen von Darmbakterien abgebaut wird. Das kann zu übermäßigem Völlegefühl führen.

Kann man es behandeln?

DIE MASSNAHMEN MÜSSEN IMMER AUF DEN EINZELFALL ABGESTIMMT WERDEN.

Denkbar sind Änderungen der Lebensweise in Bezug auf Ernährung, Bewegung und Stress, Einnahme von Probiotika, Abführmitteln bei Verstopfung oder Antibiotika bei SIBO. Die Ermittlung der möglichen Ursache ist wichtig für die Behandlung von Grunderkrankungen, z. B. Reizdarmsyndrom oder Nahrungsmittelunverträglichkeiten. Gelegentliches Völlegefühl ist relativ normal, bei anhaltenden Beschwerden sollten Sie aber abklären lassen, ob eine Magen-Darm-Erkrankung vorliegt.

SIND BLÄHUNGEN NORMAL?

Blähungen mögen Ihnen peinlich sein, aber sie sind ein völlig normaler Teil des Verdauungsvorgangs. Kein Ernährungswissenschaftler wird sich scheuen, darüber zu sprechen.

Die meisten Menschen lassen 5- bis 15-mal am Tag Blähungen entweichen. Das ist ein Zeichen für ein gesundes Darmmikrobiom (siehe S. 48–49). Bei häufigeren Blähungen oder starkem Geruch könnte ein Problem vorliegen.

ÜBERSCHÜSSIGES GAS

Dass sich bei der natürlichen Gärung im Darm Verdauungsgase bilden, ist ganz normal. Ungewöhnlich viel Gas kann entstehen, wenn wir den Darm zu stark füttern, wenn eine Nahrungsmittelunverträglichkeit vorliegt, wenn wir plötzlich die Menge an Ballaststoffen in der Ernährung erhöhen und den Verdauungstrakt dadurch überfordern, oder wenn die Nahrung zu schnell durch unseren Darm wandert (etwa bei Durchfall). Wandert der Nahrungsbrei bei Verstopfung zu langsam durch den Darm, haben die Bakterien mehr Zeit, um auf ihn einzuwirken. Auch dabei können Gase als Nebenprodukt entstehen.

UNANGENEHMER GERUCH

Das meiste Gas, das wir ausscheiden, ist geruchlos. Übel riechende Gase entstehen, wenn der Darm schwefelhaltige Verbindungen abbaut und dabei Gase wie Schwefelwasserstoff entstehen. Wenn Sie diese Gerüche häufig wahrnehmen, sollten Sie Ihre Ernährung überprüfen und mit einem Ernährungsberater sprechen. Zu den Lebensmitteln, die zur Bildung schwefelhaltiger Gase beitragen, gehören:

- **Tierisches Protein** – Fleisch, Proteinpulver, Eier
- **Gemüse** – Brokkoli, Kohl jeder Art, Knoblauch, Zwiebeln
- **Getränke** – Wein, Bier

Viele Wissenschaftler meinen, dass eine hohe Proteinzufuhr die Hauptursache für übel riechende Blähungen ist, und raten, zuerst den Proteingehalt in der Ernährung zu senken (empfohlene Zufuhr siehe S. 15), bevor man pflanzliche Lebensmittel einschränkt. Durch eine langsame Erhöhung des Ballaststoffanteils aus pflanzlichen Lebensmitteln können Sie das Darmmikrobiom dabei unterstützen, die Nahrung in einem gleichmäßigen Tempo aufzuspalten, statt in einem Wechsel aus Stillstand und Aktivität.

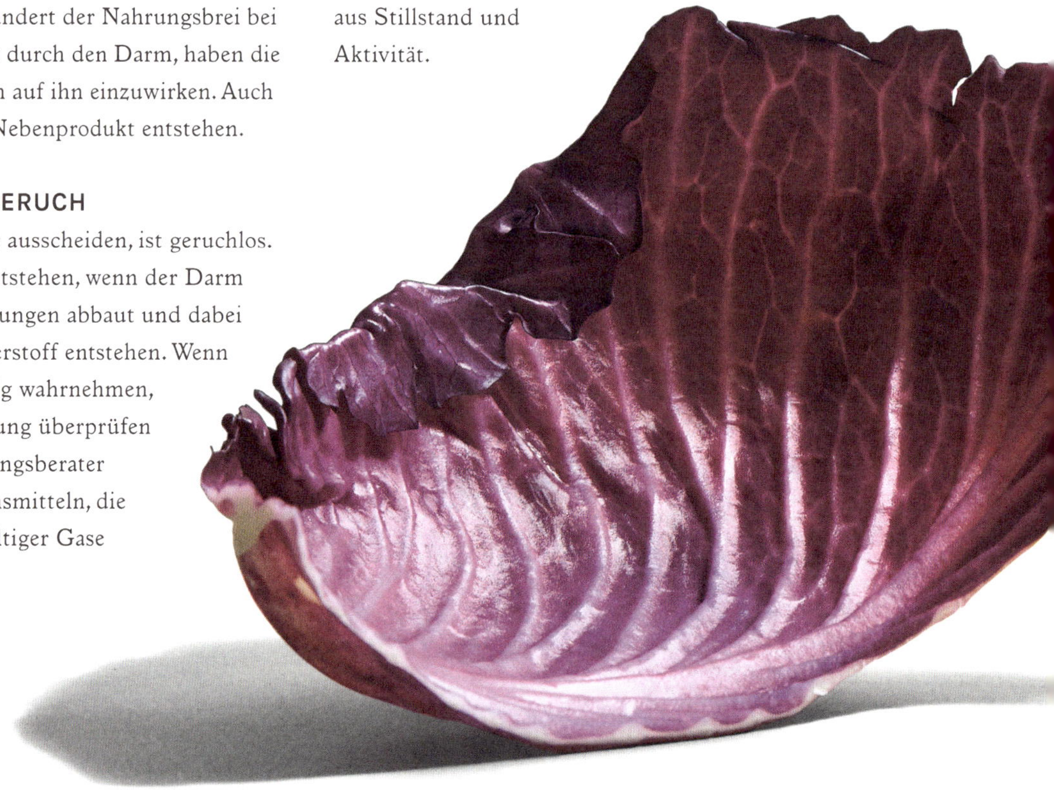

Rotkohl Alle Gemüsearten aus der Kohlfamilie können unangenehm riechende Blähungen verursachen.

WARUM LEIDE ICH AN VERSTOPFUNG?

Verstopfung kann frustrierend und auch schmerzhaft sein, wenn sie mit Pressen und hartem Stuhl einhergeht.

Unverdauliche Nahrung gelangt in den Dickdarm, wo sie sich mit Flüssigkeit vermischt und Stuhl bildet. Die Darmmuskeln spannen sich an und entspannen sich wieder, um den Stuhlgang zum Enddarm zu transportieren.

- **Darmträgheit** liegt vor, wenn der Stuhlgang so lange braucht, um den Dickdarm zu passieren, dass ein Großteil des Wassers absorbiert wird und er hart und trocken wird.
- Bei einer **Stuhlentleerungsstörung** ist die Koordination der beteiligten Muskeln schlecht. Dies kann auf anerzogene Toilettengewohnheiten in der Kindheit zurückzuführen sein, aber auch auf die individuelle Anatomie.
- Das **Reizdarmsyndrom Typ 1** zeichnet sich durch häufige Verstopfungen aus (siehe S. 164).

KOHL

GLUCOSINOLATE SIND SCHWEFELHALTIGE PFLANZENSTOFFE, DIE UNANGENEHM RIECHENDE GASE VERURSACHEN KÖNNEN.

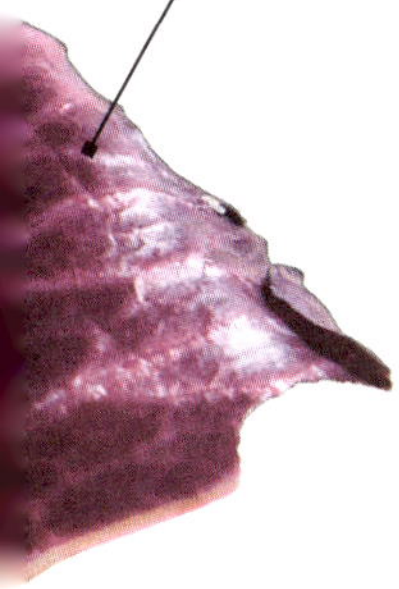

VERSTOPFUNG BEI KINDERN

Vor allem im ersten Lebensjahr kann es mit der Einführung fester Nahrung oder dem Abstillen zu Verstopfung kommen. Kinder mit Bauchschmerzen leiden häufig an Verstopfung. Dies sollte vom Arzt abgeklärt werden.

VERSTOPFUNG LINDERN

Trinken Sie mindestens 1,5–2 l Wasser pro Tag und steigern Sie allmählich den Anteil an Ballaststoffen. Sie erhöhen so das Stuhlvolumen und absorbieren Wasser, sodass der Stuhl weicher wird. Auch körperliche Betätigung kann die Darmmotilität fördern. Abführmittel sind in manchen Situationen hilfreich, z. B. nach der Geburt eines Kindes oder bei starken Schmerzen. Sie können aber auch die Verstopfung verschlimmern, und man kann von ihnen abhängig werden, was das Darmmikrobiom und die Toilettengewohnheiten beeinflussen kann. Sitzen Sie auf der Toilette nicht aufrecht, sondern eher in einer hockenden Position, bei der die Beine in einem Winkel von 35 Grad zum Oberkörper stehen. Ein Fußbänkchen kann hilfreich sein.

ANZEICHEN FÜR VERSTOPFUNG

STUHLGANG SELTENER ALS 3 × PRO WOCHE

SCHMERZEN BEI DER AUSSCHEIDUNG

STARKES PRESSEN NÖTIG

HARTE STUHLKLÜMPCHEN

GEFÜHL UNVOLLSTÄNDIGER ENTLEERUNG

ENTSTEHT DURCHFALL DURCH ERNÄHRUNG?

Bei Durchfall wird weicher bis flüssiger Stuhl häufiger als normal ausgeschieden. Zu den Ursachen gehören Stress, Reisen, Anspannung und Ernährung.

Bei Durchfall befindet sich entweder zu viel Wasser im Darm, oder es wird nicht genug absorbiert. Obwohl man bei Durchfall viel Wasser verliert, kann es die Situation noch verschlimmern, wenn man Wasser trinkt. Stattdessen empfiehlt sich eine Rehydrierungslösung.

ELEKTROLYTVERLUST

Durchfall bringt den Elektrolythaushalt aus dem Gleichgewicht, weil Mineralstoffe wie Natrium, Kalium und Kalzium, die für die Regulierung des Flüssigkeitshaushalts und die Zellfunktionen wichtig sind, verloren gehen. Dieses Defizit muss ausgeglichen werden, z. B. durch Rehydrierungslösung, Milch oder Kokoswasser. Kurzfristiger Durchfall kann meist zu Hause behandelt werden. Wenn er chronisch auftritt, sollten Sie schnellstmöglich Ihren Hausarzt aufsuchen.

KONTAMINIERTE NAHRUNG

Durchfall kann auftreten, wenn Bakterien wie *Campylobacter* oder *Escherichia coli* mit kontaminierter Nahrung in den Körper gelangen. Mit verunreinigtem Wasser kann man auch Parasiten aufnehmen. Dies sind häufige Ursachen für Durchfall in Urlaubsorten mit schlechten Hygienestandards. Achten Sie auf gute Hygiene (siehe rechts) und meiden Sie Leitungswasser und rohe oder ungenügend gegarte Lebensmittel.

LEBENSMITTEL ALS AUSLÖSER

Nahrungsmittelunverträglichkeiten können zu Durchfall führen. Auch das Reizdarmsyndrom kann mit Durchfall einhergehen (siehe S. 158–167).

Diese Ursachen kommen ebenfalls in Betracht:

- **Scharfe Gewürze** reizen die Magenschleimhaut.
- **Frittiertes** enthält gesättigte Fette und Transfette. Sie können Durchfall verursachen oder verschlimmern.
- **Kaffee** regt die Verdauung an. Viele Menschen haben nach dem Morgenkaffee Stuhlgang.
- **Alkohol**, vor allem Bier und Wein, kann am folgenden Tag zu weichem Stuhl führen.
- **High-FODMAP-Lebensmittel** (siehe S. 166–167) können Durchfall verursachen. So enthalten Knoblauch und Zwiebeln zum Beispiel Fruktan, ein Kohlenhydrat, das manche Menschen mit Reizdarmsyndrom nur schwer verdauen können. (Sie enthalten auch unlösliche Ballaststoffe, die die Nahrung schneller durch das Verdauungssystem wandern lassen.)
- **Manche Süßstoffe** können das Verdauungssystem irritieren – so sehr, dass Lebensmittelverpackungen auf den abführenden Effekt hinweisen.

Hygieneregeln

DURCH HYGIENE KANN MAN BAKTERIELLEM UND PARASITÄREM DURCHFALL VORBEUGEN.

Waschen Sie Ihre Hände nach dem Toilettengang, vor dem Zubereiten von Speisen und vor dem Essen gründlich und mit Seife.

Reinigen Sie die Toilette nach einer Durchfallerkrankung, auch Sitz und Spültaste.

Nicht mit anderen teilen sollte man Handtücher, Waschlappen, Besteck und andere Utensilien.

Lebensmittelvergiftung

E. coli sind Bakterien, die von Natur aus im Darm von Menschen und Tieren vorkommen und bei der Verdauung helfen. Es gibt aber Stämme, die Giftstoffe produzieren, und die über kontaminierte Lebensmittel und Wasser aufgenommen werden. Sie können Durchfall verursachen.

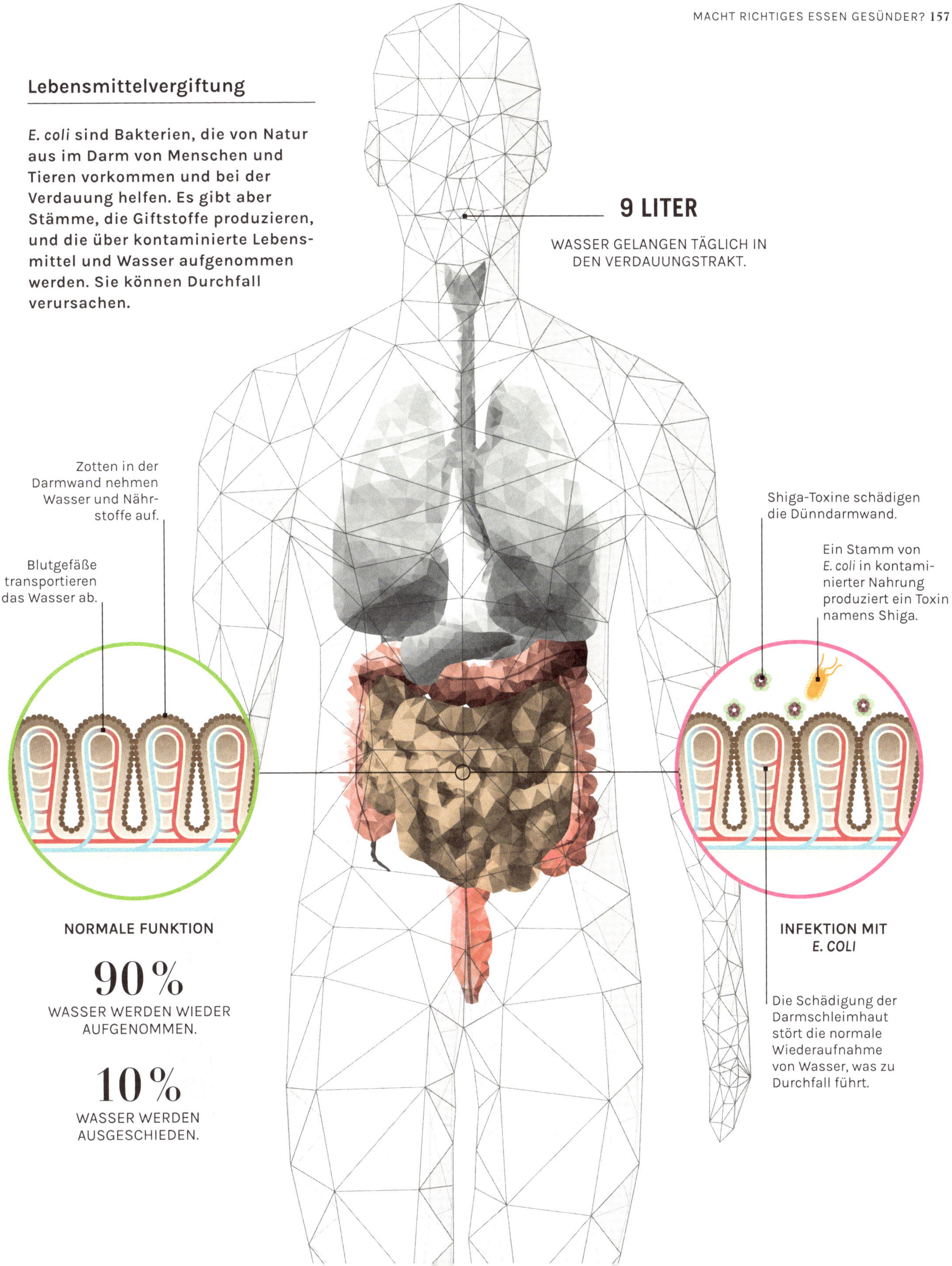

NAHRUNGSMITTELALLERGIE ODER UNVERTRÄGLICHKEIT?

Anormale Reaktionen auf Lebensmittel können durch eine Unverträglichkeit oder eine Allergie verursacht werden. Die beiden Begriffe werden oft verwechselt, aber es handelt sich um ganz unterschiedliche Phänomene.

Jeder leidet gelegentlich an Verdauungsbeschwerden, und meist sind sie kein Grund zur Beunruhigung. Treten sie aber nach dem Essen häufiger auf, könnte eine Allergie oder Unverträglichkeit vorliegen. Allergien können schwer und manchmal lebensbedrohlich sein, darum sollte man die Anzeichen kennen. Knapp 5 Prozent der Deutschen leiden an einer Nahrungsmittelallergie.

NAHRUNGSMITTELALLERGIEN

Eine Nahrungsmittelallergie ist eine unerwünschte Immunreaktion. Sie tritt meist spontan auf und kann schon durch eine kleine Menge eines Lebensmittels ausgelöst werden. Die allergische Reaktion tritt bei jedem Verzehr des Lebensmittels auf, unabhängig von Menge oder Häufigkeit.

Es gibt zwei Arten von allergischen Reaktionen. Bei durch das Immunglobulin E (IgE) vermittelten Allergien bildet der Körper Antikörper gegen das kritische Lebensmittel. Diese Allergien können lebenslang bestehen. Die Symptome reichen von Ausschlag und Schwellungen bis hin zum anaphylaktischen Schock. Bei Nicht-IgE-vermittelten Nahrungsmittelallergien sind andere Komponenten des Immunsystems beteiligt. Diese Reaktionen treten langsamer auf und sind schwieriger zu diagnostizieren. Symptome sind Blähungen, Erbrechen und Durchfall.

Ursachen können Ernährung, Umweltfaktoren und Veranlagung sein. Die Hypothese der doppelten Allergenexposition besagt, dass eine frühe Exposition gegenüber Lebensmittelallergenen über die Haut (z.B. Nussöle in Hautcremes) die Wahrscheinlichkeit

IgE-vermittelte allergische Reaktion

Wenn das IgE ein Allergen an eine dendritische Zelle bindet, setzt es einen Prozess in Gang, bei dem weitere allergenspezifische IgEs produziert werden. Die IgEs heften sich dann an Mastzellen (Immunzellen) im Verdauungstrakt und sind bereit, auf das gleiche Protein zu reagieren, wenn es erneut verzehrt wird.

Legende

- Weiße Blutzellen – T-Zellen
- Weiße Blutzellen – B-Zellen
- IGE (Immunglobulin E)
- Allergen
- Entzündungsstoff (Histamin)

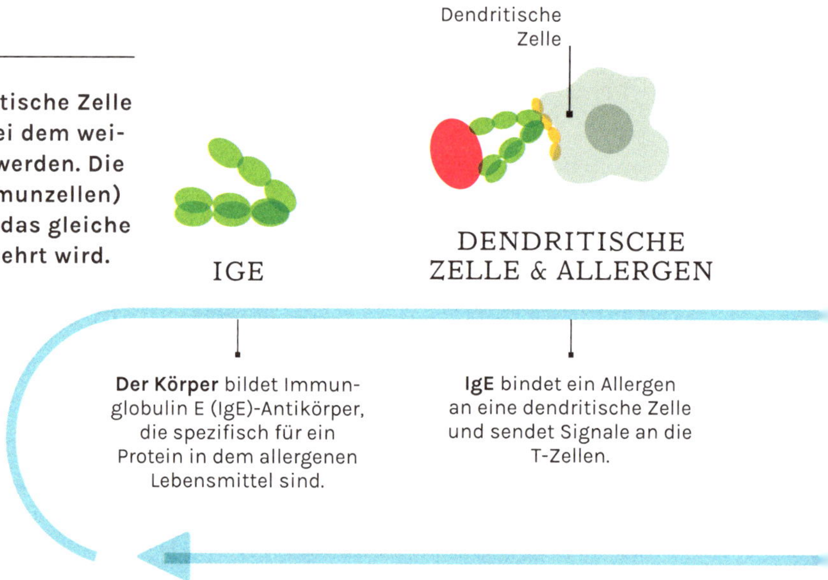

einer Allergie erhöhen könnte, während der Verzehr dieser Allergene im Säuglingsalter die Toleranz fördern könnte. Forscher vermuten, dass der frühe, regelmäßige Verzehr von Erdnüssen einer Erdnussallergie vorbeugen kann, vor allem bei Kindern mit einer beeinträchtigten Hautbarriere (z.B. durch ein Ekzem), die ein erhöhtes Risiko tragen. (Ganze Nüsse sollte man Kindern unter fünf Jahren allerdings wegen der Erstickungsgefahr nicht geben.)

UNVERTRÄGLICHKEITEN

Eine Unverträglichkeit wird nicht durch das Immunsystem ausgelöst. Sie wirkt sich direkt auf die Verdauung aus und hängt oft mit der Menge oder Häufigkeit des Verzehrs zusammen. Manche werden durch bestimmte Chemikalien in Lebensmitteln ausgelöst. Andere entstehen, wenn die für den Abbau eines bestimmten Lebensmittels erforderlichen Enzyme fehlen. Unverträglichkeiten sind nicht lebensbedrohlich, können aber die Lebensqualität beeinträchtigen. Die Symptome treten meist allmählich auf und können Hautausschläge, Juckreiz, Blähungen und Durchfall umfassen (die beiden letzteren können auch durch andere Krankheiten, wie z.B. Darmkrebs, verursacht werden, lassen Sie sie von Ihrem Arzt abklären).

FRAGWÜRDIGE EMPFEHLUNGEN

Man möchte meinen, dass heutzutage jeder an einer Unverträglichkeit leidet: Rund 25 Prozent der Deutschen lassen bestimmte Lebensmittel weg. Es gibt jedoch keine Beweise für einen Anstieg der Unverträglichkeiten. In einer Studie gaben 34 Prozent aller Eltern an, ihre Kinder litten an einer Lebensmittelallergie, aber bei nur 5 Prozent wurde eine Allergie festgestellt.

Die Medien sind voll von Fehlinformationen, die Menschen dazu verleiten, teure, aber überflüssige Produkte zu kaufen. Selbst ernannte Ernährungsberater diagnostizieren bei Menschen Unverträglichkeiten, die sie gar nicht haben, und verzögern damit möglicherweise eine korrekte Diagnose durch einen qualifizierten Arzt (siehe S. 160–161). Der Verzicht auf gängige Grundnahrungsmittel wie Brot kann sogar zu Mangelernährung führen. Darüber hinaus besteht die Sorge, dass eine unnötige Einschränkung von Lebensmitteln das Risiko für die Entwicklung einer Essstörung erhöhen kann. Wer Beratungsbedarf hat, sollte sich an seinen Hausarzt wenden und im Fall einer positiven Diagnose dessen Empfehlungen beherzigen.

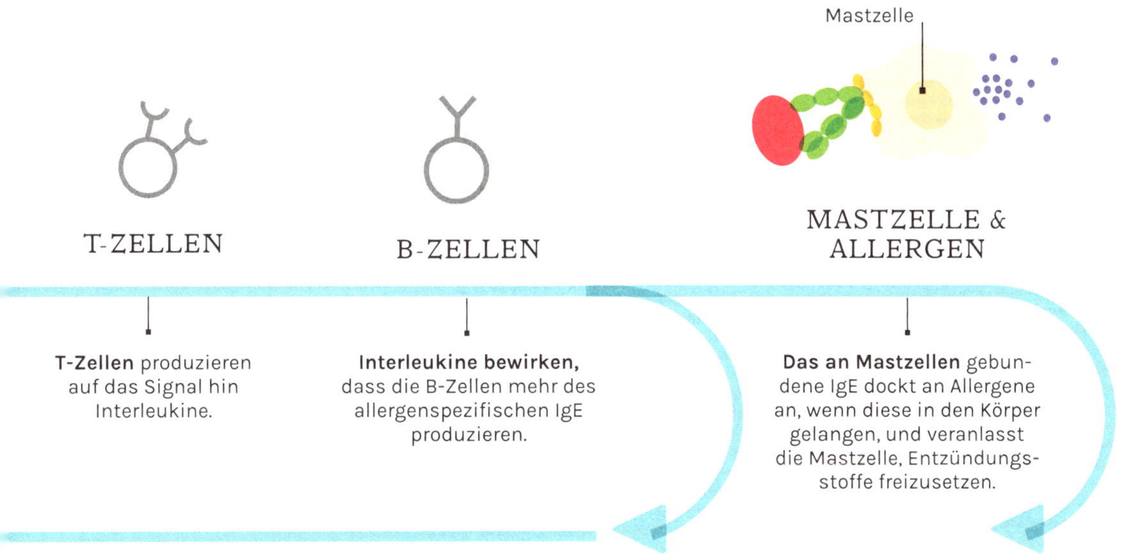

HÄUFIGE UNVERTRÄGLICHKEITEN

LAKTOSE

MILCHPRODUKTE UND ANDERE PRODUKTE MIT LAKTOSE

VIELE TABLETTEN ENTHALTEN LAKTOSE ALS FÜLLSTOFF.

VASO-AKTIVE AMINE

WIE HISTAMIN, ENTHALTEN IN ROTWEIN, KRÄFTIGEM UND BLAUSCHIMMELKÄSE, THUNFISCH, MAKRELE, SCHWEINEFLEISCHPRODUKTEN UND ANDEREN LEBENSMITTELN

NATÜRLICHE CHEMIKALIEN

WIE SALIZYLAT UND GLUTAMAT

EINIGE ZUSATZSTOFFE

INSBESONDERE BENZOAT, SULFITE (KONSERVIERUNGSMITTEL) UND MONONATRIUMGLUTAMAT

Mehr über häufige Auslöser siehe S. 160–161.

WORAN ERKENNT MAN ALLERGIEN UND UNVERTRÄGLICHKEITEN?

Wer den Verdacht hat, an einer Nahrungsmittelallergie oder einer Unverträglichkeit zu leiden, sollte sich an seinen Arzt wenden, um eine Diagnose zu erhalten und gegebenenfalls die Behandlung zu besprechen.

Die genaue Diagnose einer Allergie oder Unverträglichkeit kann schwierig sein, weil die Forschung noch nicht alle Fragen beantwortet hat. Bevor Sie auf eigene Faust eine Lebensmittelgruppe weglassen und Mangelerscheinungen riskieren, sollten Sie mit Ihrem Arzt sprechen, damit eine Diagnose erstellt wird. Hilfreich ist ein Ernährungstagebuch, in dem Sie Ihre Symptome notieren.

LEBENSMITTELALLERGIEN ERKENNEN

Es gibt viele Lebensmittel, gegen die Menschen allergisch sein können, vor allem Milch, Weizen, Eier, Erdnüsse und andere Nüsse, Fisch und Meeresfrüchte sowie manche Obst- und Gemüsearten. Zusatzstoffe können die Symptome einer bestehenden Allergie verstärken. Sulfite, die als Konservierungsstoffe eingesetzt werden, können bei manchen Asthmatikern – aber nicht allen – Anfälle auslösen. Seltener ist das orale Allergiesyndrom, bei dem der Körper das Protein in manchen Früchten oder Gemüsen für Pollen hält und mit Kratzen in Mund und Hals oder leichter Schwellung im Mundbereich reagiert.

Zöliakie, eine Gluten-Überempfindlichkeit des Dünndarms, ist streng genommen keine Allergie, sondern eine Autoimmunerkrankung, die durch eine allergische Reaktion auf Gluten (ein Protein in Weizen, Gerste und Roggen) ausgelöst wird. Betroffen ist in Europa mindestens 1 Prozent der Bevölkerung, aber nur bei 30 Prozent von ihnen liegt eine klinische Diagnose vor. Typische Beschwerden sind Völlegefühl, Krämpfe, Übelkeit oder Reflux.

Laktoseintoleranz

Laktose ist eine Zuckerart, die in den meisten Milcherzeugnissen enthalten ist. Beim Menschen wird das Enzym Laktase benötigt, um Laktose abzubauen. Wenn der Körper nicht genügend Laktase produziert, passiert die Laktose unverdaut den Darm, was zu Beschwerden wie Krämpfen und Völlegefühl führen kann.

Legende

- Laktase
- Laktose
- Glukose
- Galaktose
- Wasser
- Bakterien
- Kurzkettige Fettsäuren
- Kohlendioxid
- Wasserstoff
- Methan

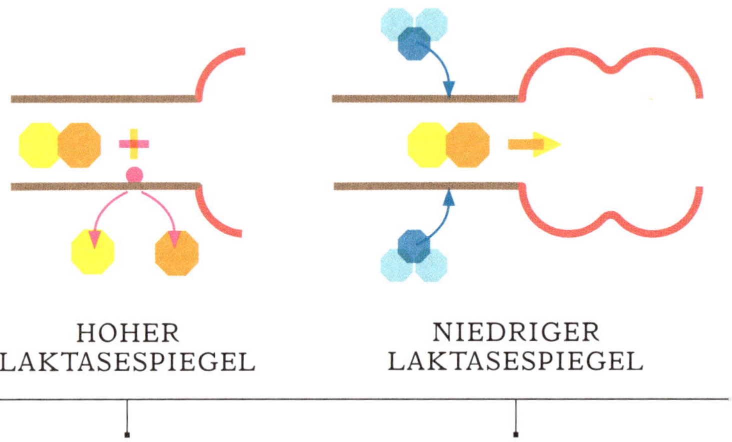

Verdauung im Dünndarm
Laktase spaltet Laktose in Glukose und Galaktose, die in das Blut aufgenommen werden.

Ein Teil der Laktose ist unverdaut.
Sie gelangt in den Dickdarm und verursacht dort eine Wasseransammlung.

Es gibt auch Weizenallergien und Gluten-Überempfindlichkeiten, die nicht mit Zöliakie einhergehen. Sie sind aber noch recht wenig erforscht.

Auch über die Ursachen für Allergien ist wenig bekannt. Wenn ein Familienmitglied an einer Allergie leidet, ist die Wahrscheinlichkeit größer, dass auch Sie eine entwickeln, allerdings nicht unbedingt dieselbe. Menschen mit Lebensmittelallergien leiden oft auch an Erkrankungen wie Asthma oder Heuschnupfen.

Eine IgE-vermittelte Lebensmittelallergie (siehe S. 158–159) lässt sich diagnostizieren, indem man die Antikörper im Blut misst oder indem man Allergene in die Haut einbringt und die Reaktion beobachtet. Alternativ kann eine unter ärztlicher Aufsicht durchgeführte Ausschlussdiät helfen, das Allergen herauszufinden.

UNVERTRÄGLICHKEITEN ERKENNEN

Zahlreiche Lebensmittel können Verdauungsbeschwerden verursachen. Häufige Auslöser sind Mononatriumglutamat, Koffein, Alkohol, künstliche Süßstoffe und Konservierungsmittel, als FODMAPs bekannte Kohlenhydrate (siehe S. 166–167), Eier, Hefe, Fruchtzucker und sogar Giftstoffe, die in Lebensmittel gelangen können. Unverträglichkeiten dauern meist nicht lebenslang an, und häufig können die Betroffenen kleine Mengen ohne Beschwerden konsumieren.

Viel diskutiert werden Unverträglichkeiten gegen Weizen und Laktose. Oft wird fälschlich Gluten für Verdauungsbeschwerden verantwortlich gemacht. Glutenintoleranzen sind jedoch medizinisch nicht anerkannt, und häufig liegen andere Ursachen vor, etwa ein Reizdarmsyndrom, Stress, Anspannung oder Zöliakie. Laktose ist ein Zweifachzucker (Disaccharid), der vorwiegend in Milchprodukten vorkommt. Eine Unverträglichkeit liegt vor, wenn die betroffene Person das Enzym Laktase nicht bildet, das zur Aufspaltung der Laktose in Glukose und Galaktose notwendig ist. Dadurch kann sich Laktose im Verdauungstrakt sammeln und Blähungen, Krämpfe, Durchfall, Völlegefühl oder Übelkeit verursachen (mehr über Gluten und Laktose auf S. 162–163).

Zurzeit gibt es keine anerkannten klinischen Tests auf Unverträglichkeiten. Stattdessen bestätigt man sie, indem man verdächtige Lebensmittel ausschließt, die Symptome beobachtet und die Lebensmittel dann vorsichtig wieder einführt.

ALLERGIEN

MILCH
ERDNÜSSE
NÜSSE
FISCH
MEERESFRÜCHTE
MANCHE OBST- UND GEMÜSEARTEN
SOJA
SELLERIE
SENF
SESAM
PINIENKERNE
FLEISCH

EIER
WEIZEN

INTOLERANZEN

MONONATRIUM-GLUTAMAT
KOFFEIN
ALKOHOL
SÜSSSTOFFE
KÜNSTLICHE KONSERVIERUNGS-STOFFE
FODMAPs (siehe S. 166–167)
HEFE
FRUCHTZUCKER
MILCHZUCKER
GLUTEN
VASO-ACTIVE AMINE (in Rotwein, kräftigem und Blauschimmelkäse, Thunfisch, Makrele, Schweinefleisch-produkten u.a.)
SALICYLATE

Allergien und Unverträglichkeiten Manche Lebensmittel können Allergien verursachen, andere können Unverträglichkeiten auslösen, und einige können beides.

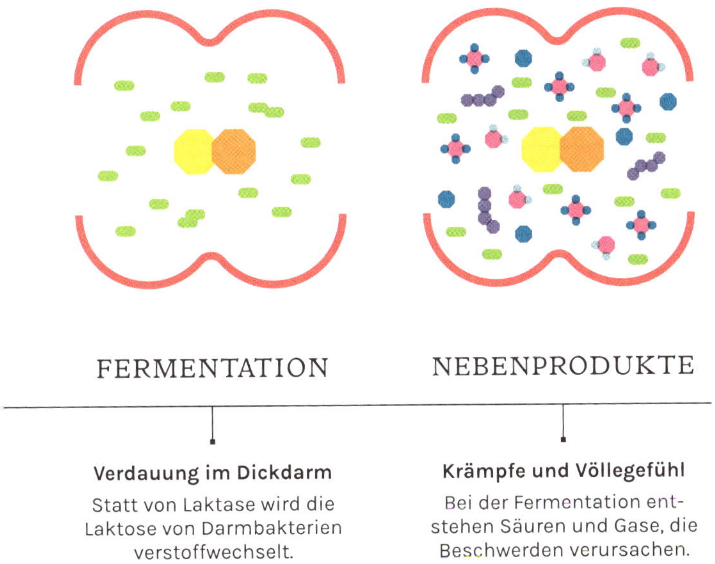

WIE ERNÄHRE ICH MICH OHNE LAKTOSE ODER GLUTEN?

Wenn der Arzt Ihnen empfohlen hat, auf Laktose oder Gluten zu verzichten, stehen einige Veränderungen an. Es mag Ihnen sehr schwierig vorkommen, aber es ist durchaus möglich, ohne allzu viele Kompromisse eingehen zu müssen.

GLUTEN-QUELLEN

GLUTEN KANN IN DEN VERSCHIEDENSTEN LEBENSMITTELN ENTHALTEN SEIN.

- MEHL
- BROT UND ANDERE BACKWAREN
- CEREALIEN
- NUDELN
- KEKSE
- KUCHEN
- SOJASAUCE
- BIER
- SUPPEN
- WURSTWAREN
- FERTIGSAUCEN
- FERTIGGERICHTE

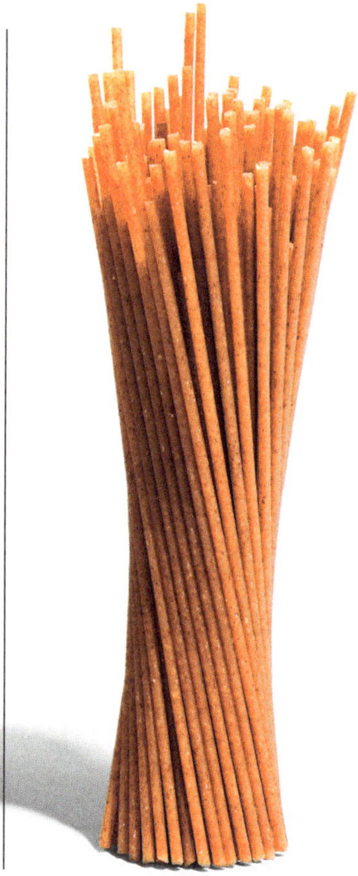

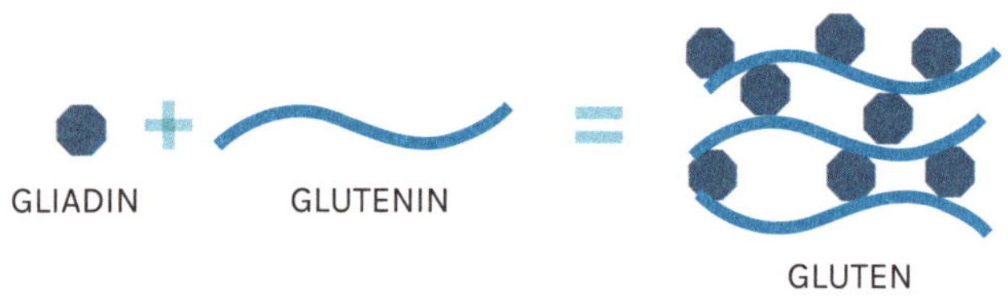

Was ist Gluten? Die Proteine Gliadin und Glutenin verbinden sich mit Wasser zu einer Netzstruktur, die als Gluten bezeichnet wird. Sie ist besonders elastisch, eine Eigenschaft, die vor allem beim Backen nützlich ist.

Die meisten Menschen können Gluten und Laktose bedenkenlos essen. Doch wer eine Unverträglichkeit hat, wird eine deutliche Besserung spüren, wenn er den Übeltäter aus der Ernährung ausschließt – vorausgesetzt, die Ernährung bleibt dennoch ausgewogen und gesund. Besprechen Sie mit Ihrem Arzt, welche Lebensmittel Sie genau weglassen müssen, und bedenken Sie, dass eine glutenfreie Ernährung manchen, aber nicht allen Menschen guttut.

WEIZEN ODER GLUTEN WEGLASSEN

Weizenfreie Produkte sind nicht automatisch auch glutenfrei, daher ist es wichtig, zwischen Weizen und Gluten zu unterscheiden. Bei Zöliakie (anormale Reaktion des Immunsystems auf Gluten) müssen Sie eventuell auch Roggen, Gerste und Hafer ausschließen. Manche Menschen mit einer Weizenallergie, bei der Antikörper gegen das Weizenprotein gebildet werden, können andere Getreidearten problemlos essen.

Gluten ist in vielen gängigen Produkten enthalten (siehe links), auch in Halbfertig- und Fertiggerichten sowie Zusätzen wie Backpulver. Glücklicherweise gibt es von vielen Produkten auch glutenfreie Versionen zu kaufen. Menschen mit Zöliakie reagieren oft auch auf Xanthan, das Backwaren häufig als Bindemittel und Konsistenzgeber zugefügt wird. Glutenfreie Produkte enthalten meist weniger Ballaststoffe, aber mehr Fett und Zucker als ihre glutenhaltigen Äquivalente. Ihr Gehalt an Nährstoffen ist geringer und es sind weniger Ballaststoffe enthalten, was jedoch über den Zusatz anderer Stoffe wie Inulin teilweise ausgeglichen werden kann.

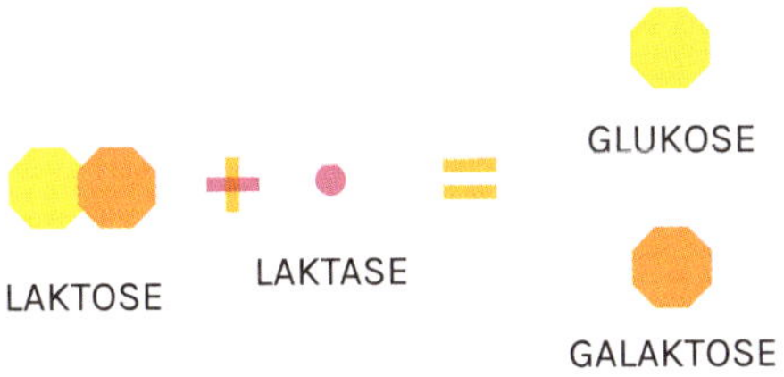

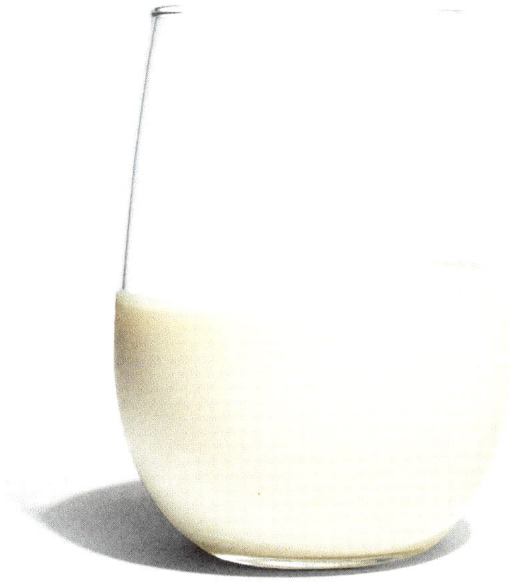

Verdauung von Laktose
Laktose ist ein natürlicher Zucker, der in der Milch vorkommt. Er wird im Dünndarm durch das Enzym Laktase in zwei Einfachzucker, Glukose und Galaktose, aufgespalten, die dann in das Blut aufgenommen werden.

Zudem sind glutenfreie Produkte proteinärmer, denn das ihnen entzogene Gluten ist ja ein Protein.

LAKTOSE WEGLASSEN

Wie bei Gluten und Weizen muss man auch hier unterschieden – zwischen Milchallergie und Laktoseintoleranz. Bei Laktoseintoleranz fehlt im Körper das Enzym Laktase, das den Milchzucker in leicht absorbierbare Zucker aufspaltet (siehe oben und S. 160–161). Bei einer Milchallergie reagiert das Immunsystem auf eines der zahlreichen Proteine in tierischer Milch, meist auf das Protein Alpha-S1-Casein in Kuhmilch. Laktosefreie Produkte enthalten keinen Milchzucker, wohl aber Milchproteine.

Denken Sie beim Verzicht auf laktosehaltige Lebensmittel an die Vitamine und Mineralstoffe, die Sie mit dem Originalprodukt aufnehmen würden, und versuchen Sie, diese an anderer Stelle in Ihrer Ernährung zu ersetzen. Achten Sie vor allem auf Lebensmittel, die Kalzium, die Vitamine D und B_{12} sowie Jod enthalten. B_{12} und Jod sind zum Beispiel in Fisch und Eiern enthalten. Viele »laktosefreie« Produkte enthalten dieselben Vitamine und Mineralstoffe wie herkömmliche Milchprodukte, sind aber zusätzlich mit Laktase versetzt, die die Laktose quasi vorverdaut, bevor sie in den Körper gelangt. Reis-, Hafer-, Mandel-, Haselnuss-, Quinoa- und Erbsendrink sind allesamt gute milchfreie Milchalternativen (Reisdrink ist jedoch aufgrund der geringen Mengen an Arsen, die er enthält, nicht für Kinder unter fünf Jahren geeignet).

Leider genügt es nicht, offensichtliche Milchprodukte wie Milch, Butter, Käse und Joghurt zu meiden, denn Kuhmilch wird häufig auch Fertigprodukten zugesetzt. Selbst in Medikamenten kann Laktose als Hilfsstoff vorhanden sein. In der Liste rechts finden Sie häufige Zutaten, die aus Kuhmilch gewonnen werden.

AUFMERKSAM SEIN

Sie müssen bei allem, was Sie essen, wachsam sein, um Kreuzkontaminationen zu vermeiden. In der EU ist es gesetzlich vorgeschrieben, dass Allergene auf Lebensmittelverpackungen deutlich angegeben werden müssen, in der Regel sind sie fett hervorgehoben. Häufig findet sich auf der Verpackung auch der Hinweis »kann … enthalten«, um darauf hinzuweisen, dass ein Lebensmittel mit einem oder mehreren gängigen Allergenen kontaminiert sein kann. Restaurants und Cafés müssen außerdem alle Informationen über Allergene in schriftlicher Form bereitstellen und/oder mündlich mitteilen.

LAKTOSE-QUELLEN

LAKTOSE IST IN VIELEN MILCHPRODUKTEN, MILCHPROTEINEN UND ANDEREN ZUTATEN ENTHALTEN.

- BUTTERMILCH
- KALZIUM- ODER NATRIUMCASEINAT
- CASEIN (KÄSEBRUCH), CASEINAT
- QUARK/FRISCHKÄSE
- GHEE
- HYDROLYSIERTES CASEIN
- HYDROLYSIERTES MOLKENPROTEIN
- LACTALBUMIN
- LACTOGLOBULIN
- LAKTOSE
- MARGARINE
- MILCHPROTEIN
- MILCHFESTSTOFFE
- MILCHZUCKER
- MODIFIZIERTE MILCH
- MOLKE UND MOLKENFESTSTOFFE

LEIDE ICH AM REIZDARMSYNDROM?

Verdauungsbeschwerden werden häufiger durch das Reizdarmsyndrom als durch eine Unverträglichkeit verursacht. Klarheit schafft nur eine ärztliche Diagnose.

Das Reizdarmsyndrom ist die häufigste funktionelle Magen-Darm-Erkrankung mit einer weltweiten Rate von 2–15 Prozent. Es tritt häufiger bei Frauen auf, und im Gegensatz zu vielen anderen Krankheiten nimmt die Häufigkeit mit dem Alter ab. Die Symptome sind unterschiedlich und können sich ändern, umfassen aber in der Regel Völlegefühl, Verstopfung und/oder Durchfall sowie wiederkehrende Bauchschmerzen. Um eine sichere Diagnose zu stellen, müssen die Patienten seit mindestens drei Monaten unter häufigen Beschwerden leiden.

DIAGNOSE UND BEHANDLUNG

Die Ursachen des Reizdarmsyndroms sind vermutlich multifaktoriell und patientenabhängig. Es wird als Störung der Darm-Hirn-Achse angesehen (siehe S. 49) und kann durch Stress verschlimmert werden. Auch bestimmte Moleküle in der Nahrung können eine Rolle spielen (siehe S. 166). Da das Reizdarmsyndrom ähnliche Symptome aufweist wie andere Erkrankungen, z.B. chronisch-entzündliche Darmerkrankungen und Zöliakie, ist es oft schwer zu diagnostizieren. Ärzte beurteilen zunächst die Krankengeschichte des Patienten, um andere Krankheiten zu erkennen oder auszuschließen, und führen dann eine körperliche Untersuchung durch, die manchmal auch Darmspiegelungen und Labortests erfordert.

Man unterscheidet vier Subtypen des Reizdarmsyndroms: Typ 1 (Verstopfung), Typ 2 (Durchfall), Typ 3 (Verstopfung und Durchfall im Wechsel), Typ 4 (unklassifiziert). Nicht jeder Betroffene spricht auf die Behandlung des Reizdarmsyndroms in gleicher Weise an. Eine Umstellung der Ernährung und des Lebensstils ist die erste Behandlungsmöglichkeit. Danach können verschiedene Medikamente eingesetzt werden, eventuell auch eine kognitive Verhaltenstherapie und andere psychologische Maßnahmen. Diese Behandlungen sind jedoch keineswegs ein Heilmittel und zielen meist nur auf einen Teil einer multimodalen Erkrankung ab. Die Reduzierung oder der Verzicht auf bestimmte Lebensmittel kann ebenfalls wirksam sein (siehe S. 166–167).

Bauchkrämpfe
Ein häufiges Symptom sind Krämpfe im Bauchbereich. Sie treten auf, wenn sich die Darmmuskulatur spontan zusammenzieht. Dadurch kommt es zu Bauchschmerzen und unregelmäßigem Stuhlgang.

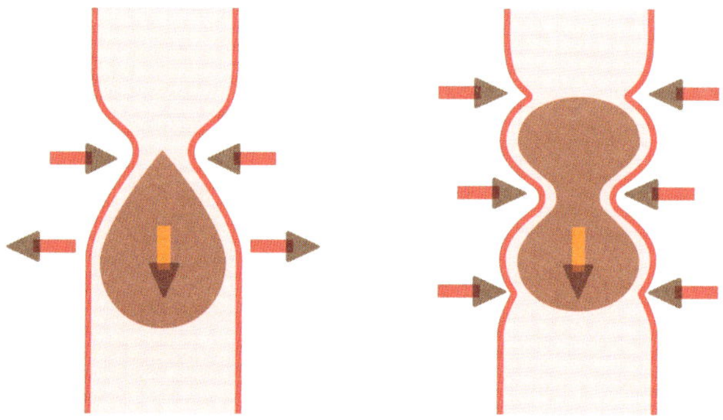

NORMALE DARMBEWEGUNG

KRAMPF

WAS SIND ENTZÜNDLICHE DARMERKRANKUNGEN?

Die bekanntesten entzündlichen Darmerkrankungen sind Morbus Crohn und Colitis ulcerosa.

Morbus Crohn kann überall im Verdauungstrakt auftreten, vom Mund bis zum Enddarm. Meist ist aber der untere Teil des Dünndarms betroffen. Die Entzündung tritt fleckenartig auf und kann sich durch mehrere Schichten der Darmwand erstrecken. Colitis ulcerosa betrifft Dick- und Enddarm. Bei dieser Erkrankung bilden sich Geschwüre an der inneren Darmwand, die bluten oder Schleim absondern können. Symptome beider Erkrankungen sind häufiger Durchfall, Bauchschmerzen, Blut im Stuhl, Gewichtsabnahme und Erschöpfung.

Die Ursachen sind noch nicht genau erforscht. Vermutlich spielen Ernährung, Stress, Immunsystem und Veranlagung eine Rolle. Die Risikofaktoren hängen auch mit Alter, ethnischer Zugehörigkeit, Rauchen und Einnahme von nicht-steroidalen Entzündungshemmern zusammen.

Die Diagnostik beginnt mit Stuhlproben, dann können Endoskopie, Darmspiegelung oder Biopsie folgen. Zur Behandlung stehen einige Medikamente zur Verfügung, aber auch die Ernährung spielt eine wichtige Rolle, vor allem bei milderen Formen. Manche Ärzte empfehlen verschiedene Impfungen, um die Betroffenen vor Infektionen zu schützen. In schweren Fällen kann es notwendig sein, den erkrankten Teil des Darms operativ zu entfernen. Das ist aufgrund der heutigen Behandlungsmöglichkeiten jedoch nur sehr selten erforderlich.

Zöliakie

ZÖLIAKIE IST KEINE ENTZÜNDLICHE DARMERKRANKUNG, KANN SICH ABER ÄHNLICH ÄUSSERN. Die Erkrankung führt dazu, dass das Immunsystem beim Verzehr von Gluten das eigene Gewebe angreift und die Dünndarmschleimhaut schädigt, was die Aufnahme von Nährstoffen beeinträchtigen kann. Unbehandelt kann es zu Komplikationen wie Anämie, Osteoporose, Unfruchtbarkeit, neurologischen Erkrankungen und Nervenschäden sowie in seltenen Fällen zu Dünndarmkrebs und Darmlymphomen kommen (siehe auch S. 160).

Entzündungsmuster Morbus Crohn und Colitis ulcerosa unterscheiden sich in der Lage der Entzündung.

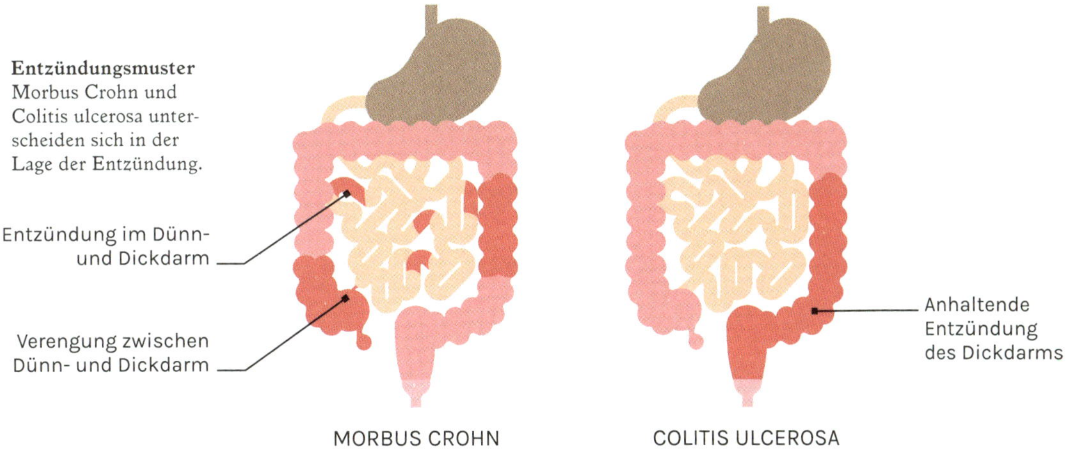

WAS SIND FODMAPs, UND IST ES SINNVOLL, AUF SIE ZU VERZICHTEN?

Wenn beim Reizdarmsyndrom eine Ernährungsumstellung keinen Erfolg bringt, könnte der nächste Schritt eine Low-FODMAP-Diät sein, die mit einem qualifizierten Ernährungstherapeuten zusammengestellt wird.

FODMAPs – fermentierbare Oligosaccharide, Disaccharide, Monosaccharide und Polyole – sind Kohlenhydrate, die der Dünndarm nicht verdauen kann. Sie werden erst im Dickdarm von Bakterien verarbeitet. Viele Lebensmittel enthalten FODMAPs, z.B. Äpfel, Avocados, Birnen, Mango, Blumenkohl, Sojabohnen, Roggen, Bohnen und Hülsenfrüchte.

»Fermentierbar« sind in diesem Sinn Lebensmittel, die den Darmbakterien als Nahrung dienen. Oligosaccharide enthalten 3–10 einfache Zuckermoleküle. Beispiele sind Fruktane, die in Zwiebeln, Knoblauch, Weizen, Roggen und Gerste vorkommen, und Galakto-Oligosaccharide, die in Bohnen und Linsen enthalten sind. Disaccharide wie Laktose enthalten zwei einfache Zuckermoleküle, während Monosaccharide wie Fruktose ein Zuckermolekül enthalten. Polyole, auch Zuckeralkohole genannt, sind Sorbit und Mannit, die vor allem in zuckerfreien Bonbons und Kaugummi sowie in bestimmten Obst- und Gemüsesorten enthalten sind.

BESCHWERDEN DURCH FODMAPs

Warum FODMAPs Beschwerden machen, ist noch nicht vollständig geklärt, es gibt jedoch zwei Hypothesen:

- **Die Dünndarm-Hypothese** besagt, dass FODMAPs osmotisch aktive Moleküle sind (d.h. sie lösen die Diffusion von Wasser aus einem Bereich mit hoher

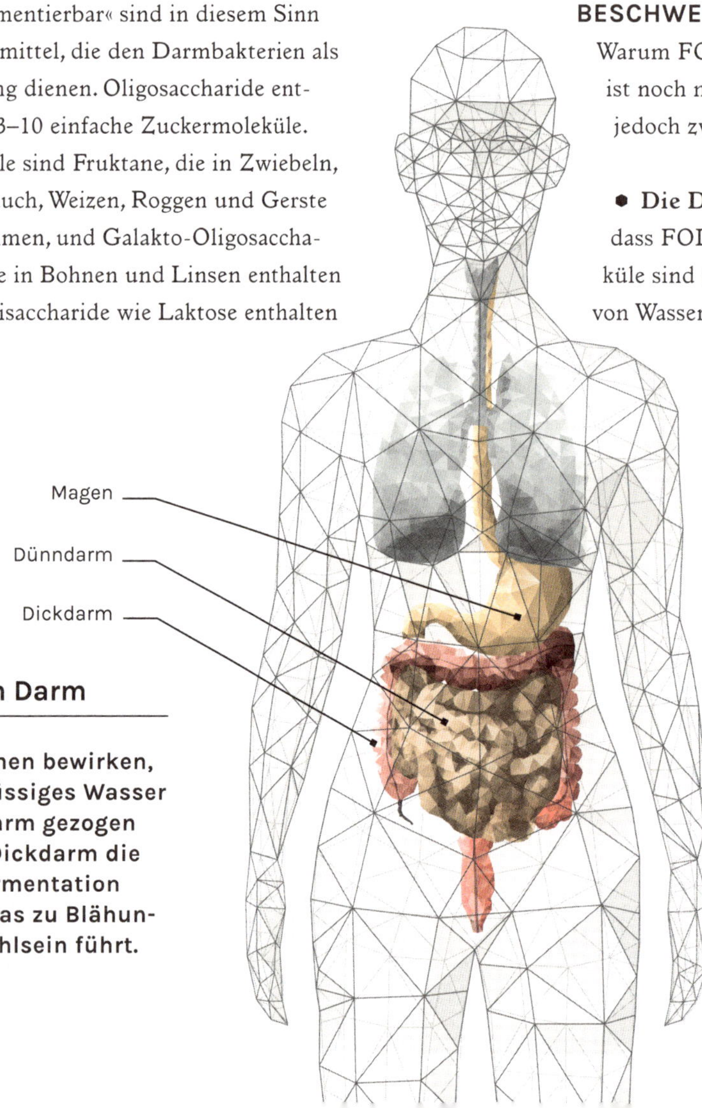

FODMAPs im Darm

FODMAPs können bewirken, dass überschüssiges Wasser in den Dünndarm gezogen wird oder im Dickdarm die bakterielle Fermentation erhöht wird, was zu Blähungen und Unwohlsein führt.

HIGH-FODMAP-LEBENSMITTEL

Knoblauch, Zwiebeln, Blumenkohl, Pilze, Äpfel, Birnen, Wassermelone, Kirschen, Hülsenfrüchte und Weizenprodukte wie Nudeln und Gebäck werden als High-FODMAP-Lebensmittel eingestuft.

Konzentration in einen Bereich mit niedriger Konzentration durch eine selektiv durchlässige Membran aus), die eine Zunahme des Wassergehalts im Dünndarm verursachen, was zu Blähungen, Völlegefühl und Unwohlsein führt.

- **Die Dickdarm-Hypothese** besagt, dass FODMAPs die bakterielle Fermentation im Dickdarm und die Gasproduktion erhöhen. Dies führt zu Völlegefühl, Blähungen und Unwohlsein. Möglicherweise spielen auch psychologische Faktoren und eine durch Stress oder nervöse Anspannung veränderte Darm-Hirn-Achse (siehe S. 49) eine Rolle.

DIE LOW-FODMAP-DIÄT

Die Low-FODMAP-Diät ist eine wirksame Methode, um die Symptome des Reizdarmsyndroms zu behandeln. Es ist erwiesen, dass sie die Beschwerden in 70–80 Prozent der Fälle lindert. Auch wenn sie restriktiv erscheint, kann diese Diät bei richtiger Anwendung individuell angepasst werden. Es ist äußerst wichtig, die Diät unter qualifizierter Anleitung zu beginnen, um sicherzustellen, dass Sie während der gesamten Zeit gesund bleiben.

Die Maßnahme läuft in drei Phasen ab:

1. **Ausschluss:** 4–6 Wochen lang muss der Patient auf alle FODMAPs verzichten. Danach sollten die Symptome abklingen.

2. **Wiedereinführung:** In den folgenden Wochen werden FODMAPs in den Speiseplan aufgenommen, eins nach dem anderen und in steigender Menge. So lassen sich Symptomschwellen für einzelne FODMAPs erkennen.

3. **Anpassung:** Allmählich können die Patienten ihre Ernährung individualisieren, indem sie FODMAPs aufnehmen, die keine Beschwerden verursachen, und andere reduzieren oder weglassen. So lassen sich Symptome vermeiden, ohne dass die Ernährungsqualität leidet.

Bei Verdacht auf Reizdarmsyndrom sollten Sie mit Ihrem Arzt sprechen. Führen Sie eine Low-FODMAP-Diät nur auf dessen Empfehlung und unter fachlicher Anleitung durch. Sie sollte zeitlich begrenzt durchgeführt werden, denn sonst könnte es zu einer Schädigung des Darmmikrobioms kommen, die sich nachteilig auf die Gesamtgesundheit auswirkt.

FODMAPs

IST EINE ENGLISCHE BEZEICHNUNG FÜR UNVERDAULICHE KOHLENHYDRATE, DIE IM DICKDARM FERMENTIERT WERDEN.

F FERMENTIERBARE

O OLIGOSACCHARIDE

D DISACCHARIDE

M MONOSACCHARIDE

A UND (ENGLISCH AND)

P POLYOLE

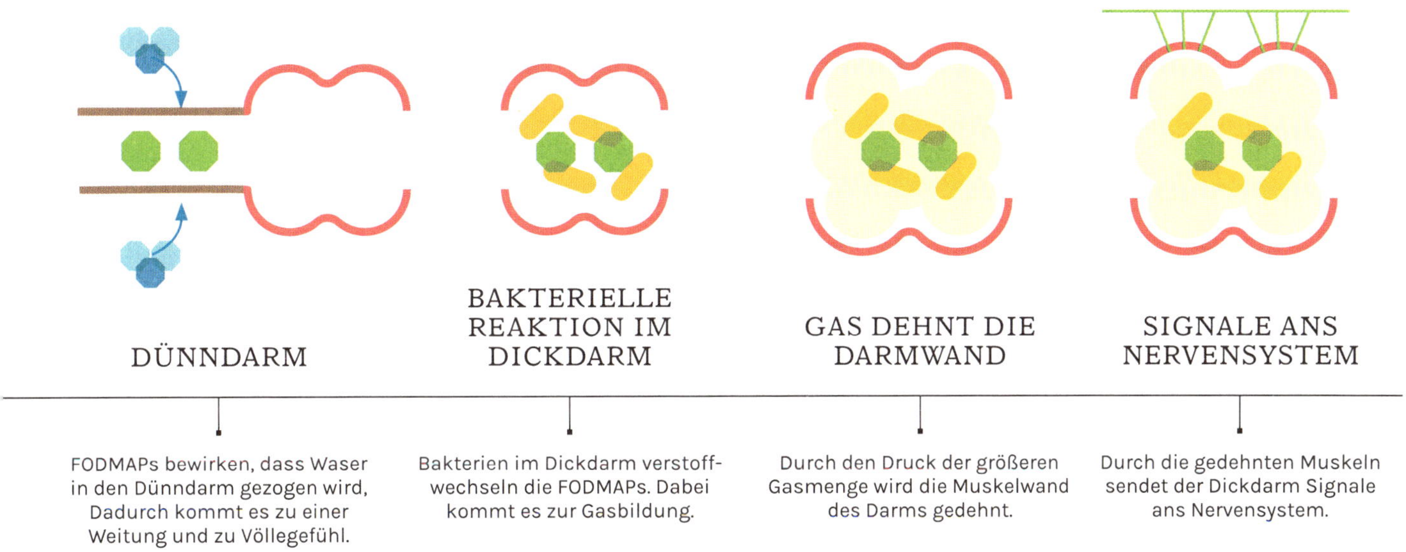

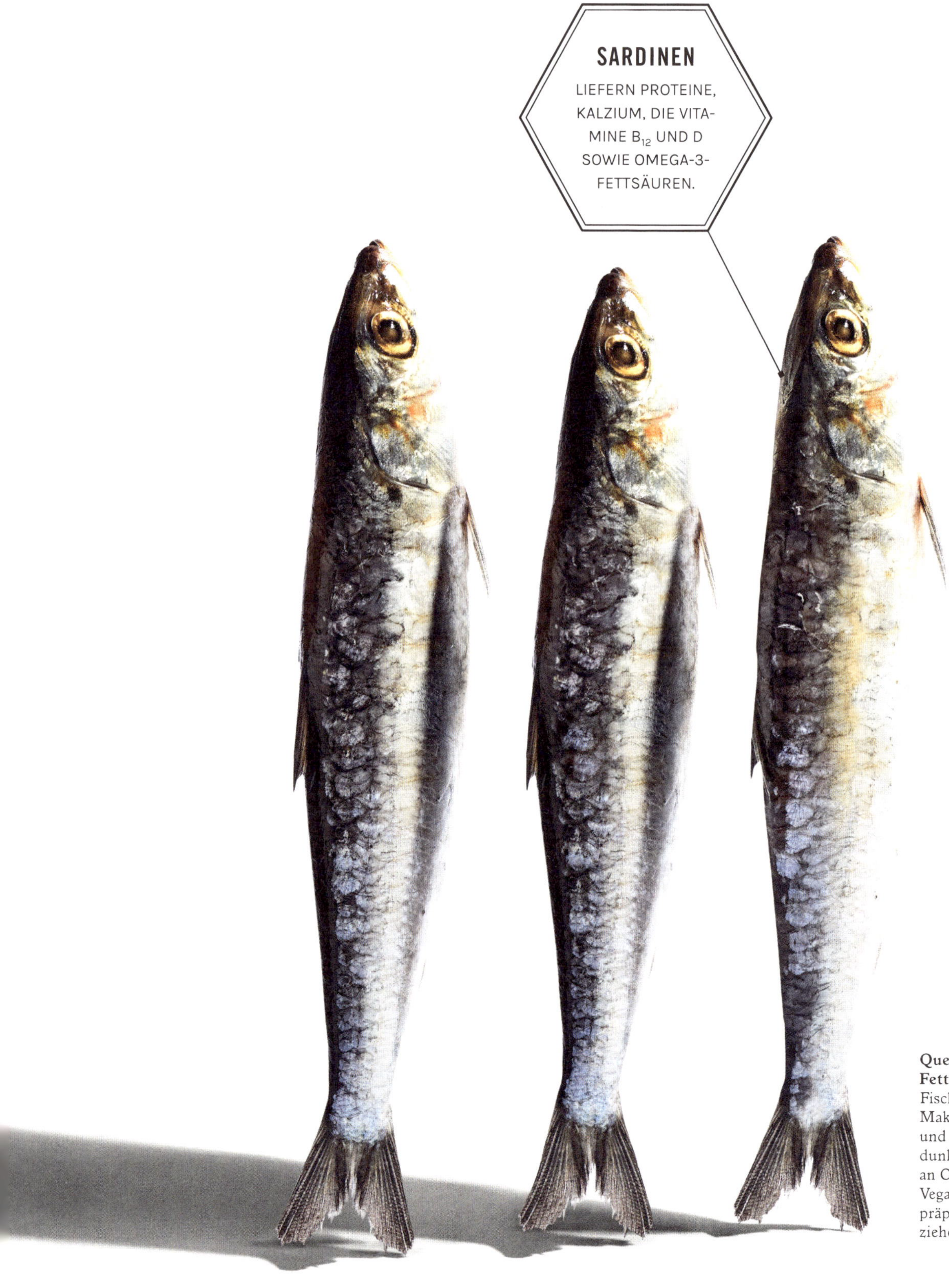
SARDINEN
LIEFERN PROTEINE, KALZIUM, DIE VITAMINE B_{12} UND D SOWIE OMEGA-3-FETTSÄUREN.

Quellen von Omega-3-Fettsäuren
Fische wie Sardinen, Makrelen, Hering, Lachs und Schnapper haben ein dunkleres Fleisch, das reich an Omega-3-Fettsäuren ist. Veganer sollten Ergänzungspräparate in Erwägung ziehen.

WAS IST ANTI-ENTZÜNDLICHE ERNÄHRUNG?

Eigentlich gibt es keine anti-entzündliche Ernährung, wohl aber einen Zusammenhang zwischen Ernährung und entzündlichen Prozessen. Hier muss noch viel erforscht werden, doch wer einige Empfehlungen ausprobiert, kann nichts falsch machen.

Entzündungen sind natürliche Prozesse, mit denen sich der Körper gegen Verletzungen und Erkrankungen zur Wehr setzt. Sie gehören zum Verteidigungssystem des Körpers und zum Heilungsvorgang.

Es gibt jedoch auch chronische Entzündungen wie Arthritis, Ekzeme, Diabetes und einige Krebsarten sowie weitere Krankheitsbilder, die auf unbemerkte chronische Entzündungen zurückzuführen sind. Zu den chronisch entzündlichen Darmerkrankungen gehören das Reizdarmsyndrom und die Zöliakie (siehe S. 164–165).

ERNÄHRUNG ALS URSACHE

Viele Studien haben sich mit dem Zusammenhang zwischen Ernährung und Entzündungen befasst. Sie zeigen, dass der übermäßige Verzehr der folgenden Lebensmittel Entzündungen verursachen kann:

- raffinierte Kohlenhydrate wie Weißbrot, Kuchen und Gebäck
- Frittiertes wie Pommes frites
- Limonaden und andere zuckergesüßte Getränke
- rotes Fleisch (wie Burger oder Steaks) und verarbeitete Fleischsorten (wie Hot Dogs oder Wurst)
- Margarine, Backfett und Schmalz

Wer regelmäßig an Entzündungen leidet, sollte den Konsum dieser Lebensmittel einschränken.

ENTZÜNDUNGEN REDUZIEREN

Eine Entzündung ist eine Reaktion des Immunsystems, und dieses hängt eng mit der Darmgesundheit zusammen (siehe S. 140–141). Über eine Ernährung, die das Mikrobiom unterstützt, haben wir daher einen gewissen Einfluss auf unser Immunsystem. Schlüssige Beweise dafür, dass bestimmte Lebensmittel die Entzündung verringern, liegen nur im Fall der rheumatoiden Arthritis vor.

In einer Studie ernährte sich eine Gruppe Betroffener ballaststoffreich, mit fettem Fisch und Probiotika, während die Ernährung der Kontrollgruppe Proteine, rotes Fleisch und gesättigte Fette enthielt. Bei der ersten Gruppe waren Verbesserungen der Beschwerden festzustellen. Diese Ergebnisse müssen noch weiter erforscht werden, deuten aber in eine vielversprechende Richtung. Einige Untersuchungen zeigen auch eine Verringerung der Symptome rheumatoider Arthritis, wenn eine mediterrane Ernährung eingehalten wird (siehe S. 36–39).

Omega-3-Fettsäuren

OMEGA-3-FETTSÄUREN SIND WICHTIG FÜR MENSCHEN MIT RHEUMATOIDER ARTHRITIS.

Fischöle tragen zur Dämpfung allgemeiner Entzündungen bei und können helfen, Gelenkschmerzen und Steifheit zu verringern. Empfohlen werden zwei Portionen à 140 g fetter Fisch pro Woche. Eier und Brote werden manchmal mit Omega-3-Fettsäuren angereichert. Omega-3-Fettsäuren aus pflanzlichen Quellen (z. B. Leinsamen, Nachtkerzen- und Borretschöl) haben eine schwächere entzündungshemmende Wirkung. Hochdosierte Fischölpräparate (500–1000 mg EPA und DHA pro Kapsel) können nachweislich die Symptome der rheumatoiden Arthritis lindern, die Wirkung tritt aber erst nach mehreren Wochen ein. Sprechen Sie vor der Einnahme von Ergänzungspräparaten mit Ihrem Arzt.

WAS IST DIABETES, UND WAS SIND DIE RISIKOFAKTOREN?

Bei Diabetes kann der Körper den Blutzuckerspiegel nicht richtig regulieren. Typ-1-Diabetes ist eine Autoimmunerkrankung und wird nicht durch die Ernährung verursacht. Typ-2-Diabetes wird stark von der Ernährung beeinflusst.

Aus unserer Nahrung gelangt Glukose in den Blutkreislauf (siehe S. 12–13). Damit die Zellen Glukose als Brennstoff nutzen können, brauchen sie Insulin, ein Hormon, das von der Bauchspeicheldrüse ausgeschüttet wird. Diabetiker haben Probleme mit Insulin. Ihre Zellen haben dadurch keinen Zugang zur Glukose, sie bleibt im Blutkreislauf, und es kommt zu einem zu hohen Blutzuckerspiegel (Hyperglykämie). Eine anhaltende Hyperglykämie kann Augen, Nieren und Herz schädigen.

Bei Menschen mit Typ-1-Diabetes produziert die Bauchspeicheldrüse kein Insulin. Der Körper kann die Glukose nicht nutzen und baut stattdessen Fett ab, um Energie zu gewinnen. Dadurch werden Fettsäuren, sogenannte Ketone, freigesetzt. Diese können das Blut übersäuern, und es kann zu einer lebensbedrohlichen Ketoazidose kommen.

Bei Typ-2-Diabetikern reagieren die Zellen, die den Blutzucker aufnehmen sollen, nicht mehr oder zu wenig auf das Insulin (Insulinresistenz). Um auszugleichen, dass die Zellen den Blutzucker nicht aufnehmen können, wird mehr Insulin produziert. Das schädigt auf Dauer die Bauchspeicheldrüse, die in der Folge immer weniger Insulin produzieren kann.

Insulin schleust Glukose in die Zellen

Insulin »öffnet« die Zellen, sodass sie Glukose als Energiequelle aufnehmen können. Bei Diabetikern ist dieses System gestört.

Legende

Glukose

Insulin

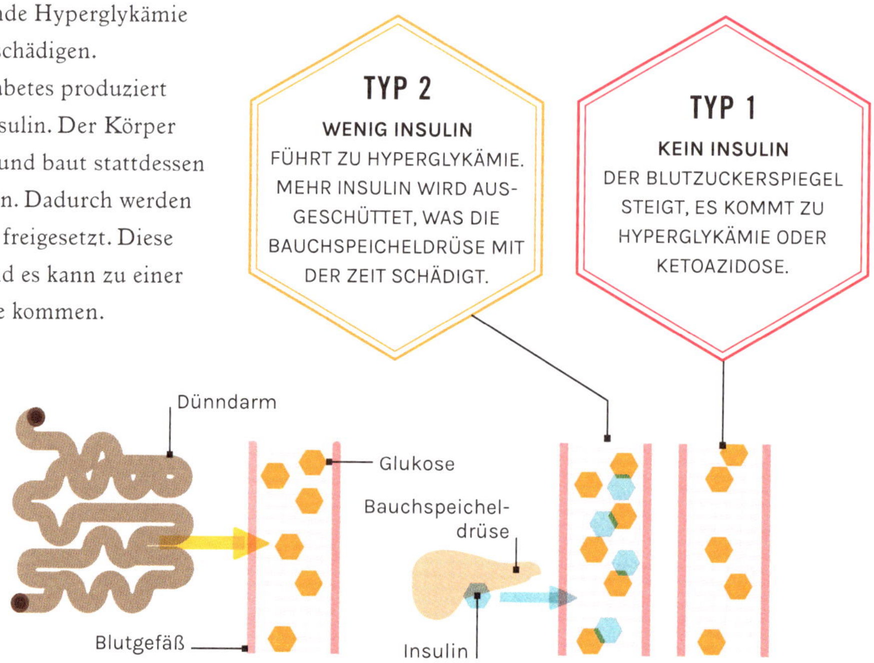

GLUKOSE WIRD VERFÜGBAR

Glukose aus Kohlenhydraten, die im Dünndarm verdaut werden, gelangt in die Blutbahn.

INSULIN-AUSSCHÜTTUNG

Der Blutzuckerspiegel steigt. Die Bauchspeicheldrüse schüttet das Hormon Insulin aus.

RISIKOFAKTOREN

Etwa 8 Prozent der Diabetiker leiden an Typ 1, rund 90 Prozent an Typ 2. Bei Diabetes Typ 1 könnte die genetische Veranlagung eine Rolle spielen. Bei Typ-2-Diabetes besteht ein starker genetischer Risikofaktor: Die Wahrscheinlichkeit, dass das Kind eines Elternteils mit Typ 2 ebenfalls erkrankt, ist etwa eins zu drei. Je enger die genetische Verwandtschaft, desto höher ist das Krankheitsrisiko.

Auch die ethnische Zugehörigkeit spielt eine Rolle: Südasiatische, chinesische, schwarzafrikanische und afrikanisch-karibische Personen haben ein höheres Risiko, an Diabetes Typ 2 zu erkranken, als Menschen anderer Ethnien.

Weitere Risikofaktoren sind das Alter – Menschen über 40 haben ein höheres Risiko – und Übergewicht, vor allem Bauchfett.

ERNÄHRUNG UND DIABETES

Typ-1-Diabetes lässt sich nicht heilen. Er muss ständig überwacht und mit Insulininjektionen behandelt werden. Die Erkrankung lässt sich durch Ernährung nicht verhindern oder rückgängig machen.

Überzuckerung

LASSEN SIE BEI DIESEN SYMPTOMEN IHREN BLUTZUCKERSPIEGEL VOM ARZT MESSEN:

- Starker Durst (Polydipsie)
- Häufiges Wasserlassen (Polyurie)
- Körperliche Erschöpfung
- Gewichtsabnahme/Verlust von Muskelmasse
- Genitalpilz (häufige, kleine Infektionen)
- Langsame Wundheilung
- Verschwommenes Sehen

Die Zahl der Menschen, die an Diabetes Typ 2 erkranken, wächst erschreckend schnell. Damit bahnt sich eine Gesundheitskrise an, die weitgehend vermeidbar wäre. Gefährdete Personen können viel tun, um die Krankheit zu vermeiden (siehe S. 172–173).

Wer bereits die Diagnose Typ-2-Diabetes bekommen hat, kann mit einer Ernährung nach denselben Empfehlungen seine Symptome verbessern und die Krankheit vielleicht sogar »umkehren«.

TYP 2

INSULINRESISTENZ
DIE ZELLEN REAGIEREN NICHT AUF DAS INSULIN, GLUKOSE KANN NICHT EINDRINGEN, ES KOMMT ZUR ÜBERZUCKERUNG.

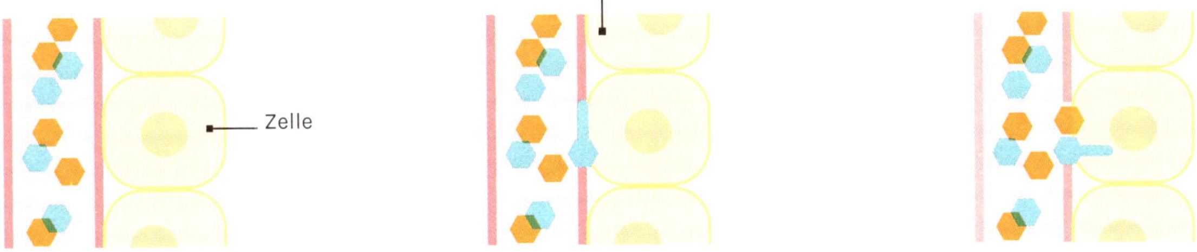

INSULIN- UND GLUKOSE-SPIEGEL STEIGEN

Insulin und Glukose befinden sich in angemessenen Mengen im Blut.

INSULIN ÖFFNET ZELLEN

Insulin dockt an einer Zellwand an und öffnet diese wie mit einem Schlüssel, sodass die Zelle die Glukose aufnehmen kann.

ZELLE NIMMT GLUKOSE AUF

Die Zelle nutzt die Glukose zur Energiegewinnung oder wandelt sie in Glykogen um (siehe S. 30), das gespeichert wird.

KANN ERNÄHRUNG BEI TYP-2-DIABETES HELFEN?

Ja! Ausgewogene Ernährung, Bewegung und ein gesundes Gewicht senken nicht nur das Risiko, an Diabetes Typ 2 zu erkranken, sondern können die Krankheit auch deutlich abschwächen und Folgeerkrankungen vorbeugen.

Ein erhöhtes Risiko für Diabetes Typ 2 besteht, wenn der Blutzuckerspiegel ständig zu hoch ist und Symptome einer Überzuckerung vorliegen (siehe S. 170).

Eine bewusste Ernährung kann vorbeugend wirken, genügt allein aber nicht: Ein insgesamt gesunder Lebensstil ist wichtig. Personen mit genetischer Vorbelastung (siehe S. 171) oder sitzender Tätigkeit sind stärker gefährdet als Menschen, die sich regelmäßig bewegen.

Dieselben Ernährungsgewohnheiten können dazu beitragen, Typ-2-Diabetes »umzukehren«, also eine signifikante, langfristige Verbesserung der Insulinsensitivität (siehe S. 170) herbeizuführen. Menschen, die ihren HbA1c-Wert (siehe unten) ohne Diabetesmedikamente auf 42 mmol/mol (6 Prozent) senken können, haben ihren Diabetes »umgekehrt«. Dies ist jedoch nicht gleichbedeutend mit einer vollständigen Heilung der Krankheit, denn jeder Rückfall in einen ungesunden Lebensstil kann den Diabetes wieder wachrufen, und auch die Bauchspeicheldrüse kann bereits dauerhaft geschädigt sein.

DIE RICHTIGE ERNÄHRUNG

Ein Patentrezept für alle gibt es nicht. Es wird aber heute nicht mehr empfohlen, ganz auf Zucker zu verzichten und Kohlenhydrate stark einzuschränken. Risikopatienten und Typ-2-Diabetiker können nach heutigem Kenntnisstand im Rahmen einer ausgewogenen Ernährung wie der mediterranen (siehe S. 36–39) alle Lebensmittelgruppen genießen. Empfohlen werden reichlich Ballaststoffe (siehe S. 18–19) und Vollkornprodukte, um den Blutzuckerspiegel stabil zu halten. Schon kleine Veränderungen, etwa ganze Früchte statt Fruchtsaft, können viel bewirken.

Auch maßvolle Portionen sind wichtig zur Vorbeugung und Behandlung von Typ-2-Diabetes. Achtsames Essen (siehe S. 206–207) kann helfen, automatisches Essen zu vermeiden und sich der eigenen Gewohnheiten bewusst zu werden. Achten Sie genau darauf, wie Sie sich fühlen, bevor Sie zu etwas Essbarem greifen. Tun Sie es aus Gewohnheit oder Langeweile, oder haben Sie vielleicht gar keinen Hunger, sondern Durst? Solche Fragen können Ihnen helfen, ungesunde Gewohnheiten abzulegen.

DEN BLUTZUCKERSPIEGEL MESSEN

GESUND	HOHES RISIKO	DIABETES
< 42 mnol/mol	42–47 mnol/mol	48 > mnol/mol
< 6 %	6–6,4 %	6,5 % >

Zur Diagnose von Diabetes werden die Werte des glykierten Hämoglobins (Hb1Ac) gemessen. Wenn der Körper nicht in der Lage ist, Glukose richtig zu verwerten (siehe S. 170–171), lagert sich ungenutzte Glukose im Blutstrom an den roten Blutkörperchen (Hämoglobin) an, sie werden glykiert. Die Menge der glykierten Blutkörperchen misst der Hb1Ac-Wert. Ein hoher Wert deutet auf ein hohes Risiko oder Diabetes hin.

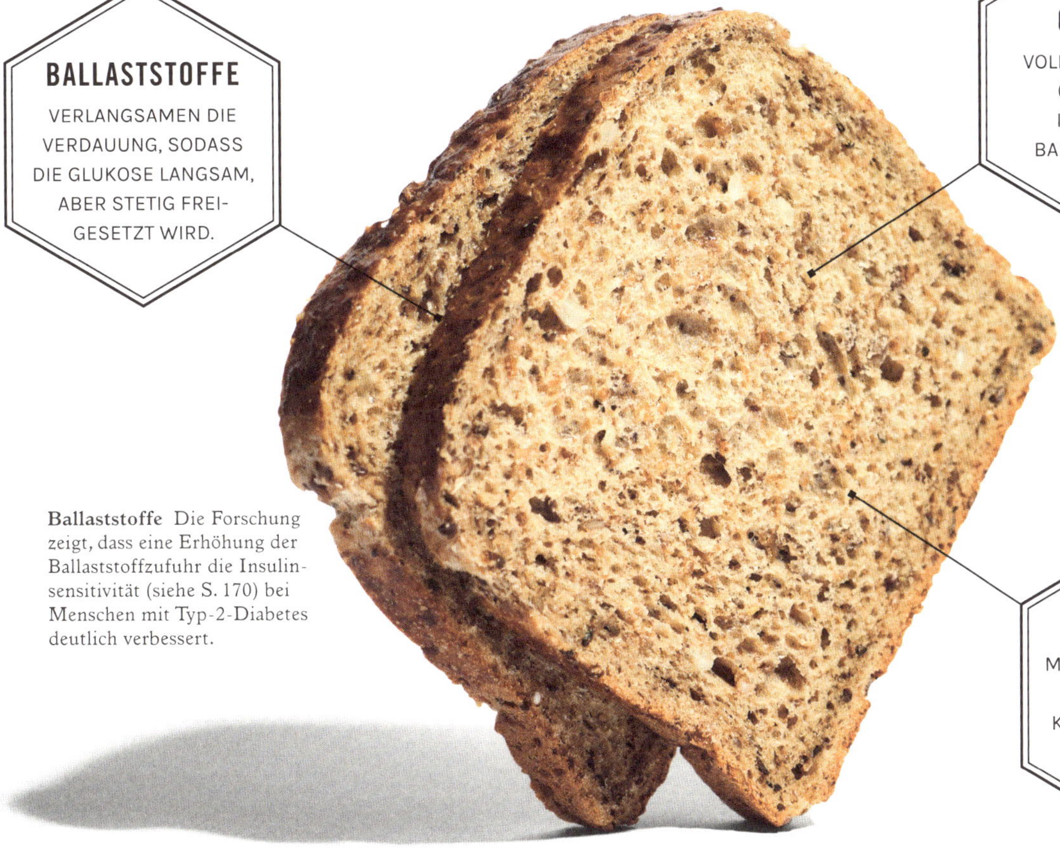
BALLASTSTOFFE
VERLANGSAMEN DIE VERDAUUNG, SODASS DIE GLUKOSE LANGSAM, ABER STETIG FREIGESETZT WIRD.
GETREIDE
VOLLKORNGETREIDE (SIEHE S. 45) IST REICH AN BALLASTSTOFFEN.
BROT
VOLLKORNBROT IN MASSVOLLEN PORTIONEN IST AUCH IN EINER KOHLENHYDRATARMEN ERNÄHRUNG ERLAUBT.

Ballaststoffe Die Forschung zeigt, dass eine Erhöhung der Ballaststoffzufuhr die Insulinsensitivität (siehe S. 170) bei Menschen mit Typ-2-Diabetes deutlich verbessert.

KOHLENHYDRATARME ERNÄHRUNG

Eine Erkrankung mit Typ-2-Diabetes ist einer der wenigen Fälle, in denen eine kohlenhydratarme Ernährung empfohlen wird, weil sich der Diabetes dadurch umkehren lassen kann. Eine zwölfmonatige Studie hat gezeigt, dass der Verzehr von 50–130 g Kohlenhydraten pro Tag bei Menschen mit Typ-2-Diabetes zur Gewichtskontrolle beitrug und den Blutzuckerspiegel sowie das kardiovaskuläre Risiko verbesserte.

Typ-2-Diabetiker, die eine kohlenhydratarme Diät in Erwägung ziehen, sollten sich qualifiziert beraten lassen, um Mangelerscheinungen vorzubeugen. Wenn ein Makronährstoff stark reduziert oder ganz gestrichen wird, kann dies gefährliche Folgen haben (siehe S. 110–111). Kohlenhydrate enthalten beispielsweise Ballaststoffe, die zur Kontrolle des Blutzuckerspiegels beitragen und das Darmmikrobiom bei Laune halten (siehe S. 48–53). Eine plötzliche Reduzierung der Kohlenhydrate kann zu Verstopfung führen (siehe S. 155). Welche Strategien bei kohlenhydratarmer Ernährung und hoher Ballaststoffaufnahme den Blutzuckerspiegel am besten stabilisieren, muss noch genauer erforscht werden.

Wenn Sie Medikamente wie Insulin oder Gliclazid einnehmen, besteht bei einer kohlenhydratarmen Ernährung möglicherweise das Risiko einer Hypoglykämie oder in seltenen Fällen einer Ketoazidose (siehe S. 170). Sprechen Sie mit Ihrem Arzt, um die Risiken abzuwägen und die Medikation eventuell anzupassen.

30 g

BALLASTSTOFFE PRO TAG

HALTEN DEN BLUTZUCKERSPIEGEL STABIL.

BEISPIELE:

VOLLKORNGETREIDE

HÜLSENFRÜCHTE

OBST

NÜSSE UND SAMEN

GEMÜSE

KANN NAHRUNG KREBS VERURSACHEN ODER IHM VORBEUGEN?

Es ist extrem schwierig, durch Studien nachzuweisen, ob einzelne Lebensmittel Krebs verursachen oder heilen. Fest steht: Essen ist keine Medizin, aber es kann die allgemeine Gesundheit in hohem Maß unterstützen.

Eine gute Ernährung während und nach einer Krebsbehandlung kann helfen, ein gesundes Gewicht zu halten, Muskelmasse und Kraft zu bewahren und die Nebenwirkungen zu verringern. Wenn Sie an Krebs erkrankt sind, sprechen Sie bitte mit Ihrem Arzt, bevor Sie Ihre Ernährung umstellen, denn in den Medien finden sich zahllose gefährliche Ratschläge von unqualifizierten Personen.

GEFÄHRLICHE MÄRCHEN

- **Säurebildende Lebensmittel** Man liest manchmal, dass Krebs geheilt wird, wenn jemand nur basische Lebensmittel isst. Hinter der basischen Ernährung steckt die Idee, dass die Nahrung den pH-Wert des Blutes beeinflusst. Das ist nicht erwiesen (siehe S. 175). Der pH-Wert des Blutes wird von Nieren und Lunge reguliert. Es gibt keine Belege für einen Zusammenhang zwischen säurebildenden Lebensmitteln und Krebs.

Und Ergänzungspräparate?

SIE ZEIGEN MEIST WENIGER WIRKUNG ALS EINE AUSGEWOGENE ERNÄHRUNG.

Vitamin-D-Präparate können das Immunsystem unterstützen, insbesondere wenn Sonnenlicht fehlt. Verordnete Präparate sollten Krebspatienten weiterhin einnehmen, z. B. Vitamin B_{12} für Veganer zur Gesunderhaltung der Blutzellen. Wenn Sie wenig Appetit haben, unter Durchfall und/oder Erbrechen leiden und es Ihnen schwerfällt, etwas zu essen, können Sie eine Nahrungsergänzung in flüssiger Form erhalten. Sprechen Sie immer mit Ihrem Onkologen, da einige Nahrungsergänzungsmittel die Krebsbehandlung beeinträchtigen können.

- **Säfte** Ähnlich falsch ist die Behauptung, dass Säfte aus basischen Zutaten den Körper entsäuern und so Krebs heilen können. Diese Behandlung ist nicht nur gefährlich, sondern möglicherweise lebensbedrohlich (siehe S. 112–113). Durch das Entsaften werden dem Körper wichtige Nährstoffe vorenthalten, die er für Genesung, Regeneration und Gesamtgesundheit braucht, z. B. Proteine, Ballaststoffe, gesunde Fette und mehr.
- **Soja** Phytoöstrogenen aus Soja wird nachgesagt, dass sie Brustkrebs verursachen können. Pflanzliches Östrogen ist aber in seiner Wirkung mit menschlichem nicht zu vergleichen. Es gibt nur wenige Studien zu Sojakonsum und Brustkrebs, aber sie deuten darauf hin, dass der Verzehr von Sojaprodukten wie Tofu, Tempeh, Edamame oder Sojadrinks sich sogar positiv auf die Mortalität auswirken und Brustkrebs vorbeugen kann.
- **Fasten** Einige Tierversuche haben gezeigt, dass sich die Wirkung einer Chemotherapie durch Fasten verbessern lässt. Es gibt nur wenige Studien an Menschen, und sie reichen nicht aus, um diese Wirkung zu bestätigen. Fasten birgt einige Risiken, vor allem für Diabetiker, Menschen mit einer Essstörung, einem niedrigen BMI oder einem Gewichtsverlust von mehr als 10 Prozent in den letzten 12 Monaten. Außerdem braucht der Körper vermutlich mehr Energie, um sich von der Krankheit zu erholen, und nicht weniger.
- **Zucker** Manchmal liest man, dass Zucker die Krebszellen »füttert«. Tatsächlich gibt es keinen Beleg dafür, dass der Verzicht auf Zucker Krebs vorbeugt oder das Wachstum von Krebszellen zum Stillstand bringt.

Irrglaube »basische Ernährung«

Die »basische Ernährung« beruht auf dem Irrglauben, dass der pH-Wert des Blutes stark schwanken kann und durch die Ernährung beeinflusst wird. In Wirklichkeit hält der Körper den pH-Wert des Blutes in einem engen Bereich, und die Mechanismen, mit denen dies geschieht, haben nichts mit der Verdauung zu tun.

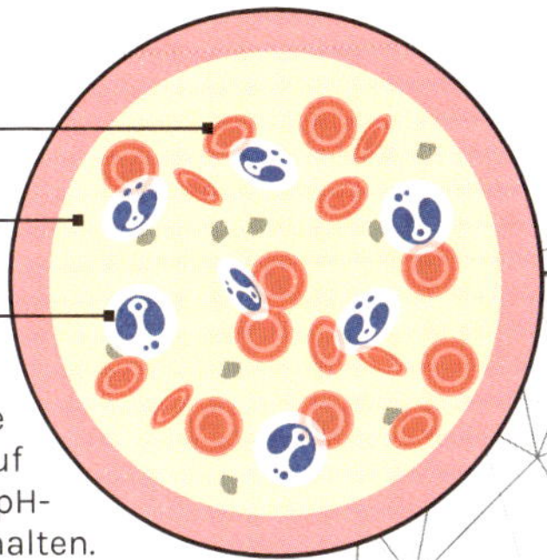

Das Blut wird durch die Säure-Basen-Homöostase auf einem leicht alkalischen pH-Wert von 7,36 bis 7,44 gehalten.

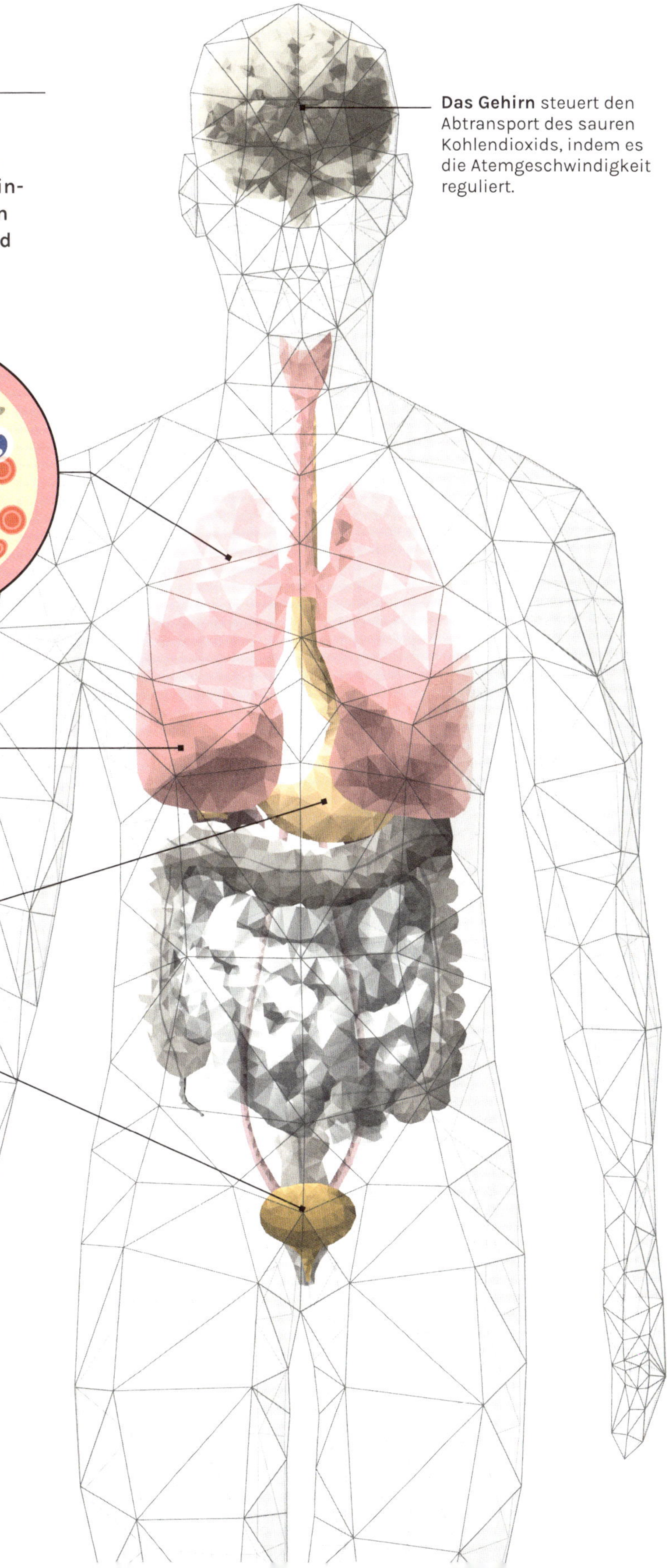

Das Gehirn steuert den Abtransport des sauren Kohlendioxids, indem es die Atemgeschwindigkeit reguliert.

Die Lunge stößt Kohlendioxid aus, ein saures Abfallprodukt des Stoffwechsels, das mit dem Blut von den Zellen in die Lunge transportiert wird.

Das Magenmilieu kann aufgrund der Salzsäure für die Aufspaltung der Nahrung einen pH-Wert von 2 bis 3,5 aufweisen, was jedoch keinen Einfluss auf die Säure-Basen-Homöostase hat.

Der Urin kann saurer sein, da die Nieren Säure ausscheiden, aber diese Säure gelangt nicht in Gehirn, Blut oder Muskeln.

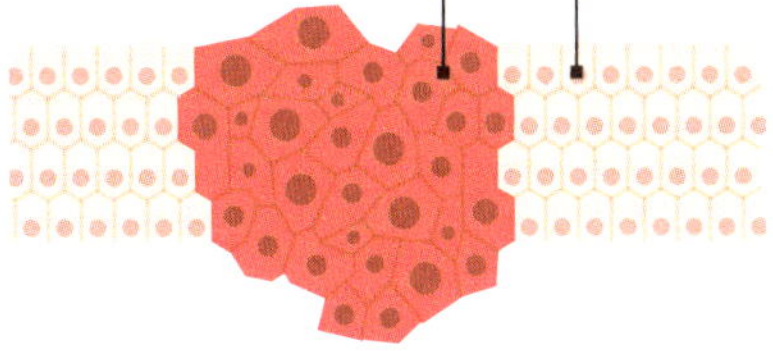

Krebszellen schaffen ein saures Milieu. Sie wachsen in diesem sauren Milieu schneller, aber es sind die Krebszellen selbst, die die Säure erzeugen.

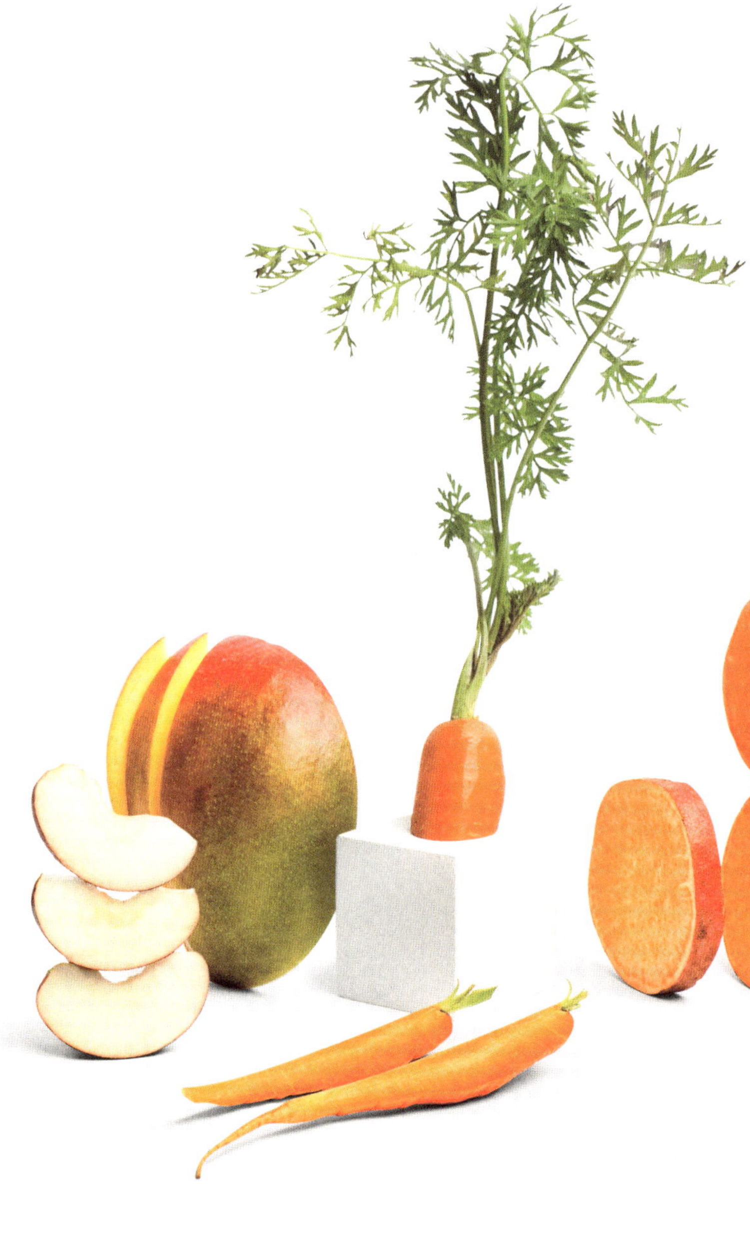

WIE BEEINFLUSST ERNÄHRUNG DIE ENTWICKLUNG VON KINDERN?

KANN ERNÄHRUNG DIE FRUCHTBARKEIT VERBESSERN?

Die Ernährung beeinflusst die Qualität von Spermien und Eizellen ebenso wie den Hormonhaushalt. Allerdings spielen auch andere Faktoren eine Rolle.

Schwanger zu werden ist nicht immer ganz einfach. Stress, Bewegungs- oder Schlafmangel beeinflussen die Fruchtbarkeit. Paare, die sich ein Kind wünschen, brauchen viel frische Luft, Bewegung, Ruhe – und eine gute Ernährung.

Rauchen schränkt bei Männern und Frauen die Fruchtbarkeit ein. Ihren Koffeinkonsum sollten Sie auf 1–2 Tassen Kaffee pro Tag beschränken und auf Alkohol ganz verzichten.

Bewegung ist nicht nur wichtig für die körperliche und geistige Vitalität, sondern auch für ein gesundes Körpergewicht. Bei Frauen kann überschüssiges Fett den Östrogenspiegel erhöhen, was zu Zyklusunregelmäßigkeiten und ausbleibendem Eisprung führen kann. Bei Untergewicht kann der Körper das Fortpflanzungssystem stilllegen, um Energie für lebenswichtige Körperprozesse zur Verfügung stellen zu können. Bei Männern kann sich Übergewicht auf die physische und molekulare Struktur der Spermien auswirken und die Fruchtbarkeit herabsetzen.

Folat und Folsäure

FRAUEN SOLLTEN VOR UND WÄHREND DER SCHWANGERSCHAFT AUF AUSREICHENDE FOLAT-ZUFUHR ACHTEN.

Folat (Vitamin B_9) verbessert die Qualität und Reifung der Eizellen und ist unerlässlich für die Bildung gesunder Blutzellen. Es ermöglicht die richtige Entwicklung von Gehirn, Schädel und Rückenmark des Embryos (Vermeidung von Neuralrohrdefekten wie *Spina bifida*). Folat ist in dunkelgrünem Blattgemüse, Brokkoli, Kichererbsen und anderen Hülsenfrüchten enthalten. Achten Sie vor und während der Schwangerschaft darauf, Folat mit der Nahrung zu sich zu nehmen. Folsäure ist die synthetische Version des Folats. Bei Kinderwunsch sollten Sie drei Monate vor Beginn der Schwangerschaft täglich eine Dosis von 400 µg einnehmen. Setzen Sie die Einnahme bis zur 12. Schwangerschaftswoche fort.

WIE ERNÄHREN WIR UNS OPTIMAL?

Setzen Sie auf eine ausgewogene, abwechslungsreiche Ernährung. Qualität und Quantität Ihrer Nahrung müssen stimmen. Achten Sie auf den Nährstoffgehalt und die richtigen Portionsgrößen, weniger auf die Anzahl der Kalorien.

Ich empfehle die mediterrane Ernährung (siehe S. 36–39) – für Frauen allerdings ohne den Rotwein. Studien zufolge kann diese Ernährung bei Frauen das Risiko für Unfruchtbarkeit um 66 Prozent senken.

Frauen sollten außerdem Folsäure einnehmen (siehe links). Von September bis März (oder ganzjährig bei geringer Sonneneinstrahlung) empfiehlt sich die Einnahme von 10 µg Vitamin D täglich.

Männer können die Qualität ihrer Spermien verbessern, indem sie Fleisch, Meeresfrüchte, Nüsse und Vollkornprodukte essen (alles Bestandteile der mediterranen Ernährung). Ein hoher Konsum von verarbeitetem und rotem Fleisch senkt aber nachweislich die Chance einer Befruchtung.

Weitere wichtige Nährstoffe für Männer sind Selen (in Paranüssen, Fisch, Fleisch und Eiern) für gesunde Spermien. Zink sollte in ausreichender Menge und möglichst mit der Nahrung aufgenommen werden, denn ein Mangel kann zu einem Absinken des Testosteronspiegels führen. Omega-3-Fettsäuren aus fettem Fisch fördern die Ausschüttung von Prostaglandinen, die für die Spermienproduktion notwendig sind.

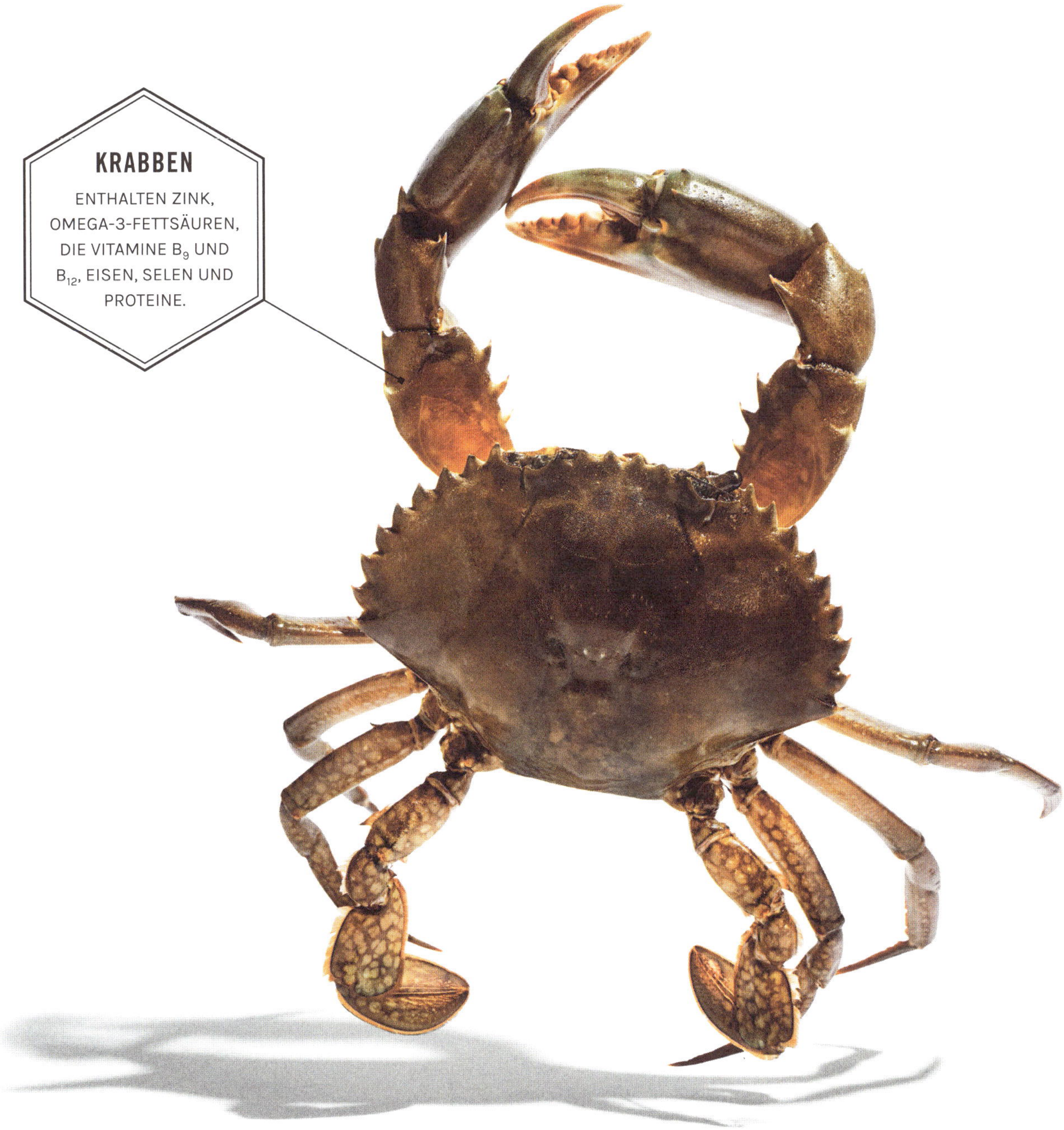
KRABBEN
ENTHALTEN ZINK, OMEGA-3-FETTSÄUREN, DIE VITAMINE B_9 UND B_{12}, EISEN, SELEN UND PROTEINE.

Schalentiere wie Krabben enthalten Zink, das für die Reparatur und Funktion der DNS benötigt wird und die Qualität der Spermien verbessert. Ein niedriger Zinkspiegel kann bei Männern den Testosteronspiegel absinken lassen.

WARUM IST DIE RICHTIGE ERNÄHRUNG IN DER SCHWANGERSCHAFT SO WICHTIG?

Experten sind sich einig, dass die ersten 1000 Tage eines Kindes, von der Empfängnis bis zum zweiten Geburtstag, mehr Einfluss auf seine Zukunft haben als jede andere Zeit seines Lebens. Daher ist auch die Ernährung der Mutter enorm wichtig.

Ernährung und Nährstoffspeicher der Mutter sind vor der Geburt die einzigen Nahrungsquellen des Embryos, darum sind Gesundheitsvorsorge und Ernährung in der Schwangerschaft so wichtig.

ENTSCHEIDENDE NEUN MONATE

In der Schwangerschaft können die Ernährung, die Gewichtsschwankungen, das körperliche und seelische Wohlbefinden, die Umwelt und die Lebensgewohnheiten der Mutter einen großen Einfluss auf die Gesundheit ihres Kindes haben. Diese Faktoren beeinflussen die Entwicklung des Stoffwechsels, des Immunsystems und der Organfunktionen des Kindes, ganz zu schweigen davon, ob ein Baby als Frühgeburt oder mit einem geringen Geburtsgewicht zur Welt kommt, was sich bis ins Erwachsenenalter hinein auf die Gesundheit des Kindes auswirken kann. Die benötigten Vitamine, Nährstoffe und die Kalorienzufuhr variieren je nach Trimester.

Immer mehr Studien deuten darauf hin, dass Krankheiten wie Diabetes, Bluthochdruck und Schlaganfall ihren Ursprung im Mutterleib haben, und dass die pränatale Ernährung eine wichtige Rolle für die spätere Anfälligkeit des Kinds für solche Erkrankungen spielt.

Andererseits erleben die meisten Frauen während der Schwangerschaft Probleme, die mit der Ernährung zu tun haben: Abneigungen gegen Lebensmittel, Appetitlosigkeit, Heißhunger, Sodbrennen, Übelkeit. All das kann unangenehm und belastend sein, ist aber nicht wirklich gefährlich. Solange Sie bestimmte riskante Lebensmittel und Getränke meiden (siehe S. 182–185), sich gesund ernähren und insgesamt einen gesunden Lebensstil pflegen sowie auf bestimmte Nährstoffe achten, die für die Entwicklung des Babys – insbesondere des Gehirns – wichtig sind (siehe unten und rechts), brauchen Sie sich keine Sorgen zu machen.

Gehirnentwicklung

Die folgenden Nährstoffe sind für die Entwicklung des kindlichen Gehirns notwendig. Nehmen Sie Ergänzungspräparate nur nach Rücksprache mit dem Arzt ein.

CHOLIN

NAHRUNGSQUELLEN

EIER | MAGERES FLEISCH | GEFLÜGEL | NÜSSE KOHL (ALLE SORTEN) | HÜLSENFRÜCHTE

ERGÄNZUNGSPRÄPARATE?

Die doppelte empfohlene Cholinmenge (930 mg/Tag) im dritten Trimester kann die Entwicklung von Kleinkindern verbessern. Das gilt besonders bei pflanzlicher Ernährung.

VITAMIN D

NAHRUNGSQUELLEN

FETTER FISCH | EIGELB | FLEISCH INNEREIEN | WILDPILZE

ERGÄNZUNGSPRÄPARATE?

Wer wenig oder keine Sonne bekommt, sollte ganzjährig täglich 10 µg einnehmen. Ein Mangel in der Schwangerschaft kann ein höheres Risiko für ADHS, eine Verringerung des IQ und der Sprachfähigkeiten nach sich ziehen (siehe S. 138–139).

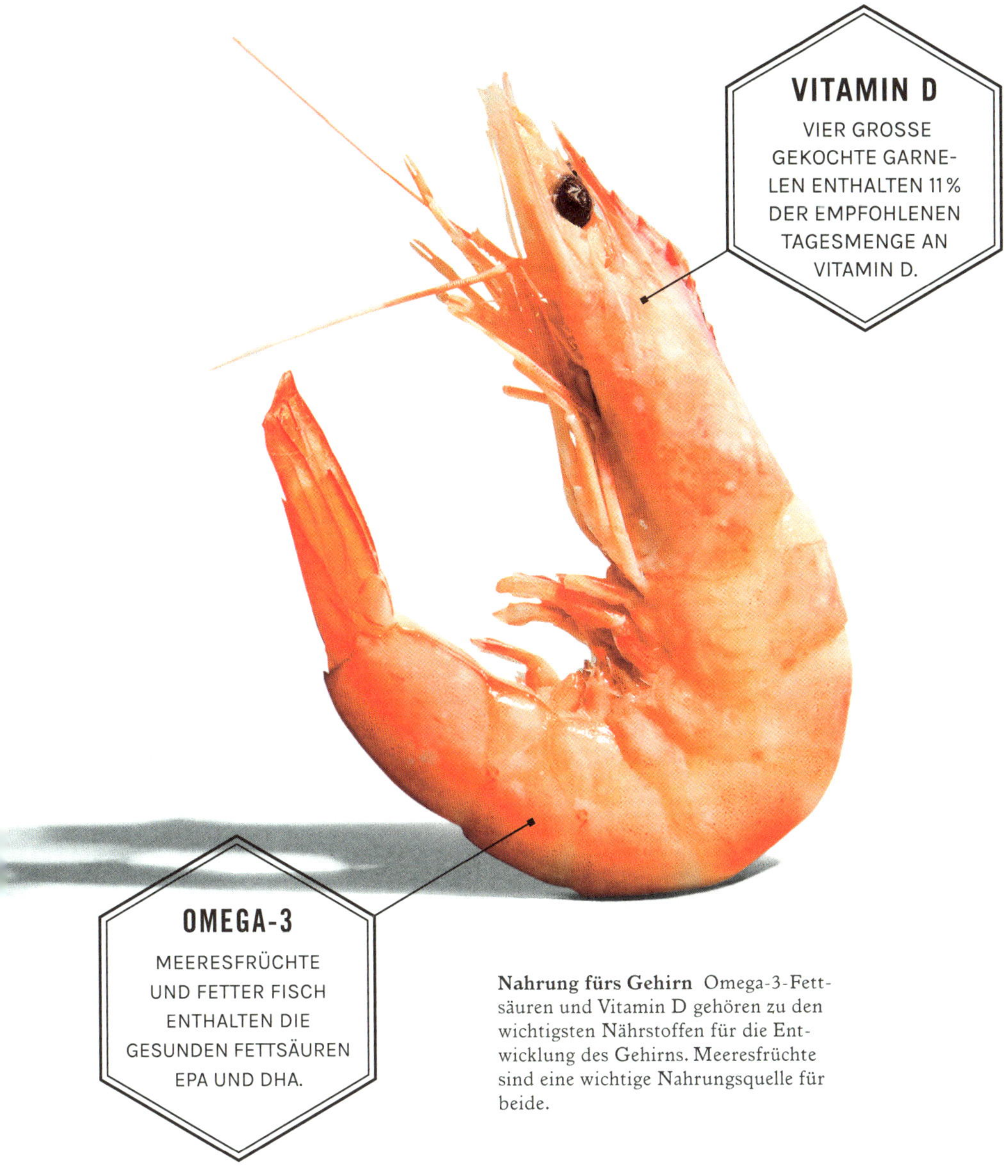

Nahrung fürs Gehirn Omega-3-Fettsäuren und Vitamin D gehören zu den wichtigsten Nährstoffen für die Entwicklung des Gehirns. Meeresfrüchte sind eine wichtige Nahrungsquelle für beide.

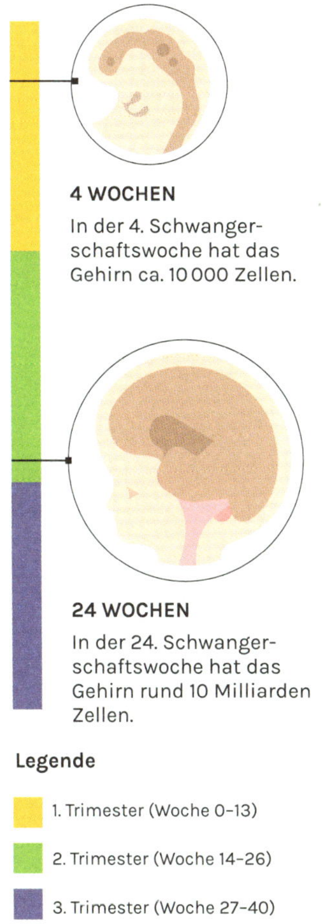

Gehirnentwicklung Das Gehirn eines Kindes beginnt sehr früh in der Schwangerschaft zu wachsen und entwickelt sich mit erstaunlicher Geschwindigkeit. Die Nahrung, die das Baby von seiner Mutter erhält, ist der Treibstoff für diese unglaubliche Entwicklung.

EISEN

NAHRUNGSQUELLEN

SCHALENTIERE | BROKKOLI | ROTES FLEISCH | TOFU
NÜSSE | HÜLSENFRÜCHTE | TROCKENFRÜCHTE

ERGÄNZUNGSPRÄPARATE?

Bis zu 50 % der Schwangeren haben einen Eisenmangel, der beim Fötus zu irreversiblen Nervenschäden führen kann. Bei Frauen mit Schwangerschaftsdiabetes ist das Risiko noch größer. Eisen ist im dritten Trimester besonders wichtig.

OMEGA-3 DHA

NAHRUNGSQUELLEN

FISCH UND MEERESFRÜCHTE | MEERESGEMÜSE

ERGÄNZUNGSPRÄPARATE?

Der Bedarf des Fötus steigt im dritten Trimester stark an, da das Gehirn aus Fettsäuren besteht. Einige Studien deuten darauf hin, dass DHA-Präparate Gedächtnis, Aufmerksamkeit und sprachliche Fähigkeiten von Babys verbessern und das Risiko neurologischer Störungen verringern können.

WAS SOLLTEN SCHWANGERE NICHT ESSEN?

Werdende Mütter machen sich viele Gedanken, und die widersprüchlichen Aussagen zur richtigen Ernährung im Internet oder von Freundinnen stiften oft nur Verwirrung. Was kann man bedenkenlos essen, und wo ist Vorsicht geboten?

Schwangere Frauen sollten vor allem Lebensmittel meiden, die Infektionen durch schädliche Bakterien verursachen können, wenn sie nicht ausreichend gegart oder richtig zubereitet werden.

FERTIGGERICHTE

- **Nicht durchgegarte Fertiggerichte** Bereiten Sie das Gericht genau nach Packungsanweisung zu. Das Gericht muss vor dem Servieren dampfend heiß sein, vor allem wenn es Geflügelfleisch enthält.

- **Ungewaschener abgepackter Salat** Vorgefertigter, gewaschener Salat ist in Ordnung, wenn Sie ihn im Kühlschrank aufbewahren und vor Ablauf des Verfallsdatums verzehren. Wenn er länger bei Zimmertemperatur gestanden hat, sollten Sie ihn nicht essen, da sich schnell Bakterien bilden können.

- **Pasteten und Leberwurst** können Listerien enthalten. Diese können Listeriose verursachen, die dem Fötus oder Säugling gefährlich werden kann.

MILCHPRODUKTE UND EIER

- **Unpasteurisierte Milch** Die meiste Milch im Handel ist pasteurisiert, d.h. Bakterien werden durch eine Hitzebehandlung unschädlich gemacht. Rohmilch sollten Sie meiden oder abkochen.

- **Rohe oder halb gare Eier** Meiden Sie Lebensmittel, die rohes Ei enthalten, z.B. selbst gemachte Mayonnaise oder Mousse. Alle Speisen mit Eiern sollten ganz durchgegart werden, Frühstückseier sollen nicht mehr flüssig sein.

FLEISCH

- **Rohes oder halb gares Fleisch** Jedes Fleisch, insbesondere Geflügel, Schweinefleisch, Würstchen und Burger, sollten immer gut durchgegart und nicht rosa oder blutig sein, sonst besteht die Gefahr von Toxoplasmose, einer Infektion durch Parasiten, die für Sie und Ihr Baby schädlich sein kann.

Kaltes, abgepacktes Fleisch wie gekochten Schinken können Sie bedenkenlos essen. Rohen und geräu-

Welchen Käse darf ich essen?

Einige Käsesorten können in der Schwangerschaft bedenkenlos verzehrt werden. Käse aus unpasteurisierter Milch sollten Sie aber meiden, weil sich darauf schneller Bakterien ansiedeln können.

BEDENKENLOS

- **HARTKÄSE** z.B. Cheddar, Stilton und Parmesan
- **PASTEURISIERTER WEICHKÄSE** z.B. Mozzarella, Feta und Ricotta
- **ZIEGEN-HARTKÄSE** ohne weißen Belag auf der Rinde
- **STREICH- UND SCHMELZKÄSE** (verarbeitet)

cherten Schinken sollten Sie meiden. Alternativ können Sie ihn garen oder vor dem Verzehr mindestens 4 Tage einfrieren.

Wild ist bedenklich, wenn es durch Bleimunition kontaminiert sein könnte. Diese Munition wird jedoch in vielen Ländern sukzessive verboten, im Einzelfall muss man sich erkundigen, wo das Wild geschossen wurde.

FISCH

- **Nicht zu viel** Wöchentlich nicht mehr als zwei Portionen fetten Fisch, Dornhai, Wolfsbarsch, Seebrasse, Steinbutt, Heilbutt oder Krabben, da sie Schadstoffe enthalten können. Thunfisch, Schwertfisch, Hai und Marlin sollten Sie wegen hoher Quecksilberwerte nur selten essen.

- **Meeresfrüchte** Gegarte Meeresfrüchte sind unbedenklich, rohe (z.B. Austern) können eine Lebensmittelvergiftung verursachen.

Vitamin A

ZU VIEL VITAMIN A KANN DEM FÖTUS SCHADEN, ZU GEBURTSSCHÄDEN ODER SOGAR ZUR FEHLGEBURT FÜHREN.

Meiden Sie Leber und Leberprodukte sowie Multivitamine, die Vitamin A oder Fischleberöl enthalten. Gegen Lebensmittel wie Möhren, die von Natur aus geringe Mengen an Vitamin A enthalten, bestehen keine Bedenken. Essen Sie keine Lebensmittel, denen Vitamin A zugesetzt wurde. Kosmetische Produkte mit Vitamin A stellen hingegen kein Risiko dar.

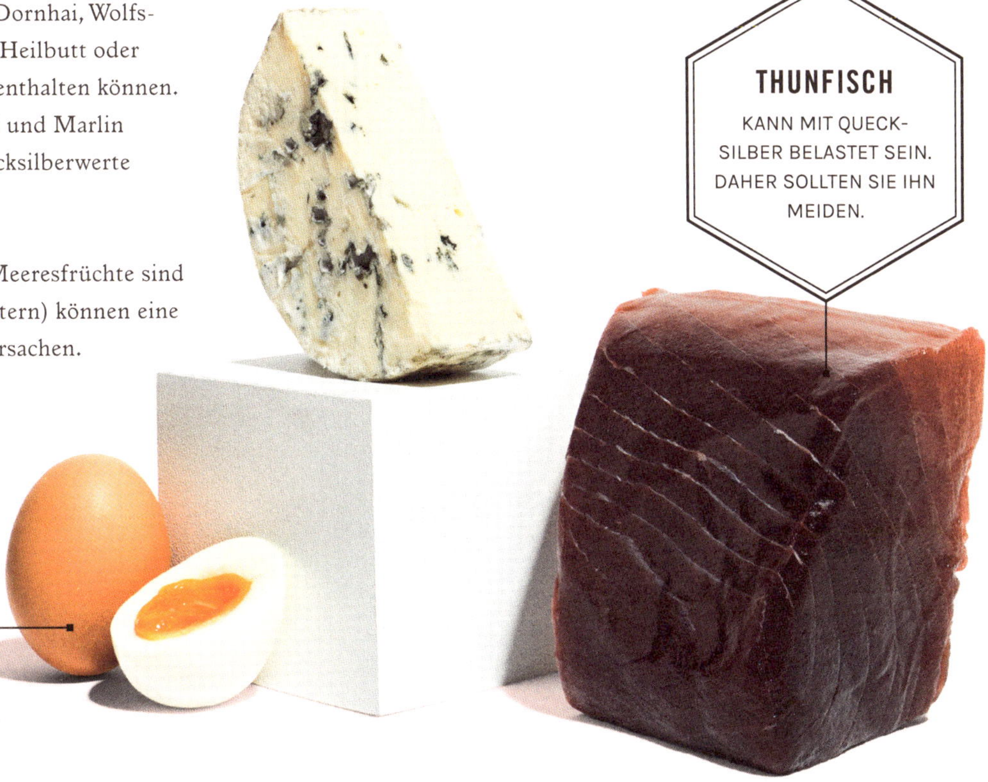

THUNFISCH

KANN MIT QUECKSILBER BELASTET SEIN. DAHER SOLLTEN SIE IHN MEIDEN.

ROHE EIER

ROHE EIER SOLLTEN SIE MEIDEN, WEIL SIE MIT SALMONELLEN KONTAMINIERT SEIN KÖNNEN.

NUR STARK ERHITZT

Diese Käsesorten können Listerien enthalten und sollten daher nicht oder nur dampfend heiß verzehrt werden.

- **WEICHKÄSE AUS ROHMILCH**
- **WEICHKÄSE MIT BLAUSCHIMMEL** z.B. Danablu, Gorgonzola und Roquefort
- **ZIEGENWEICHKÄSE**
- **WEICHKÄSE MIT EDELSCHIMMEL** z.B. Brie, Camembert und Ziegenrolle – Sie enthalten mehr Feuchtigkeit, was das Bakterienwachstum fördert.

WARUM HABEN SCHWANGERE SELTSAME GELÜSTE?

Wir alle haben schon gehört, dass Schwangere unbändigen Appetit auf seltsame Dinge oder Kombinationen haben. Erforscht ist das Phänomen allerdings kaum, und viele Erzählungen sind wohl Ammenmärchen.

Manche Frauen haben während der Schwangerschaft Heißhunger auf ungesunde Lebensmittel, andere gelüstet es nach gesundem Obst und Gemüse, und wieder andere haben überhaupt keinen Appetit. Die Gründe dafür sind unklar. Vielleicht liegt es an hormonellen und physiologischen Veränderungen, vielleicht auch an der veränderten Gefühlslage während der Schwangerschaft.

MÖGLICHE URSACHEN

Die Übelkeit, die manche Frauen während der Schwangerschaft erleben, ist für den Körper unglaublich anstrengend. Manchmal kann Heißhunger eine Bewältigungsstrategie sein, um mit hormonellen Schwankungen oder schwierigen Momenten umzugehen. Es wird auch vermutet, dass der Körper den Bedarf nach bestimmten Nährstoffen durch Appetit auf bestimmte Lebens-

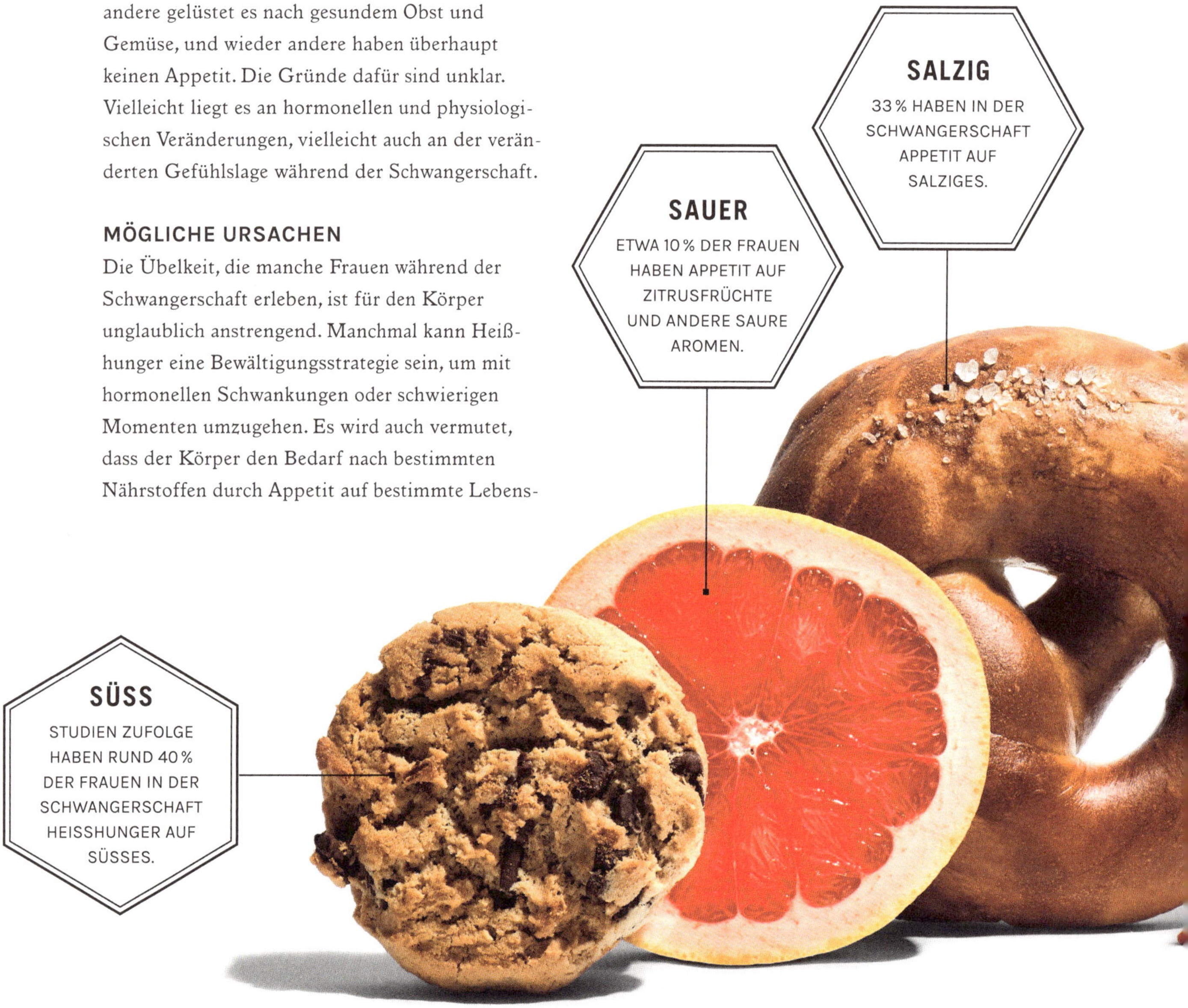

SALZIG
33 % HABEN IN DER SCHWANGERSCHAFT APPETIT AUF SALZIGES.
SAUER
ETWA 10 % DER FRAUEN HABEN APPETIT AUF ZITRUSFRÜCHTE UND ANDERE SAURE AROMEN.
SÜSS
STUDIEN ZUFOLGE HABEN RUND 40 % DER FRAUEN IN DER SCHWANGERSCHAFT HEISSHUNGER AUF SÜSSES.

mittel äußern könnte. Wenn Sie jedoch ein Verlangen nach weniger gesunden Lebensmitteln haben, ist es unwahrscheinlich, dass Ihr Körper versucht, seinen Nährstoffbedarf zu decken. Wenn das der Fall wäre, hätten Sie eher Lust auf Lebensmittel wie Fisch, Brokkoli und Vollkornprodukte.

DAS RECHTE MASS FINDEN

Es ist gut, auf Ihren Körper zu hören, aber es ist auch wichtig, dem Heißhunger nicht immer nachzugeben. Ihre Ernährung während der Schwangerschaft muss abwechslungsreich sein, um alle Nährstoffe zu liefern, die Ihr Baby braucht.

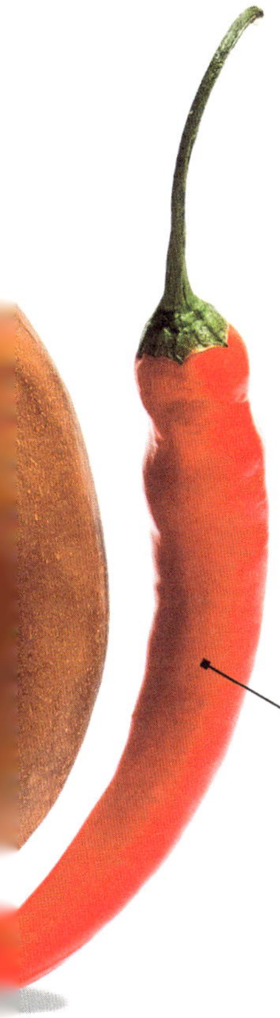

SCHARF

ETWA 17 % DER SCHWANGEREN FRAUEN HABEN VERSTÄRKTEN APPETIT AUF SCHARFES.

WAS SOLLTEN SCHWANGERE TRINKEN?

Eine ausreichende Versorgung mit Flüssigkeit ist in der Schwangerschaft wichtig. 7–10 Gläser sollten es sein, beim Sport und an heißen Tagen auch mehr. Aber es müssen die richtigen Getränke sein.

Am besten decken Sie Ihre Flüssigkeitszufuhr aus verschiedenen Quellen. Achten Sie bei jeder Sorte auf Ihre Grenzen (siehe unten) und reduzieren Sie zuckerhaltige Getränke, da Geschmacksvorlieben schon im Mutterleib entwickelt werden können (siehe S. 186–187).

WENIG KOFFEIN

Zu viel Koffein kann zu einer Fehlgeburt oder einem niedrigen Geburtsgewicht führen. Der von der Europäischen Behörde für Lebensmittelsicherheit empfohlene Grenzwert liegt daher bei maximal 200 mg Koffein. Untersuchungen der Universität Glasgow haben ergeben, dass der Koffeingehalt in handelsüblichem Kaffee von 50 mg pro Tasse bis zu über 300 mg reichen kann. Auch andere Lebensmittel wie Schokolade und Medikamente enthalten Koffein, sodass der empfohlene Grenzwert leicht überschritten werden kann, ohne dass man sich dessen bewusst ist. Produkte mit unklarem Koffeingehalt sollten Sie meiden. Beachten Sie auch, dass grüner Tee bis zu 100 mg Koffein enthält und dass einige Kräutertees in größeren Mengen bedenklich sein können.

KEIN ALKOHOL

Schwangere sollten Alkohol meiden. Er kann zu einem niedrigen Geburtsgewicht, Früh- und Fehlgeburten führen und die Entwicklung und die langfristige Gesundheit des Babys beeinträchtigen. Starker Alkoholkonsum während der Schwangerschaft kann dazu führen, dass Ihr Baby das fötale Alkoholsyndrom (FAS) entwickelt, eine ernste Erkrankung mit Symptomen wie Wachstums-, Lern- und Verhaltensstörungen. Wenn Sie Probleme damit haben, auf Alkohol zu verzichten, sprechen Sie mit Ihrem Arzt oder Ihrer Hebamme.

ENTWICKELN SICH GESCHMACKS-VORLIEBEN VOR DER GEBURT?

Die Ernährung, die ein Baby von seiner Mutter im Mutterleib und über die Muttermilch erhält, wurde intensiv erforscht – mit faszinierenden Ergebnissen.

Studien deuten darauf hin, dass Babys bereits im Mutterleib über das Fruchtwasser und später über das Stillen Vorlieben für bestimmte Geschmacksrichtungen entwickeln, die sich auf ihre Ernährungsgewohnheiten auswirken – und zwar ein Leben lang. Die Erforschung schlechter Ernährung und ihrer Auswirkungen auf die zukünftige Gesundheit eines Babys ist ethisch problematisch. Bekannt ist aber, welche Geschmacksrichtungen im Fruchtwasser und in der Muttermilch leicht verfügbar sind: Knoblauch, Möhren, Alkohol, Anis und Vanille.

ANGEBORENE VORLIEBEN

Etwa in der 16. Woche entwickelt der Fötus Poren auf seinen Geschmacksknospen, mit denen er grundlegende Geschmacksrichtungen erkennt. Er schluckt mehr Fruchtwasser, wenn es süß ist, und weniger, wenn es bitter ist. Die Vorliebe für Salz und Umami ist ebenfalls angeboren. Die verfügbaren Daten deuten darauf hin, dass bestimmte Vorlieben genetisch verankert sind. Schon das ungeborene Baby bevorzugt Geschmäcker, die nützliche Nährstoffe signalisieren (zum Beispiel: süß = Kalorien = Energie), und lehnt Geschmäcker ab, die schädliche Stoffe signalisieren (zum Beispiel: bitter = giftig).

GELERNTE VORLIEBEN

Die meisten Geschmacksvorlieben sind gelernt, und immer mehr Studien belegen, dass das Lernen vor der Geburt beginnt. Schon mit 21 Wochen kann ein Fötus komplexe Geschmäcker wie Knoblauch

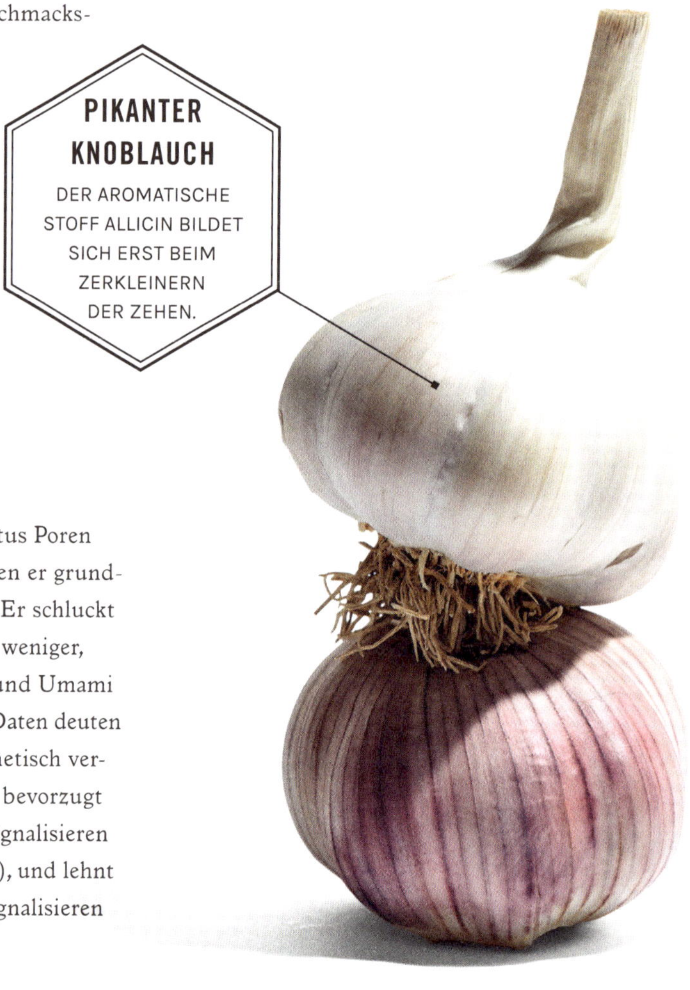
PIKANTER KNOBLAUCH
DER AROMATISCHE STOFF ALLICIN BILDET SICH ERST BEIM ZERKLEINERN DER ZEHEN.

Früher Kontakt Säuglinge können besonders starke Aromen wie Knoblauch im Fruchtwasser und in der Muttermilch erkennen und entsprechende Vorlieben entwickeln.

und Möhre erkennen – wenige Stunden nachdem die Mutter diese gegessen hat. Dies kann zu Vorlieben führen, die beim Stillen verfestigt werden. Säuglinge, die im Fruchtwasser und in der Muttermilch häufig Möhren schmeckten, aßen auch nach dem Abstillen gern Möhren. Dies gilt jedoch auch für ungesunde Lebensmittel. Je mehr die Kleinen im Mutterleib mit ungesunden Lebensmitteln in Berührung kommen, desto stärker neigen sie später dazu, Kuchen, Schokolade oder Chips zu essen, um die Belohnungszentren im Gehirn zu aktivieren.

DIE RICHTIGE VORGEHENSWEISE

Es ist sinnvoll, sich in der Schwangerschaft und Stillzeit abwechslungsreich zu ernähren, damit das Baby eine Vielfalt an Geschmacksrichtungen kennenlernt. In der Entwöhnungsphase sollte diese Vielfalt noch erhöht werden (siehe S. 194–195). Wenn Sie Ihr Baby bereits im Säuglingsalter eine Vielzahl an Nahrungsmitteln entdecken lassen, verringert sich die Wahrscheinlichkeit, dass es später im Leben eine Abneigung gegen ihm unbekannte Nahrungsmittel entwickelt.

Die Entwicklung des Geschmacks vor der Geburt

Geschmacks- und Geruchswahrnehmung sind für die Entwicklung von Vorlieben für bestimmte Lebensmittel von entscheidender Bedeutung. Beide beginnen bereits im Mutterleib aufgrund von Veränderungen des Geschmacks- und Geruchssystems, die im ersten Schwangerschaftsdrittel einsetzen.

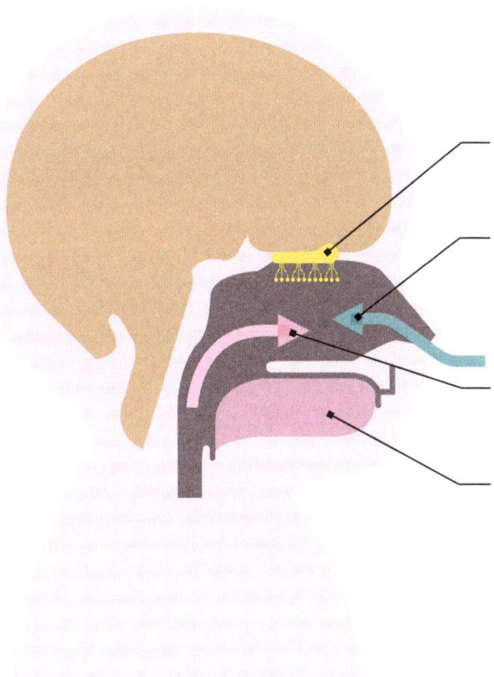

Riechkolben und Nerven erkennen alle Gerüche.

Orthonasal werden Gerüche aus der Nasenhöhle wahrgenommen.

Retronasal werden Gerüche aus der Mundhöhle wahrgenommen.

Sensorzellen in der Zunge erkennen die Geschmacksrichtungen.

FÜNF GESCHMACKSRICHTUNGEN

Geschmacksempfindungen entstehen durch die Aktivierung des gustatorischen Systems (Geschmackszellen im Mund, Nervenbahnen und gustatorischer Kortex im Gehirn) und sind auf süß, bitter, sauer, salzig und umami beschränkt.

ZAHLLOSE GERÜCHE

Tausende von verschiedenen Gerüchen stimulieren den Riechkolben und die Nerven in der Nasenhöhle, um Geruchsempfindungen zu erzeugen.

GESCHMACKSSYNTHESE

Die Geschmackswahrnehmung basiert auf Geschmack und Geruch. Orthonasal und retronasal wahrgenommene Gerüche verbinden sich mit den in der Mundhöhle wahrgenommenen Geschmacksrichtungen zu Geschmacksempfindungen.

WIRD MEIN KIND NAHRUNGSMITTELALLERGIEN ENTWICKELN?

Von Nahrungsmittelallergien sind im Durchschnitt nur knapp 5 Prozent der Bevölkerung betroffen, allerdings etwa 6–8 Prozent der Kinder unter drei Jahren.

Kinder oder Geschwister von Allergikern entwickeln nicht zwangsläufig ebenfalls Allergien, aber das Risiko ist erhöht, weil die Anfälligkeit für Allergien und Ekzeme zu einem gewissen Grad erblich ist.

IN DER SCHWANGERSCHAFT

Es ist nicht belegt, dass der Verzicht auf bestimmte Lebensmittel während der Schwangerschaft Auswirkungen auf die Entwicklung künftiger Allergien hat. Er könnte sogar einen Mangel an wichtigen Nährstoffen bei Mutter oder Kind verursachen. Einige Forschungen legen nahe, dass die Einnahme von Omega-3-Präparaten das Allergierisiko verringern kann, aber die Studienlage ist noch unbefriedigend.

Helfen Probiotika?

EVENTUELL KÖNNEN IN DER SCHWANGERSCHAFT EINGENOMMENE PROBIOTIKA DAS ALLERGIERISIKO BEIM KIND VERRINGERN.
Es sind jedoch weitere Forschungen erforderlich, und es gibt keine aktuellen Leitlinien für schwangere Frauen, welches Probiotikum sie wählen sollten; seien Sie also vorsichtig bei der Einnahme von Nahrungsergänzungsmitteln.

IM SÄUGLINGSALTER

Man geht davon aus, dass sich das Allergierisiko verringert, wenn das Baby in den ersten sechs Lebensmonaten ausschließlich gestillt wird. Einige Allergien, wie z. B. gegen Eier und Milch, verschwinden vielleicht mit dem Heranwachsen des Kindes, andere, etwa gegen Erdnüsse, können jedoch lebenslang bestehen bleiben. Im Zweifelsfall sprechen Sie mit Ihrem Arzt, bevor Sie mit dem Abstillen beginnen.

ERDNUSSALLERGIEN

Generell gilt der Verzehr von Erdnüssen während der Schwangerschaft als sicher. Früher wurde empfohlen, Kindern unter drei Jahren keine erdnusshaltigen Lebensmittel zu geben. Neue Studien zeigen aber, dass sich dadurch das Allergierisiko sogar erhöhen könnte. Erdnüsse – gemahlen oder als Mus, wegen der Erstickungsgefahr nie als ganze Nüsse – müssen nach heutigem Wissensstand nur gemieden werden, wenn das Kind allergisch ist.

Die Erdnussstudie

In einer größeren Studie wurden 640 Säuglinge im Alter von 4–11 Monaten untersucht, die Ekzeme und/oder eine Eiallergie hatten. Diese erhöhen das Risiko einer Erdnussallergie. Die Ergebnisse zeigten bei Babys, die Erdnüsse aßen, ein geringeres Allergierisiko.

ERDNÜSSE GEGESSEN	KEINE ERDNÜSSE GEGESSEN
Bei Babys, die Erdnüsse aßen, lag das Risiko für eine Erdnussallergie bei	Bei Babys, die keine Erdnüsse aßen, lag das Risiko für eine Erdnussallergie bei
3,2 %	17,2 %

SOLLTE ICH NACH DER GEBURT DIE ERNÄHRUNG UMSTELLEN?

Nach der Geburt muss sich eine junge Mutter erholen und für sich selbst sorgen. Dazu gehört auch, sich richtig zu ernähren.

Es ist nicht so leicht, ein Baby zu versorgen, wenn man unter Schlafentzug leidet und sich von der Geburt erholen muss. Manche Frauen brauchen Monate, um sich auf die neue Situation einzustellen. Um ihre Nährstoffspeicher aufzufüllen und die Milchbildung zu unterstützen, sollten junge Mütter die Ernährung auf die veränderten Bedürfnisse ihres Körpers abstimmen.

ERNÄHRUNG NACH DER GEBURT

Junge Mütter sollten regelmäßig essen und trinken und auf eine ausgewogene Ernährung achten. Dazu gehören viel Obst und Gemüse, aufbauende Proteine, ballaststoffreiche Kohlenhydrate als Energielieferant und eisenhaltige Lebensmittel zur Bildung neuer Blutzellen – Letztere vor allem, wenn die Mutter unter Blutarmut leidet oder während der Geburt viel Blut verloren hat. Junge Mütter benötigen im Durchschnitt zwischen 1800 und 2200 Kalorien pro Tag, und 500 Kalorien mehr, wenn sie stillen.

STILLENDE MÜTTER

Stillende Mütter sollten Alkohol und Koffein einschränken, da diese Stoffe über die Muttermilch die Verdauung, den Schlaf und die Nahrungsaufnahme des Babys beeinträchtigen können. Beachten Sie außerdem diese Empfehlungen:

- **Genügend Kalzium** Ihr Körper braucht etwa 1000 mg Kalzium pro Tag, um die Milchproduktion zu unterstützen und die Kalziumspeicher aufzufüllen. Nehmen Sie kalziumreiche Lebensmittel in Ihre Ernährung auf, z. B. Milch, Käse und Joghurt, vor allem bei pflanzlicher Ernährung (siehe S. 116–133).

- **Mehr Zink** In den ersten 4 Lebensmonaten des Babys brauchen Sie zusätzlich 4 mg pro Tag, danach liegt der Extrabedarf bei 2,5 mg. Zink unterstützt das Immunsystem und ist in Rindfleisch, Fisch, Bohnen, Tofu, Nüssen und Samen enthalten.

- **Omega-3-Fettsäuren** Sie gehen wohl in die Muttermilch über und unterstützen die Gehirnentwicklung des Babys. Zu den Quellen gehören Nüsse, Samen und fetter Fisch (siehe S. 184–185).

- **Mehr Flüssigkeit** Denken Sie daran, genug zu trinken – möglichst bevor Sie Kopfschmerzen bekommen. Die benötigte Menge ist unterschiedlich, aber als Faustregel werden 10–12 Gläser Wasser pro Tag genannt.

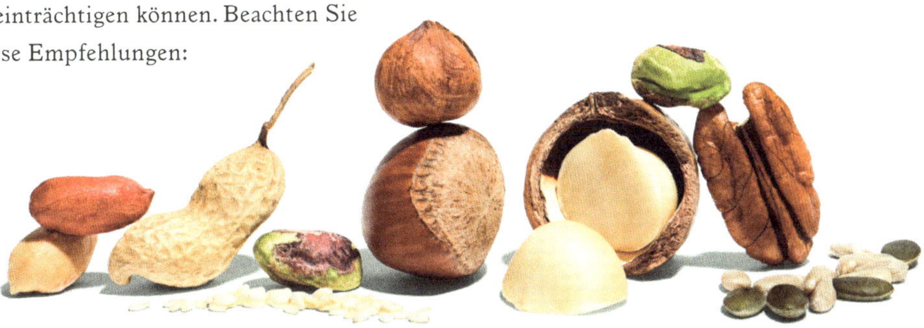

MIT WELCHER ERNÄHRUNG HAT MEIN KIND DEN BESTEN START?

Nach der Geburt entwickeln sich Babys atemberaubend schnell. Darum ist es wichtig, dass sie vom ersten Tag an gut ernährt werden.

Es wird empfohlen, ein Baby in den ersten 6 Monaten zu stillen, denn Muttermilch enthält alles, was es braucht. Ist dies jedoch nicht möglich, sollte stattdessen Pre-Nahrung verwendet werden, deren Zusammensetzung der Muttermilch nachempfunden ist. Wie Sie Ihr Baby ernähren, ist allein Ihre Entscheidung.

STILLEN

Stillen ist die nahrhafteste, kostengünstigste und oft auch bequemste Möglichkeit, ein Baby zu ernähren. Muttermilch enthält Nährstoffe und Proteine sowie Wachstumsfaktoren, Antikörper und Hormone, die für die Entwicklung des Babys wichtig sind und in Säuglingsnahrung nicht optimal nachgebildet werden können. Die Muttermilch und das Stillen selbst sind entscheidend für die Entwicklung des kindlichen Darmmikrobioms (siehe S. 140–141). Durch den engen Kontakt zwischen Mutter und Kind stärkt das Stillen die sensorischen und emotionalen Schaltkreise des Babys, die für die kognitive und sozio-emotionale Entwicklung entscheidend sind. Forschungsergebnisse deuten auch darauf hin, dass das Stillen das Risiko der Mutter für Brustkrebs, Eierstockkrebs, Herz-Kreislauf-Erkrankungen, Osteoporose und Adipositas senken kann.

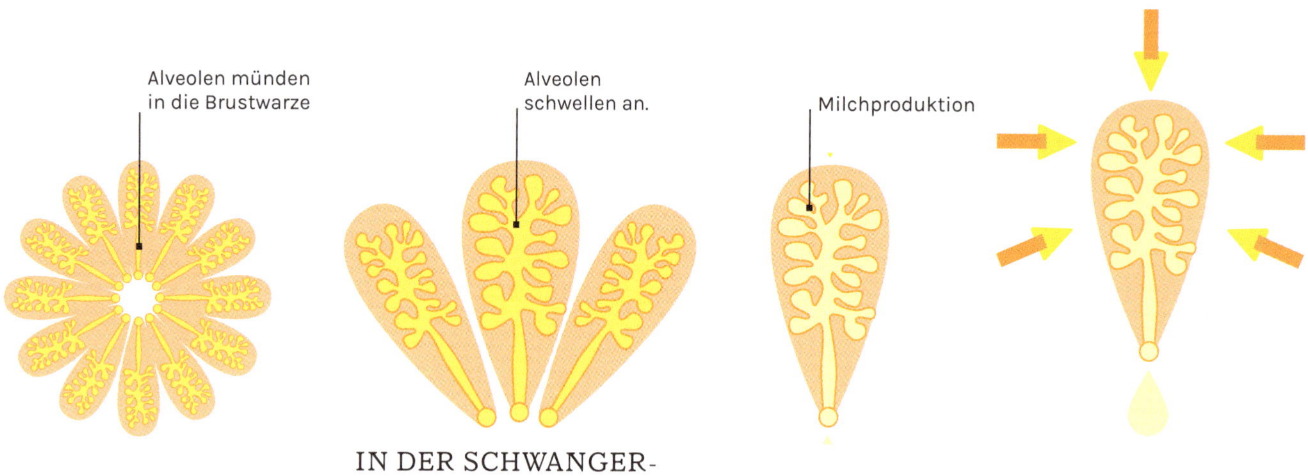

Bildung von Muttermilch

Hormonelle Veränderungen in den verschiedenen Phasen der Schwangerschaft und der Geburt kurbeln die Produktion von Muttermilch an.

IN DER SCHWANGERSCHAFT

Östrogen- und Progesteronspiegel steigen während der Schwangerschaft an und regen das Wachstum der Alveolen und Milchgänge in der Brust an.

BEI DER GEBURT

Das Hormon Prolaktin, das nach der Geburt des Kindes freigesetzt wird, regt die Alveolen zur Milchproduktion an.

STILLEN

Beim Saugen des Babys wird das Hormon Oxytocin freigesetzt, das die Muskeln um die Alveolen veranlasst, die Milch aus den Milchgängen in der Brustwarze herauszudrücken (Loslassreflex).

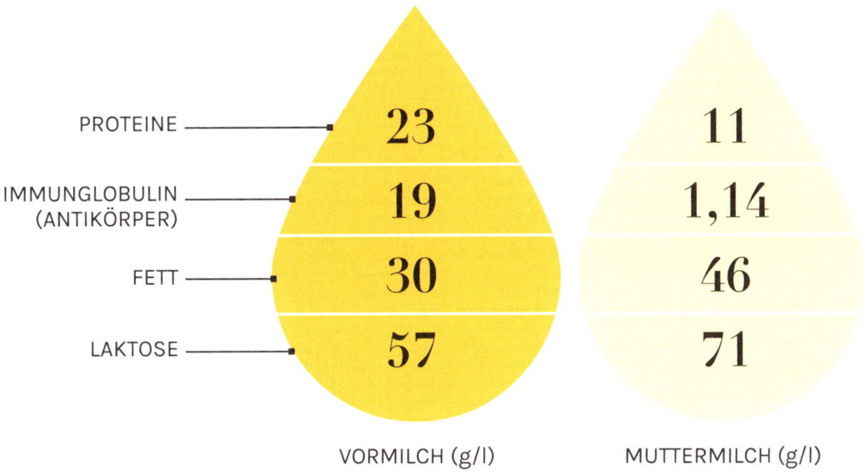

Vormilch und Muttermilch im Vergleich Das dicke, gelbe Kolostrum ist reich an Proteinen und Antikörpern. Die spätere Muttermilch enthält mehr Wasser, Fett und Laktose.

WAS IST VORMILCH?

Die Muttermilch, die in den ersten Tagen nach der Geburt produziert wird, ist goldgelb und besonders nährstoffreich – ein optimaler Start für das Baby. Die Vormilch, auch Kolostrum genannt, ist reich an Proteinen, Antikörpern und den Vitaminen A, D und B_{12}, die wichtig für Wachstum und Immunsystem des Babys sind.

Nach einigen Tagen wird die eigentliche Muttermilch produziert. Sie ist weniger konzentriert und enthält weniger Eiweiß und Antikörper als die Vormilch, dafür aber mehr Fett und Laktose (siehe oben).

VORTEILE DER MUTTERMILCH

Muttermilch liefert wichtige Nährstoffe wie Eiweiß, Laktose, Fette, Vitamine und Mineralstoffe und hat auch andere gesundheitliche Vorteile.

Beim Stillen werden Antikörper von der Mutter auf das Kind übertragen, die das Immunsystem des Kindes unterstützen und das Risiko von Krankheiten und plötzlichem Kindstod sowie von Adipositas und Herz-Kreislauf-Erkrankungen im Erwachsenenalter verringern.

Die Muttermilch enthält zudem Hormone, die für die Regulierung der Körperfunktionen, des Wachstums, des Appetits und des Gewichts wichtig sind. Studien haben gezeigt, dass durch die Muttermilch und den Hautkontakt beim Stillen außerdem Bakterien übertragen werden, was für das Darmmikrobiom des Babys von Bedeutung ist.

SÄUGLINGSNAHRUNG

Wer nicht stillt, braucht nicht zu befürchten, dass es dem Baby an etwas mangelt. Moderne Fertignahrung enthält alle Nährstoffe, die Babys brauchen. Sie ist zudem mit verschiedenen Vitaminen angereichert.

ABSTILLEN NACH 6 MONATEN

Im Alter von 6 Monaten gehen die Nährstoffvorräte eines Babys (z.B. Eisen) zur Neige. Daher wird empfohlen, um diese Zeit mit dem Einführen fester Nahrung zu beginnen (siehe S. 192–193).

WAS SIND DIE BESTEN STRATEGIEN ZUM ABSTILLEN?

Die ersten Geschmackserlebnisse eines Babys prägen seine Beziehung zum Essen. Oft wird Brei mit Obst gefüttert, doch neue Studien zeigen, dass das Angebot verschiedener Geschmacksrichtungen die Entdeckungsfreude fördert.

Es spricht nichts dagegen, Brei mit Obst zu füttern, denn Babys haben eine angeborene Vorliebe für süße Lebensmittel (siehe S. 194). Als Ernährungsberaterin empfehle ich aber, dem Kind viele verschiedene Lebensmittel anzubieten, um es an möglichst unterschiedliche Geschmäcker zu gewöhnen. Wenn Sie die Entwöhnung mit herzhaften Speisen beginnen, lernt Ihr Kind, sie zu akzeptieren, noch ehe es feste Nahrung mit süßen Geschmacksrichtungen assoziiert (wozu es wegen des süßlichen Geschmacks von Milch neigt). Dies ist keineswegs die einzige Methode, aber wissenschaftliche Untersuchungen haben nachgewiesen, dass sie die Akzeptanz von Gemüse positiv beeinflussen kann.

Die Forschung zeigt, dass Babys im Alter von 6–12 Monaten am ehesten neue Nahrungsmittel annehmen. In dieser Zeit sollte das Kind möglichst viele Lebensmittel kennenlernen. Die Abwechslung fördert seine Entwicklung und macht es mit verschiedenen Geschmacksrichtungen vertraut. Das hilft ihm später, sich lebenslang gute Ernährungsgewohnheiten anzueignen.

Was auch immer Sie füttern: Die Einführung neuer Lebensmittel erfordert Geduld. Manchmal sind mehr als zehn Versuche mit ein und demselben Lebensmittel nötig, bis es akzeptiert wird. Bieten Sie es einfach immer wieder an. Übrigens haben auch Babys mal schlechte Tage und mögen nicht jeden Tag die gleiche Menge essen. Hitze, Zahnen, Krankheit und Müdigkeit beeinträchtigen den Appetit.

BREI ODER FESTE NAHRUNG?

Manche Eltern geben ihren Babys – sobald sie sicher sitzen und über die nötige Koordination verfügen – statt Brei feste Nahrung, die sie selbst essen können.

Die Einführung von »Fingerfood« kann Babys helfen, ihre Koordination zu trainieren, unabhängiger

BROKKOLI

ENTHÄLT BALLASTSTOFFE, KALZIUM, FOLAT UND DIE VITAMINE A UND C.

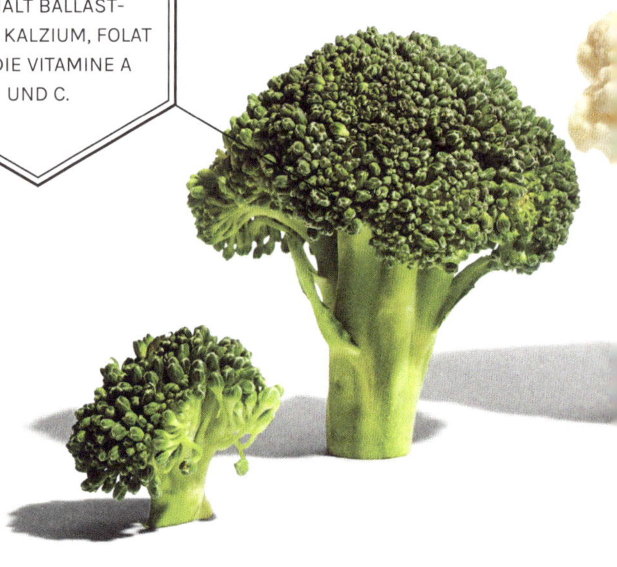

Fingerfood können Babys selbst essen. Dabei trainieren sie ihre Koordination und gewöhnen sich an neue Konsistenzen. Brokkoli- und Blumenkohlröschen sind leicht zu greifen und haben eine tolle Textur, die den Mund Ihres Babys stimuliert.

zu werden und herauszufinden, was sie am liebsten essen. Es ist ein Irrglaube, dass das Anbieten eines Löffels zusammen mit Fingerfood ein Baby verwirren und zum Verschlucken führen kann.

Fingerfood muss sehr weich sein, damit das Baby es mit dem Zahnfleisch zerdrücken kann und sich nicht verschluckt. Schale und harte Teile müssen entfernt werden. Wenn Sie also Zucchini als Fingerfood anbieten, entfernen Sie die Schale, es sei denn, sie ist superweich. Auch geschälte Gurken können Sie Ihrem Baby geben.

Lebensmittel für Brei sollten Sie zuerst dämpfen und dann pürieren. Die ersten Breie sollten flüssig wie Milch sein, dann kann die Konsistenz allmählich dicker und stückiger werden.

ESSGEWOHNHEITEN

Routinen sind gut für kleine Kinder. Füttern Sie Ihr Baby möglichst jeden Tag zur gleichen Zeit. Sie können dabei Musik einschalten, um eine positive Assoziation mit den Mahlzeiten zu schaffen. Eine angenehme Routine kann beruhigend sein und ermöglicht es Ihnen, Ihr Baby auf angenehme Weise an neue Nahrungsmittel heranzuführen.

Bittere Aromen

LANGFRISTIG ZAHLT ES SICH GESUNDHEITLICH AUS, WENN IHR KIND FRÜHZEITIG BITTERE AROMEN KENNENLERNT.

Forschungsergebnisse deuten darauf hin, dass Phytonährstoffe in bitterem Gemüse Herzkrankheiten und Krebs vorbeugen können. Versuchen Sie, mildes Gemüse wie Blumenkohl mit herberem wie Brokkoli oder Rosenkohl zu mischen, damit ihr Baby lernt, Geschmack und Konsistenz dieser Gemüsearten zu akzeptieren und langfristig sogar zu mögen.

Essen Sie gemeinsam, wenn es möglich ist. Ein gutes Vorbild kann Ihr Baby dazu ermutigen, mehr zu essen und neue Lebensmittel zu probieren. Es kann sogar viel lernen, wenn es Ihnen beim Kauen und Schlucken zusieht.

Bleiben Sie optimistisch und ruhig. Lassen Sie sich nicht von der Mimik Ihres Babys beeinflussen. Es probiert Lebensmittel zum ersten Mal, und es ist ganz normal, dass dieses Erlebnis eine Reaktion hervorruft.

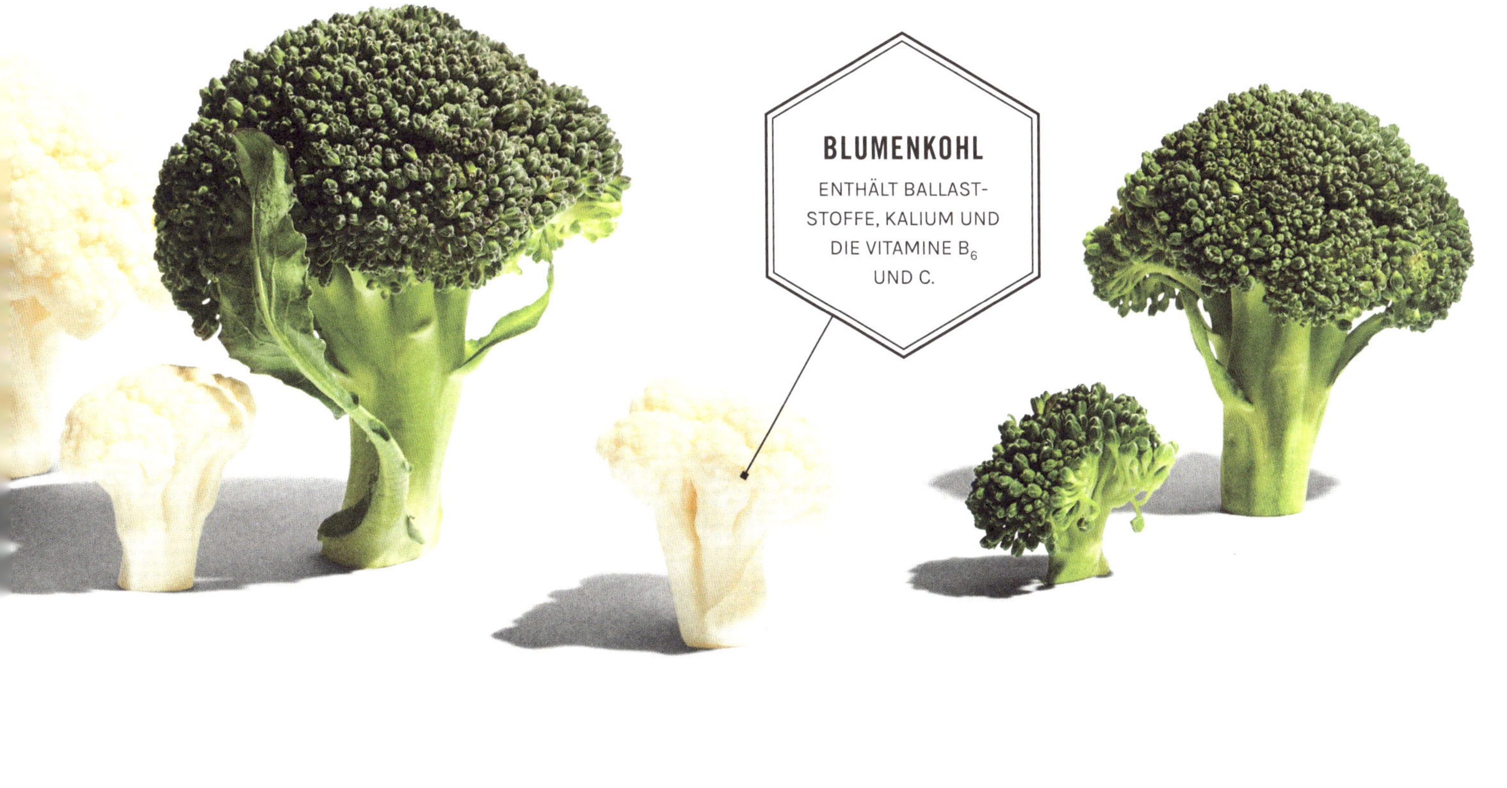

WIE VERMEIDE ICH, DASS MEIN KIND WÄHLERISCH WIRD?

Wählerische Esser nehmen weniger Proteine, Gemüse und Obst zu sich. Wenn Kinder im Alter von drei Jahren nicht gut essen, werden sie mit größerer Wahrscheinlichkeit auch im Erwachsenenalter wählerisch bleiben.

Wählerische Esser lehnen ein oder mehrere Lebensmittel ab und/oder ändern häufig ihre Vorlieben. Dadurch ist ihre Nahrungsvielfalt eingeschränkt. Die Ursachen sind oft schwer auszumachen. Forscher glauben, dass es eine Veranlagung dazu gibt, wählerisch zu sein. Viele Studien zeigen außerdem, dass Kinder auf die Beziehung ihrer Eltern zum Essen reagieren. Das gibt Eltern die Möglichkeit, das Essverhalten ihres Kindes zu beeinflussen.

DAS KÖNNEN SIE TUN

Gewöhnen Sie Ihr Kind früh an gute Essgewohnheiten (siehe S. 192–193) und essen Sie möglichst oft gemeinsam. Geben Sie ihm dieselben Speisen wie der restlichen Familie (nur ohne Salz). Kinder lernen am besten durch Nachahmen. Bieten Sie Ihrem Kind kleine Portionen neuer Lebensmittel an und loben Sie es, auch wenn es nur wenig gegessen hat. Lehnt es etwas ab, erzwingen Sie nichts. Nehmen Sie das Essen kommentarlos weg und versuchen Sie es später erneut. Servieren Sie Speisen in verschiedener Form. Vielleicht mag Ihr Kind keine ganzen Möhren, isst sie aber gern geraspelt.

Wenn Ihr Kind langsam isst, haben Sie Geduld. Sorgen Sie dafür, dass die Mahlzeiten Spaß machen und es nicht nur ums Essen geht. Setzen Sie sich hin und unterhalten Sie sich über andere Dinge, damit Ihr Kind in seinem eigenen Tempo zu Ende essen kann.

Geben Sie Ihrem Kind nicht mehr als zwei gesunde Zwischenmahlzeiten pro Tag. Planen Sie Mahlzeiten nicht zu spät, sonst könnte es zu hungrig oder zu müde zum Essen sein.

Wenn Sie Kinder kennen, die gut essen, laden Sie sie ein – das gute Beispiel könnte Ihr eigenes Kind anstecken. Offen vergleichen sollten Sie allerdings nicht. Auch Erwachsene, die Ihr Kind gern hat, sollten Sie öfter einladen. Manche Kinder essen ohne Aufhebens, wenn beispielsweise ein Großelternteil mit am Tisch sitzt.

DAS SOLLTEN SIE LASSEN

Reagieren Sie nicht auf mäkeliges Verhalten. Bleiben Sie ruhig, auch wenn es schwierig ist. Sparen Sie aber nicht mit Lob, wenn das Kind gut isst.

Bieten Sie dem Kind keine zu großen Portionen an. Eine kleine Menge genügt. Wenn das Kind sie aufisst, können Sie bei Bedarf ja nachlegen.

Vorliebe für Süßes

BABYS UND KLEINKINDER BEVORZUGEN SÜSSES. DAS LIEGT VIELLEICHT DARAN, DASS SÜSSES SCHMERZEN UND STRESS LINDERT.

In Studien wurden 3–4 Monate alte Babys sofort ruhiger, wenn sie beim Anblick eines fremden Gesichts etwas Süßes aßen. Die Vorliebe für Süßes ist uns angeboren. Süßes aktiviert das Belohnungszentrum im Gehirn und versorgt uns mit reichlich Energie. Dieser Mechanismus ist bei Kindern besonders ausgeprägt, deshalb ist es wichtig, schon früh gute Essgewohnheiten zu etablieren. Bieten Sie Kindern süße Lebensmittel in Maßen an, am besten nachdem Sie herzhafte Lebensmittel in den Speiseplan aufgenommen haben (siehe S. 192). Kinder unter 2 Jahren sollten keinen freien Zucker erhalten.

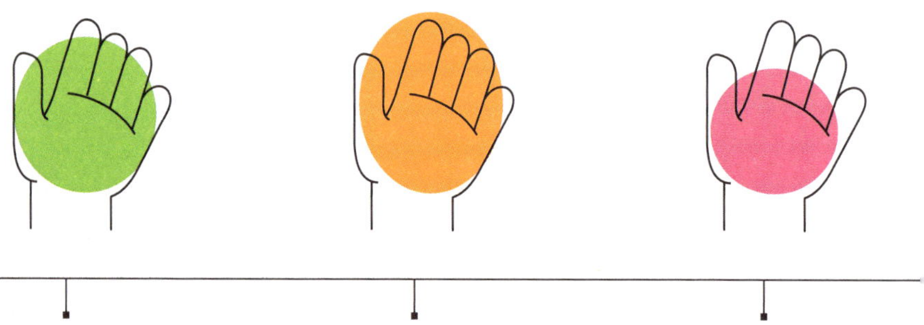

Lassen Sie das Kind nicht allein essen. Wenn Sie nicht gemeinsam essen können, leisten Sie ihm Gesellschaft, bis es fertig ist.

Vermeiden Sie es, Essen als Belohnung zu verwenden. Ihr Kind könnte sonst anfangen, Süßigkeiten als nett und Gemüse als eklig zu betrachten, was zu einer ungesunden Beziehung zum Essen führen kann. Belohnen Sie es stattdessen mit einem Ausflug auf den Spielplatz oder einem gemeinsamen Spiel.

Es ist verlockend, Kindern Dinge zu geben, die sie bereitwillig essen – und hoch verarbeitete Produkte schmecken gut. Kinder lehnen bestimmte Lebensmittel möglicherweise beharrlich ab oder essen sie nur manchmal. Seien Sie geduldig und denken Sie langfristig. Eine Tüte Chips wird das Kind kurzfristig zufrieden machen, aber langfristig kann es eine Vorliebe für ungesunde Lebensmittel entwickeln, die sich nur schwer wieder abgewöhnen lässt.

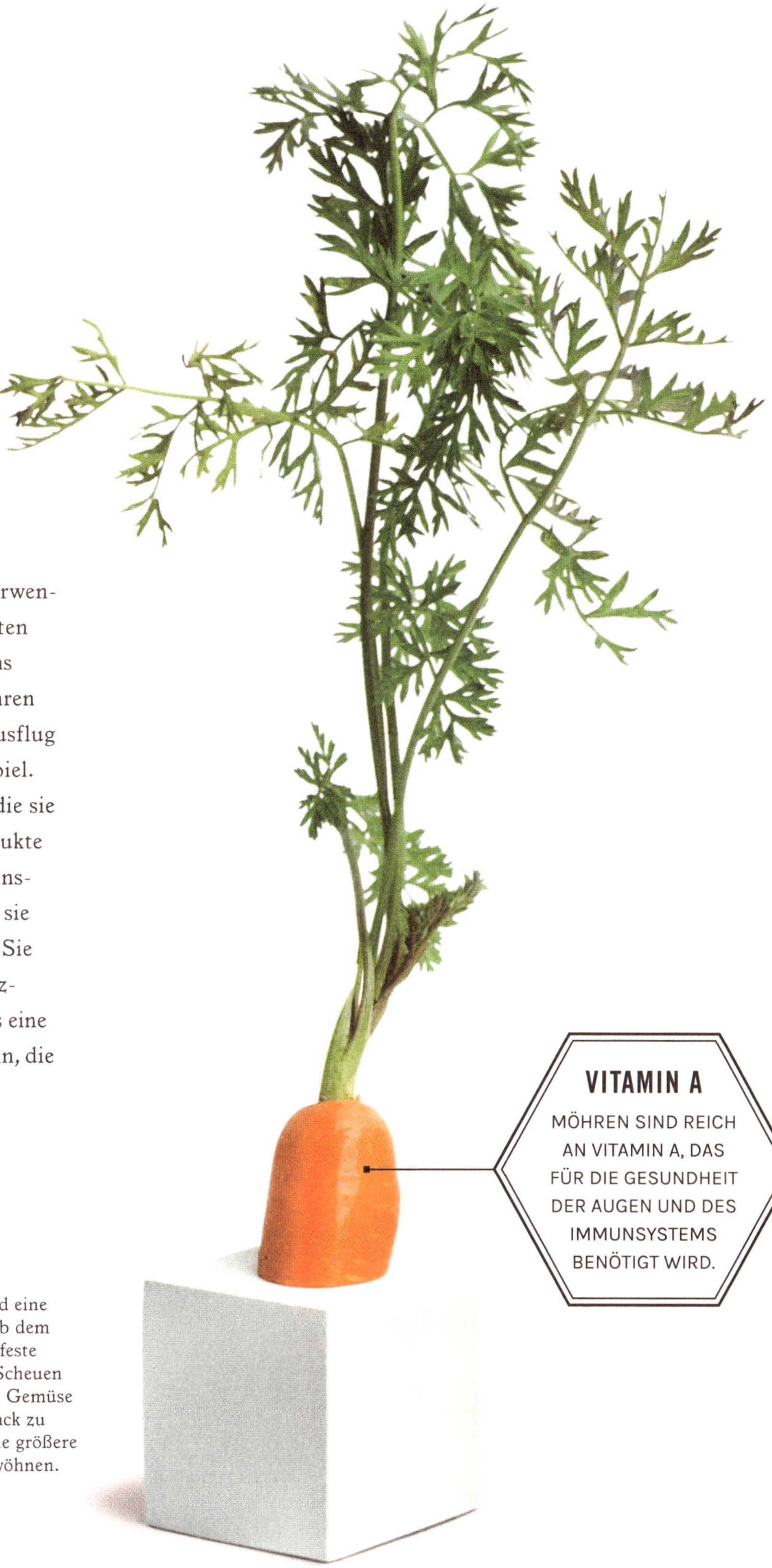

VITAMIN A

MÖHREN SIND REICH AN VITAMIN A, DAS FÜR DIE GESUNDHEIT DER AUGEN UND DES IMMUNSYSTEMS BENÖTIGT WIRD.

Süße, milde Möhren sind eine beliebte Wahl, um Babys ab dem sechsten Lebensmonat an feste Nahrung heranzuführen. Scheuen Sie sich jedoch nicht, auch Gemüse mit intensiverem Geschmack zu geben, um Ihr Baby an eine größere Geschmacksvielfalt zu gewöhnen.

WIE LERNT MEIN KLEINKIND GUTES ESSVERHALTEN?

Kleinkinder ändern ihr Essverhalten oft. Das ist völlig normal. Ihre Aufgabe besteht jetzt darin, dem Kind beim Lernen einer langfristig gesunden Ernährung zu helfen.

Im Alter von 1–3 Jahren lernt ein Kleinkind, mit Händen und Besteck sowie in verschiedenen Situationen zu essen. Die nötige Energiezufuhr hängt direkt mit dem Wachstum zusammen. Manche Kinder essen mehr als andere. Zahnen, Krankheit, Aktivität und Schlaf können den Appetit beeinflussen.

GUTE GEWOHNHEITEN ENTWICKELN

Gutes Essverhalten lernt ein Kind am besten durch ein positives Essumfeld zu Hause. Beziehen Sie Ihre Kinder in den Kochprozess mit ein, damit sie sehen, wie Essen entsteht, singen Sie dabei und suchen Sie Möglichkeiten, dass es allen Spaß macht.

Lassen Sie Ihr Kind möglichst viele verschiedene Lebensmittel kennenlernen. Manchmal sind dafür 5–15 Versuche nötig – haben Sie Geduld!

Bleiben Sie bei den Mahlzeiten ruhig und entspannt, und versuchen Sie, dem Kind gute Essgewohnheiten und eine positive Beziehung zu gesunder Ernährung vorzuleben. Je mehr Druck Sie ausüben, desto geringer ist die Chance, dass Ihr Kind etwas Neues probiert oder seine Portion aufisst. Auch Bestechungsversuche zahlen sich langfristig nicht aus. Vermeiden Sie es, dem Kind einen Nachtisch zu versprechen, wenn es sein Gemüse aufisst. Und reden Sie dem Kind keine Schuldgefühle ein, wenn es seinen Teller nicht leer isst, obwohl andernorts Kinder hungern.

Sorgen Sie dafür, dass immer reichlich gesunde Lebensmittel im Haus sind – der Gefrierschrank leistet dabei gute Dienste. Versuchen Sie, mehr Gemüse in Lieblingsgerichte zu geben und vorzukochen. Sie könnten beispielsweise Nudelauflauf mit Blumenkohl (auch Strunk und Blätter), Brokkoli, Möhren und Erbsen zubereiten und portionsweise für die nächsten Wochen einfrieren.

Wie viel braucht ein Kleinkind?

Kleinkinder brauchen täglich drei Mahlzeiten und einige Zwischenmahlzeiten in angemessenen Portionen. Dabei sollten sie die vier Hauptnährstoffe in einem ausgewogenen Verhältnis zu sich nehmen. Kalorien- oder fettarme Optionen sind normalerweise nicht nötig, da Kleinkinder viel Energie für Wachstum und körperliche Aktivität brauchen.

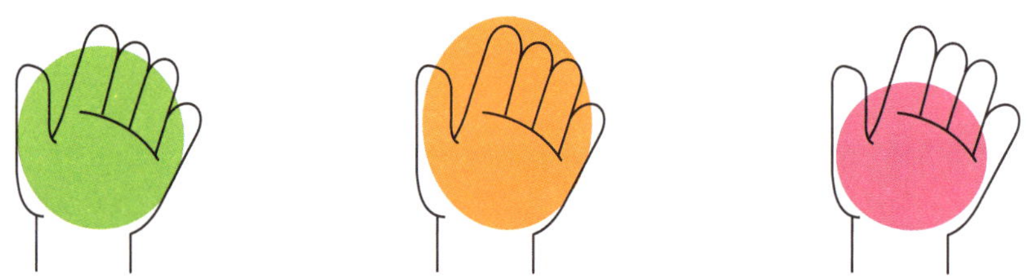

5+ Portionen
OBST UND GEMÜSE

5 Portionen
STÄRKEHALTIGE KOHLENHYDRATE

3 Portionen
MILCHPRODUKTE/ALTERNATIVEN

MILCH

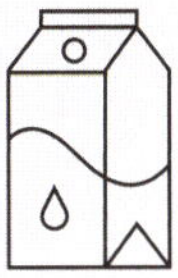

Wie viel?
Etwa 350 ml Milch pro Tag ODER 2 Portionen Milchprodukte wie Käse, Joghurt oder Quark.

Wie lange?
Die WHO empfiehlt Stillen bis zum Alter von 2 Jahren; bieten Sie nach 12 Monaten Kuhmilch oder eine Alternative an.

Veganer:
Achten Sie darauf, dass bei Milchalternativen der Nährstoffbedarf durch andere Lebensmittel gedeckt wird. Vermeiden Sie Reisdrink, da er für Kleinkinder zu viel Arsen enthält.

SALZ

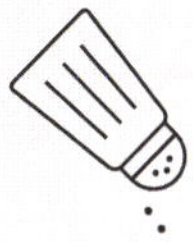

Wie viel?
Kinder von 1–3 Jahren sollten nicht mehr als 1 g Salz (0,4 g Natrium) pro Tag zu sich nehmen.

Ja oder nein?
Sie können auf Salz in der Kindernahrung ganz verzichten, es sei denn, der Kinderarzt hat eine abweichende Empfehlung gegeben.

ZUCKER

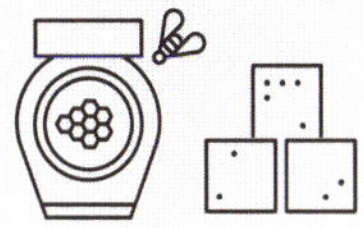

Wie viel?
Meiden Sie zugesetzten Zucker. Ab 2 Jahren können Sie ihn gelegentlich geben.

Desserts
Geben Sie nährstoffreiche, nicht zu süße Desserts, z. B. Obst oder Joghurt.

Getränke
Lassen Sie Ihr Kind nur Wasser und Milch trinken, da sie keinen Zuckerzusatz enthalten. Ab 2 Jahren gilt: keine Milch nach dem Zähneputzen.

Snacks
Meiden Sie Trockenfrüchte. Sie kleben an den Zähnen und verursachen Karies.

FETT & PROTEINE

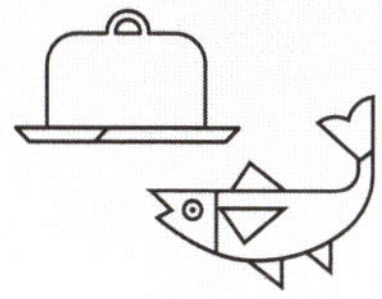

Wie viel?
Bis zum Alter von 2 Jahren benötigen Kinder viel Energie aus Fett. Danach müssen Sie auf den Fettgehalt nicht mehr achten.

Gesättigte Fettsäuren
Sie sollten maximal 10 % der täglichen Kalorienzufuhr ausmachen. Braten Sie Lebensmittel nicht, um gesättigte Fettsäuren zu vermeiden.

Proteine
Ersetzen Sie verarbeitetes und fettes Fleisch durch Hülsenfrüchte, um den Proteinbedarf zu decken. Achtung: Ballaststoffreiche Nahrung kann den kleinen Bauch zu schnell füllen.

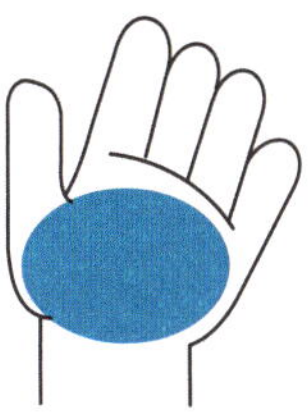

2+
Portionen
PROTEINE (3 FÜR VEGETARIER)

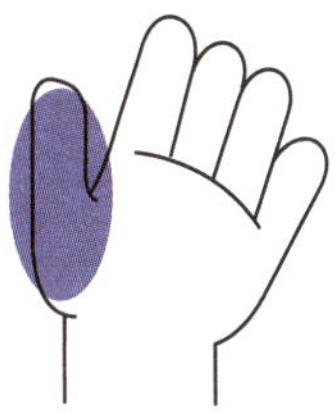

<1
Kleine Menge
FETT

Ergänzungspräparate für Kleinkinder?

BISWEILEN LIEST MAN DIE EMPFEHLUNG, KINDERN ZWISCHEN 6 MONATEN UND 5 JAHREN TÄGLICH EIN PRÄPARAT MIT VITAMIN A, C UND D ZU GEBEN.
Neuere Studien haben jedoch ergeben, dass die allermeisten Kinder genügend Vitamine mit der Nahrung aufnehmen. Wenn Ihr Kind eine ausgewogene, bunte und abwechslungsreiche Ernährung bekommt, wird es – eventuell mit Ausnahme von Vitamin D – ausreichend versorgt sein. Wenn Sie sich Sorgen machen, besprechen Sie die Frage mit Ihrem Kinderarzt.

KANN ICH EIN KIND VEGETARISCH ODER VEGAN ERNÄHREN?

Seit etwa 20 Jahren ist vegetarische und vegane Ernährung auf dem Vormarsch. Was bedeutet das für kleine Esser? Bekommen sie aus einer rein pflanzlichen Ernährung alle Nährstoffe, die sie brauchen?

Grundsätzlich lautet die Antwort »Ja«, nur bei veganer Ernährung sind für manche Nährstoffe Ergänzungspräparate notwendig.

NÄHRSTOFFDICHTE FÜR VEGANER

Für eine gesunde Entwicklung braucht ein Kind genügend Kalorien, gesunde Fette und Proteine. Vegane Ernährung kann ballaststoffreich sein und einen kleinen Kinderbauch füllen, ohne genügend Kalorien zu liefern. Beugen Sie dem vor, indem Sie auf energie- und nährstoffreiche Lebensmittel wie Avocados, pflanzliche Öle, Samen, Nussmus oder gemahlene Nüsse (wegen Erstickungsgefahr keine ganzen Nüsse bis zum Alter von fünf Jahren), Tofu und Hülsenfrüchte setzen.

PROTEINE

Der Eiweißbedarf lässt sich gut decken, wenn das Kind zu jeder Mahlzeit verschiedene proteinreiche Lebensmittel isst, von milchfreien Joghurts über Hülsenfrüchte, Getreide wie Quinoa und Buchweizen bis hin zu Tofu und anderen Sojaprodukten. Neben den essenziellen Aminosäuren, die wir alle zu uns nehmen sollten (siehe S. 14–15 und 128–129), gibt es noch einige weitere, die für Kinder »bedingt essenziell« sind, weil ihr Körper sie nicht in ausreichender Menge herstellen kann: Arginin, Histidin, Cystein, Glycin, Tyrosin, Glutamin und Prolin. Geben Sie Ihrem Kind jeden Tag eine Mischung aus verschiedenen Eiweißquellen, einschließlich Vollkornprodukten und Gemüse, dann sollte sein Bedarf an essenziellen und bedingt essenziellen Aminosäuren gedeckt sein.

VITAMINE UND MINERALSTOFFE

Sprechen Sie mit dem Arzt darüber, ob es ratsam ist, Ihrem Kind Ergänzungspräparate als Tropfen oder Spray zu geben.

- **Vitamin D** In den ersten zwölf Lebensmonaten haben Kinder einen hohen Bedarf an Vitamin D für den Knochenaufbau. Gleichzeitig sind sie noch nicht in der Lage, genügend Vitamin D durch Sonneneinstrahlung zu bilden. Ihr Kinderarzt wird Ihnen daher eventuell ein Ergänzungspräparat empfehlen.
- **Jod** Muttermilch und Säuglingsnahrung decken den Bedarf. Danach sind eventuell angereicherte Lebensmittel sinnvoll, weil pflanzliche Nahrung kaum Jod enthält.
- **Vitamin B_{12}** In pflanzlichen Lebensmitteln gibt es keine hochwertigen Formen von B_{12}, das für Nervensystem, Stoffwechsel und Bildung roter Blutkörperchen wichtig ist. Die Muttermilch ist nur dann ausreichend, wenn die Mutter B_{12} zu sich nimmt. Säuglingsnahrung ist zumeist angereichert.
- **Cholin** ist wichtig für die Entwicklung des Gehirns. Die wichtigsten Cholinquellen sind Eier, Soja und Kreuzblütler (Kohl, Rucola).
- **Omega-3** Die Fettsäure DHA ist für die Entwicklung des Gehirns von entscheidender Bedeutung, aber selbst Algen, Eier und angereicherte Lebensmittel liefern meist nicht genug. Darum sollten Sie in der Schwangerschaft und Stillzeit Nahrungsergänzungsmittel in Betracht ziehen.
- **Kalzium** ist wichtig für das Wachstum von Knochen und Zähnen, aber in veganer Ernährung nicht ausreichend vorhanden. Geben Sie angereicherten Sojajoghurt, weiße Bohnen, Hummus und Nussmus.

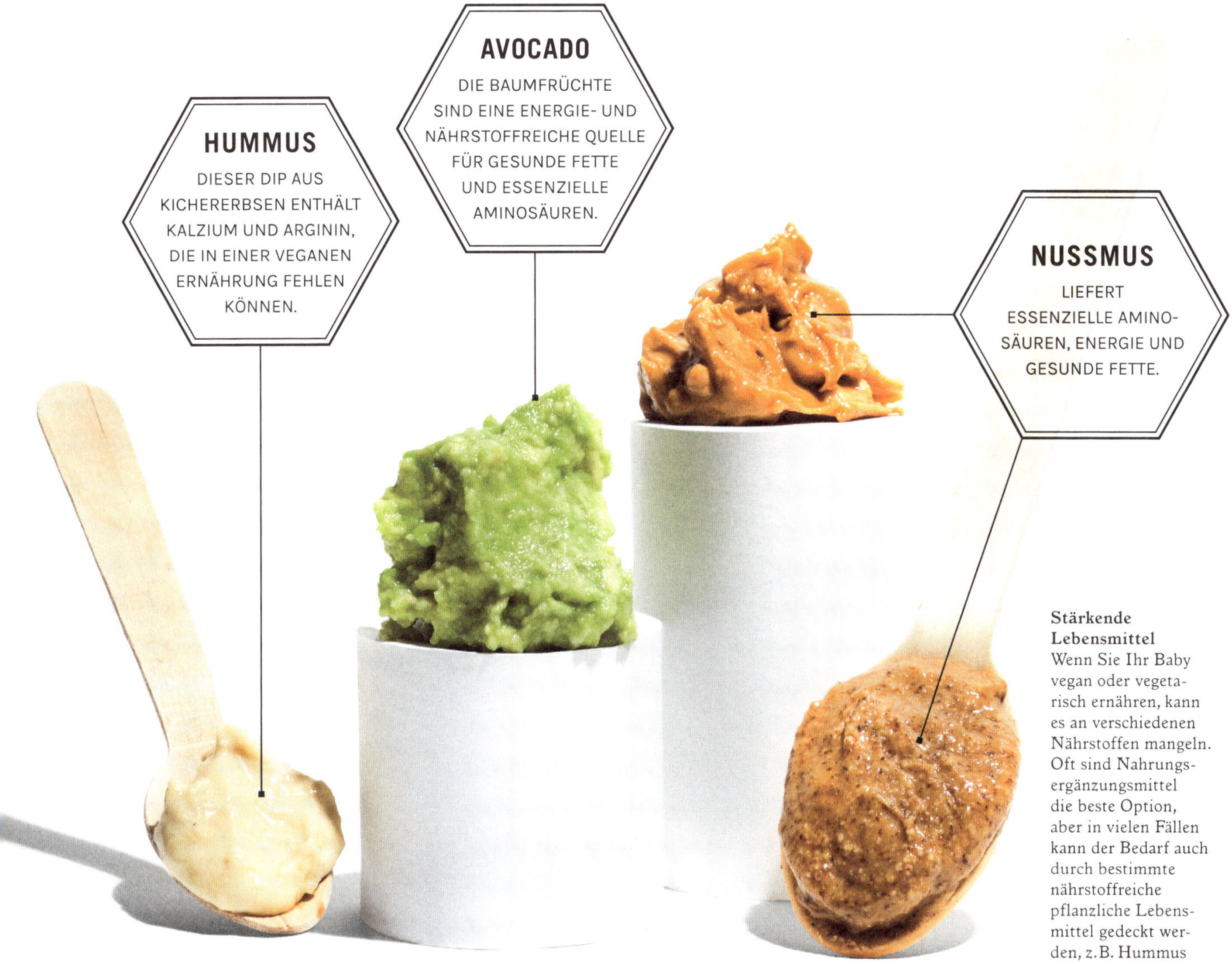
AVOCADO
DIE BAUMFRÜCHTE SIND EINE ENERGIE- UND NÄHRSTOFFREICHE QUELLE FÜR GESUNDE FETTE UND ESSENZIELLE AMINOSÄUREN.
HUMMUS
DIESER DIP AUS KICHERERBSEN ENTHÄLT KALZIUM UND ARGININ, DIE IN EINER VEGANEN ERNÄHRUNG FEHLEN KÖNNEN.
NUSSMUS
LIEFERT ESSENZIELLE AMINOSÄUREN, ENERGIE UND GESUNDE FETTE.

Stärkende Lebensmittel
Wenn Sie Ihr Baby vegan oder vegetarisch ernähren, kann es an verschiedenen Nährstoffen mangeln. Oft sind Nahrungsergänzungsmittel die beste Option, aber in vielen Fällen kann der Bedarf auch durch bestimmte nährstoffreiche pflanzliche Lebensmittel gedeckt werden, z.B. Hummus und Nussmus.

QUELLEN FÜR BEDINGT ESSENZIELLE AMINOSÄUREN

ARGININ	HISTIDIN	CYSTEIN	TYROSIN	GLUTAMIN	PROLIN
KÜRBISKERNE	TOFU	SONNENBLUMENKERNE	MILCH	SOJABOHNEN	HÜLSENFRÜCHTE
SOJABOHNEN	KÜRBISKERNE	LINSEN	LINSEN	ROTKOHL	NÜSSE
ERDNÜSSE	VOLLKORN-WEIZENNUDELN	HAFER	KÜRBISKERNE	NÜSSE	SAMEN
KICHERERBSEN	GRÜNE BOHNEN	MÖHREN	WILDREIS	HÜLSENFRÜCHTE	
LINSEN					

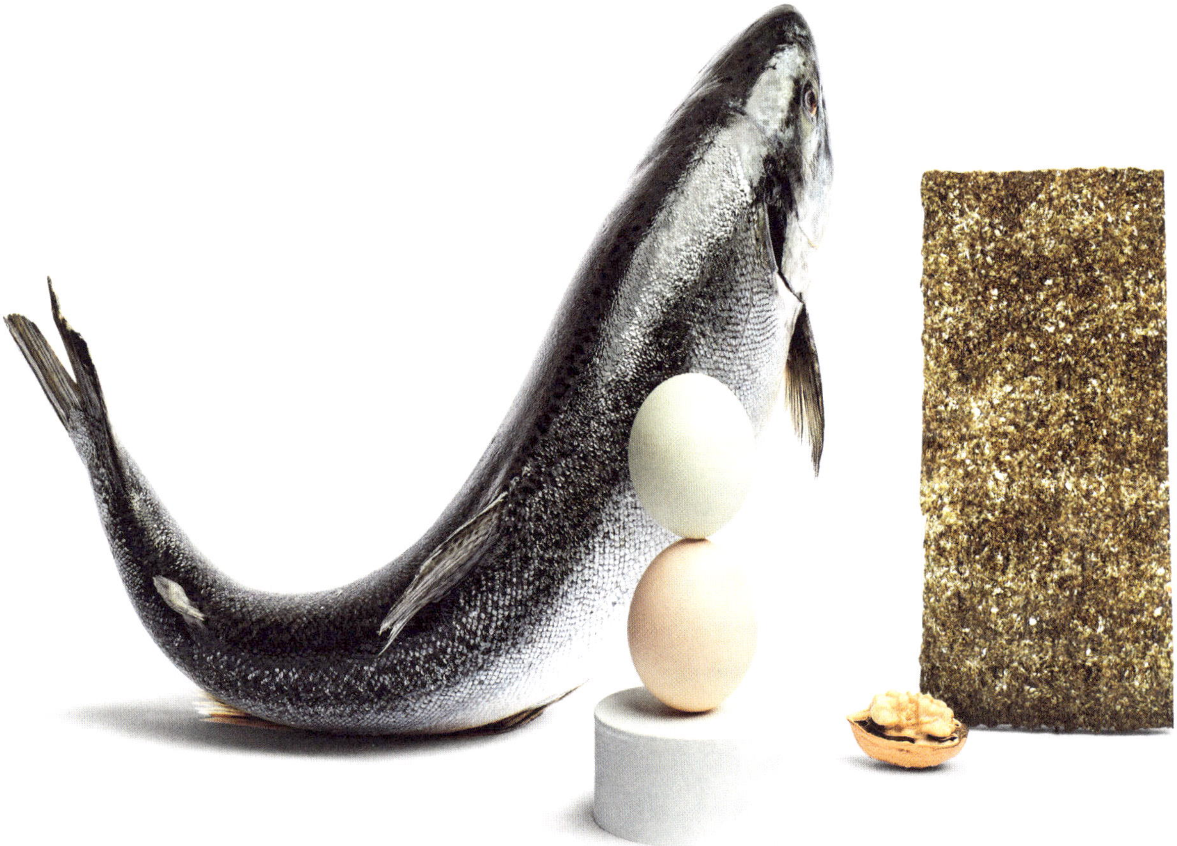

WIE WIRKT ERNÄHRUNG AUF DIE PSYCHE?

BEEINFLUSST DIE ERNÄHRUNG MEINE STIMMUNG?

Eine Verbesserung der Ernährung kann die Stimmung aufhellen, zu klarem Denken, mehr Energie und mehr Ausgeglichenheit verhelfen – also insgesamt das Wohlbefinden steigern.

Forschungsergebnisse deuten darauf hin, dass Entzündungen im Gehirn durch die Ernährung beeinflusst werden. Denn sie fördert die Vielfalt des Darmmikrobioms, die wiederum die Produkion von kurzkettigen Fettsäuren begünstigt. Diese haben entzündungshemmende Eigenschaften (siehe S. 48–53).

Bei ungesunder Ernährung mit einem hohen Anteil an Salz, gesättigten Fettsäuren und Zucker nimmt das Volumen des Hippocampus im Gehirn ab, und die Neuronen können geschädigt werden. Dadurch steigt das Risiko für Depressionen, Stimmungstiefs und schlechtere Gedächtnis- und Lernleistung. Studien zeigen, dass mediterrane Ernährung (siehe S. 36–41) zur Vorbeugung und Linderung von Depressionen beitragen kann und sich oft als wirksamer erweist als herkömmliche Behandlungsmethoden. Zum Schutz unseres Gehirns sollten wir auch darauf achten, mehr Polyphenole aus Lebensmitteln wie Spinat und dunklen Beeren zu uns zu nehmen.

DAS »GLÜCKSHORMON«

Der Botenstoff Serotonin übermittelt Botschaften von einem Gehirnbereich zum nächsten. Wegen seiner stimmungsstabilisierenden Eigenschaften

Auf und Ab des Blutzuckers

Wenn Sie viele raffinierte Kohlenhydrate essen, registriert die Bauchspeicheldrüse einen Anstieg des Blutzuckerspiegels und schüttet so schnell wie möglich Insulin aus, um diesen Anstieg auszugleichen. Dies kann dazu führen, dass zu viel Glukose aus dem Blut entfernt wird, was einen Blutzuckerabsturz verursacht, bei dem Sie sich müde, gereizt, deprimiert, ängstlich und nervös fühlen können.

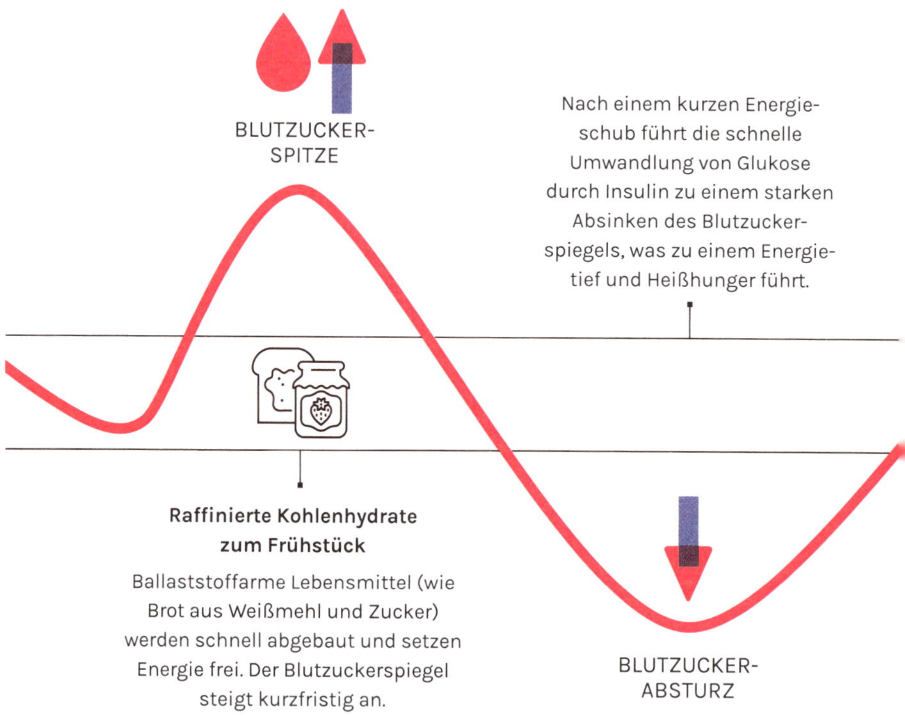

wird er auch als »Glückshormon« bezeichnet. Darmbakterien stellen etwa 95 Prozent des Serotoninvorrats des Körpers her. Es gibt eine ständige Kommunikation zwischen Darm und Gehirn (siehe S. 48–49). Darmbakterien helfen nicht nur bei der Verdauung von Nährstoffen, sondern auch bei unserer Immunreaktion (siehe S. 140–141), und sie stehen sogar mit unserer psychischen Gesundheit in Verbindung.

Menschen mit niedrigem Serotoninspiegel fühlen sich nach dem Konsum von Zucker oft besser, was natürlich nicht die gesündeste Art ist, die Stimmung zu heben, und oft zu Heißhungerattacken führt. Stattdessen könnte man die Serotoninproduktion durch den Verzehr von hochwertigen Kohlenhydraten und Proteinen mit der Aminosäure Tryptophan fördern, die in Milch oder Thunfisch enthalten ist. Es ist noch nicht restlos erforscht, ob diese Lebensmittel tatsächlich die Stimmung verbessern, aber es ist wahrscheinlich, dass eine unzureichende Kohlenhydratzufuhr, z.B. bei einer eiweiß- und fettreichen Ernährung, auf die Stimmung drückt.

ENERGIE UND STIMMUNG

Stimmung und Konzentration können stark davon abhängen, wie sich Ihre Ernährung auf den Blutzuckerspiegel auswirkt. Wenn Sie Kohlenhydrate essen, wandelt Ihr Körper sie in Glukose um und schickt die Glukose in Ihr Blut. Die Bauchspeicheldrüse produziert dann Insulin, um die Glukose in Energie umzuwandeln und in den Zellen zu speichern (siehe auch S. 30–31 und 170–171).

Die Art der Kohlenhydrate beeinflusst das Auf und Ab des Blutzuckers. Die »falschen« Kohlenhydrate (z.B. raffinierte Kohlenhydrate und Zucker) geben einen schnellen Energieschub. Dem folgt ein Blutzuckerabsturz, bei dem man sich energielos und unkonzentriert fühlt und sich nach energiereicherer Nahrung sehnt: Oft greift man zu Keksen, um sich einen weiteren Energieschub auf Zuckerbasis zu holen. Kohlenhydrate wie Gemüse, Obst und Vollkornprodukte, deren Energie langsam freigesetzt wird, vermeiden dieses schnelle Auf und Ab und sorgen dafür, dass Sie sich zufriedener, konzentrierter und länger energiegeladen fühlen (siehe unten).

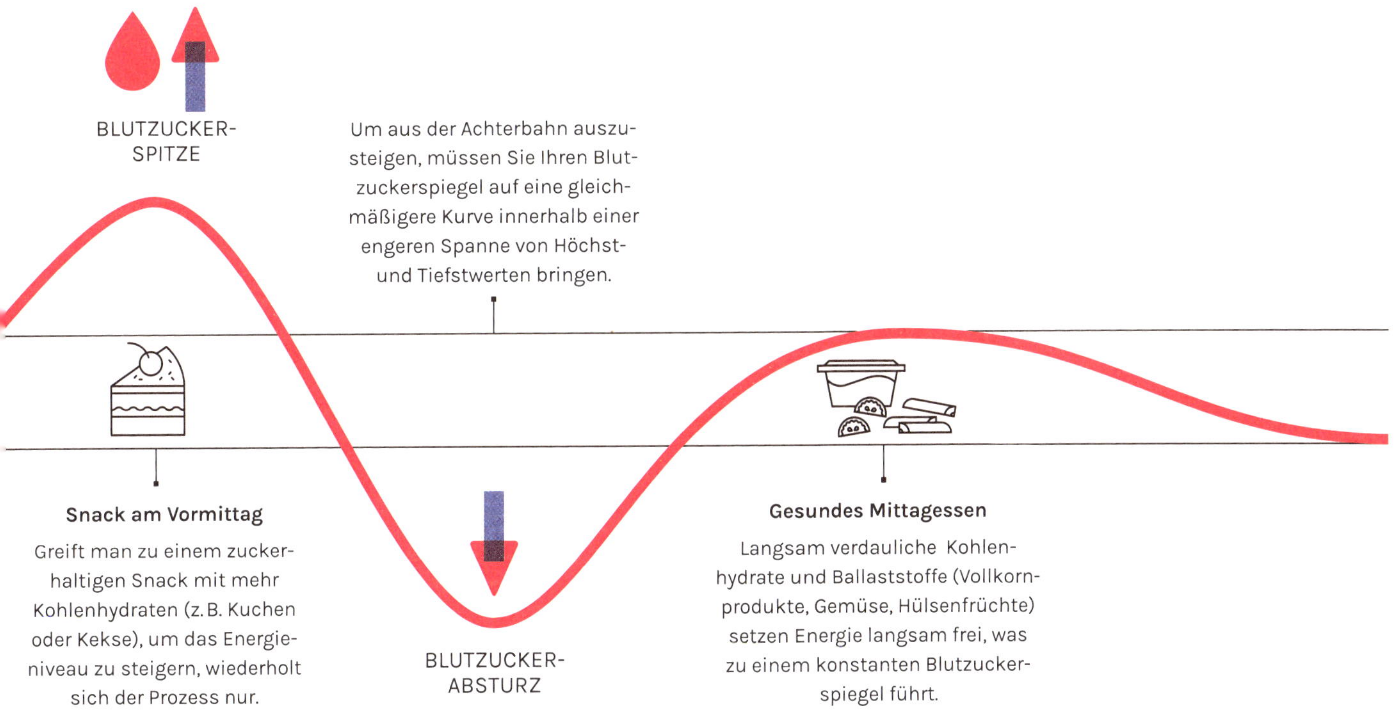

KANN INTUITIVES ESSEN MIR HELFEN?

Intuitives Essens kann Ihnen helfen, besser auf Ihren Körper zu hören und sich auf Ihre Gesundheit statt auf das Gewicht zu konzentrieren.

Viele Menschen halten intuitive Ernährung für einen neuen Diättrend. Tatsächlich geht es aber darum, einen Weg aus der Diätfalle aufzuzeigen. Der Ansatz ermutigt dazu, starre Ernährungsregeln aufzugeben, den eigenen Körper zu respektieren und das Essen wieder zu genießen.

SCHOKOLADE? JA, BITTE!

Wer ständig Diät hält, isst selten mit Genuss, aber umso öfter mit Schuldgefühlen. Man isst, was im Rahmen der jeweiligen Diät »erlaubt« ist. Aber das kann sich rächen. Stellen Sie sich vor, Sie haben Lust auf Schokolade, aber Ihr Diätgewissen sagt: »Das ist ungesund.« Sie wählen stattdessen einen kalorienarmen Snack, sind danach aber nicht wirklich zufrieden. Der Appetit ist immer noch da, Sie greifen zum nächsten Snack, und das Muster setzt sich fort. Hätten Sie auf Ihren Körper gehört und ein Stück Schokolade gegessen, wären Sie jetzt zufrieden und hätten insgesamt weniger gegessen.

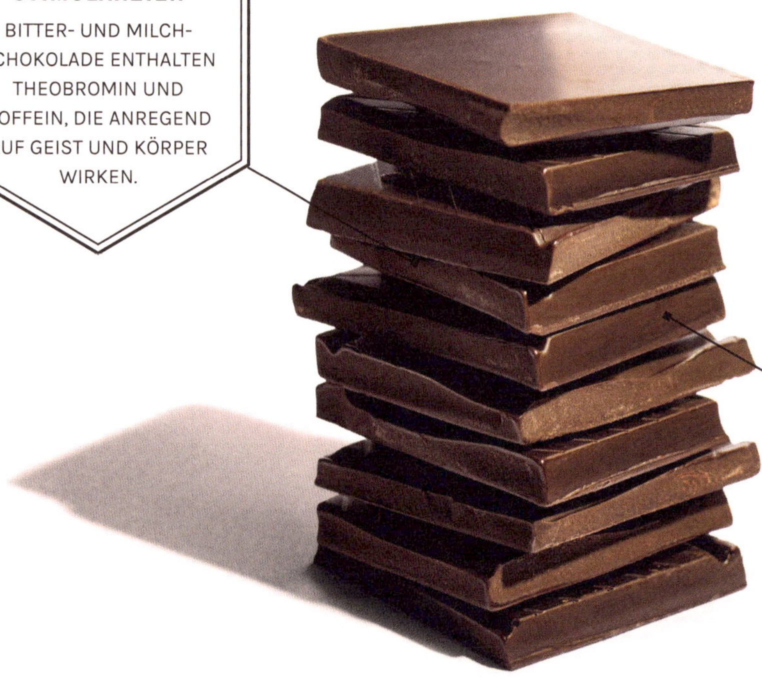

STIMULANZIEN

BITTER- UND MILCHSCHOKOLADE ENTHALTEN THEOBROMIN UND KOFFEIN, DIE ANREGEND AUF GEIST UND KÖRPER WIRKEN.

Dunkle Schokolade enthält gleich mehrere Wohlfühlstoffe. Es ist jedoch umstritten, ob die Mengen hoch genug sind, um tatsächlich eine physiologische Wirkung zu haben.

GUTE LAUNE?

TRYPTOPHAN IN DUNKLER SCHOKOLADE WIRKT AUF DAS STIMMUNGS- UND BELOHNUNGSZENTRUM DES GEHIRNS.

DIE 10 PRINZIPIEN DER INTUITIVEN ERNÄHRUNG

1. SCHLUSS MIT DIÄTEN

Setzen Sie sich mit Ihren Essensregeln auseinander, die durch äußere Faktoren wie Diäten und Medien beeinflusst werden können. Die Umstellung kann dauern!

2. HUNGER AKZEPTIEREN

Hunger ist ein Signal des Körpers, das bei Diäten oft ignoriert wird. Zu den Hunger-Signalen gehören Benommenheit, Gereiztheit oder Energielosigkeit.

3. MIT DEM ESSEN FRIEDEN SCHLIESSEN

Erlauben Sie sich zu essen. Wenn Sie alle Lebensmittel erlauben, verliert das »Verbotene« seinen Reiz, und Sie schaffen ein Gleichgewicht.

4. DEN DIKTATOR STÜRZEN

Schalten Sie die Stimme im Kopf aus, die versucht, Ihre Lebensmittelauswahl auf der Grundlage von Kaloriengehalt oder »Gesundheit« zu diktieren.

5. SÄTTIGUNG ERKENNEN

Es gibt einen Unterschied zwischen »satt» und »vollgefressen«. Überprüfen Sie sich selbst, während Sie essen. Sind Sie satt oder überschreiten Sie die Grenze?

6. ZUFRIEDENHEIT

Um weniger zu essen und sich besser zu fühlen, wählen Sie köstliche Lebensmittel, auf die Sie wirklich Lust haben und die Sie satt machen. Beginnen Sie mit wenigen Mahlzeiten pro Woche.

7. GEFÜHLE VOM ESSEN ABKOPPELN

Trostessen kann problematisch sein. Versuchen Sie, andere Wege zu finden – nehmen Sie ein Bad, lesen Sie ein Buch, gehen Sie spazieren.

8. DEN KÖRPER ANNEHMEN

Jeder Körper ist anders. Wir sollten nicht unsere Gesundheit opfern, um einem Ideal zu entsprechen. Ziehen Sie psychologische Unterstützung in Betracht, wenn Sie mit Ihrem Körperbild kämpfen.

9. BEWEGUNG GENIESSEN LERNEN

Bewegung ist gut für die körperliche und geistige Gesundheit, und sie sollte sich gut anfühlen. Probieren Sie sich aus, und lassen Sie den Fitnesstracker weg.

10. ES LANGSAM ANGEHEN LASSEN

Erforschen Sie Ihre Beziehung zum Essen, ehe Sie sich mit den Grundlagen der Ernährung befassen. Essen soll dem Wohlbefinden und dem Genuss dienen.

WAS IST ACHTSAMES ESSEN?

Allzu oft essen wir nebenbei und auf die Schnelle. Wenn wir uns aber die Zeit für einen achtsamen Umgang mit dem Essen nehmen, kann sich unser Verhältnis zur Ernährung drastisch verbessern.

Viel zu oft sind wir beim Essen nicht bei der Sache. Wir essen, während wir telefonieren oder am Computer arbeiten, und bemerken kaum den Geschmack oder die Menge an Nahrung, die wir zu uns nehmen. Beim achtsamen Essen richten wir unsere volle Aufmerksamkeit auf die Empfindungen, Gedanken und Gefühle, die dabei auftauchen, ohne zu kritisieren oder zu bewerten. Wir nehmen die Farben, Formen, Düfte, Aromen, die Beschaffenheit und sogar die Geräusche unseres Essens wahr. Immer mehr Hinweise deuten darauf hin, dass langsameres und achtsameres Essen dazu beitragen kann, Gewichtsprobleme und schlechte Essensentscheidungen zu bekämpfen.

ESSE ICH ACHTSAM?

Sind Ihre Essensentscheidungen immer bewusst? Wissen Sie im Kino genau, wie viel Popcorn Sie knabbern, oder sind Sie so abgelenkt vom Film, dass Sie die ganze Tüte leeren, ohne wirklich etwas zu schmecken? Nur wer sich seiner Essgewohnheiten bewusst ist, kann sie gezielt verbessern. Es hat seinen Grund, dass wir Geschmacksknospen besitzen, und Sättigung ist ein natürliches Gefühl. Erlauben Sie sich, Ihr Essen zu genießen.

VERÄNDERUNGEN

Es geht darum, das achtlose Essen zu enttarnen, das uns allen nicht fremd ist. Schauen Sie in der Übersicht rechts, welche Gewohnheiten Sie von sich kennen, und suchen Sie Strategien, daran etwas zu ändern. Nehmen Sie bewusst wahr, was, wann und wie Sie essen. So können Sie lernen, Ihr Essen wieder öfter zu genießen.

PORTIONSGRÖSSEN

Zu viel auf dem Teller

Wer Hunger hat, füllt sich leicht zu viel auf. Versuchen Sie, Zutaten vor dem Kochen zu wiegen, und halten Sie sich an vernünftige Portionsgrößen.

NACHT-ESSER

Keine Mahlzeiten auslassen

Essen Sie tagsüber genug, damit Sie nachts nicht von Hungerattacken geweckt werden.

TECHNIK

lenkt ab

Wenn Sie während des Essens fernsehen oder auf Ihrem Handy scrollen, lenkt Sie das von Ihrem Essen ab. Versuchen Sie, Ihr Telefon in einen anderen Raum zu legen und den Fernseher während der Mahlzeiten auszuschalten.

TROST-ESSEN

bei Ärger, Langeweile, Müdigkeit oder Stress

Die meisten Menschen trösten sich manchmal mit Essen, aber wenn Sie das oft tun, sollten Sie versuchen, Ihre Stimmung auf andere Weise zu heben, z. B. durch Sport, ein Bad oder Tagebuchschreiben.

SNACKEN

während des ganzen Tags

Wenn Sie dauernd kleine Snacks zu sich nehmen, führt das zu starken Schwankungen des Blutzuckerspiegels (siehe S. 202–203). Setzen Sie auf reichhaltige Mahlzeiten mit komplexen Kohlenhydraten, die anhaltend sättigen.

ESSEN AUF DEM SOFA

statt am Tisch

Das Sofa ist ein Ort zum Faulenzen und Entspannen. Am Tisch haben Sie beim Essen eine bessere Körperhaltung und sind mehr auf die Nahrung konzentriert.

ESSEN IN EILE

oder unterwegs

So wird das Essen eher zur Notwendigkeit als zur Priorität. Versuchen Sie, innezuhalten, und sei es nur für fünf Minuten, um Ihr Essen zu genießen.

WAS GERADE DA IST

z.B. in der Schreibtischschublade

Manchmal siegt die Bequemlichkeit, aber versuchen Sie lieber, bewusst Lebensmittel auszuwählen, die Sie essen möchten. Stehen Sie vom Schreibtisch auf und meiden Sie Ablenkungen, um Ihr Essen zu genießen.

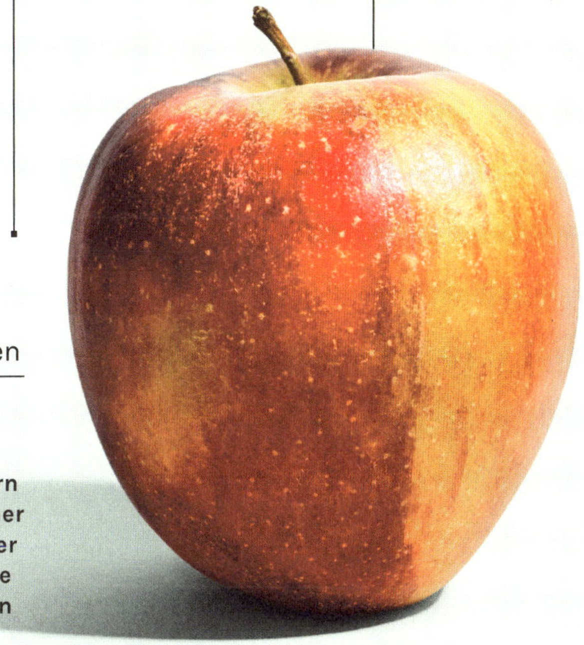

Schlechte Angewohnheiten enttarnen

Fragen Sie sich, wie oft Sie diese unbedachten Essgewohnheiten bei sich erkennen und ob Sie Ihr Verhalten ändern können. Vielleicht können Sie nicht immer alle vermeiden, aber wenn Sie sich dieser Gewohnheiten bewusst sind, können Sie sich gezielt für andere Verhaltensweisen entscheiden.

FERTIGES ESSEN

Verarbeitet und abgepackt

In solchen Lebensmitteln sind alle möglichen versteckten Zutaten enthalten, von denen viele ungesund sind. Versuchen Sie, so oft wie möglich selbst zu kochen, damit Sie wissen, was in Ihrem Essen steckt.

WOCHENEND-ESSER

In der Woche klappt alles gut, aber am Wochenende nicht.

Geben Sie sich generell mehr Freiheit, statt sich unter der Woche einzuschränken und am Wochenende über die Stränge zu schlagen.

KAUFAUL

Eiliger Esser

Schlingen erschwert die Verdauung und führt dazu, dass Sie zu viel essen, bis das Sättigungsgefühl einsetzt. Versuchen Sie, sich ausreichend Zeit zu nehmen, um Ihre Mahlzeit oder Ihren Snack zu genießen, und essen Sie langsam.

FRÜHSTÜCK AUSLASSEN

Einfache Lösung?

Sie können so vielleicht Zeit und Kalorien sparen. Aber ein gesundes Frühstück versorgt Sie den Vormittag über anhaltend mit Energie und verhindert so, dass Sie zu Mittag zu viel essen.

Einschränkung und Heißhunger – ein Teufelskreis

Ungesunde Lebensmittel einzuschränken, mag zwar richtig scheinen, kann aber zu schwer kontrollierbaren Heißhungerattacken führen.

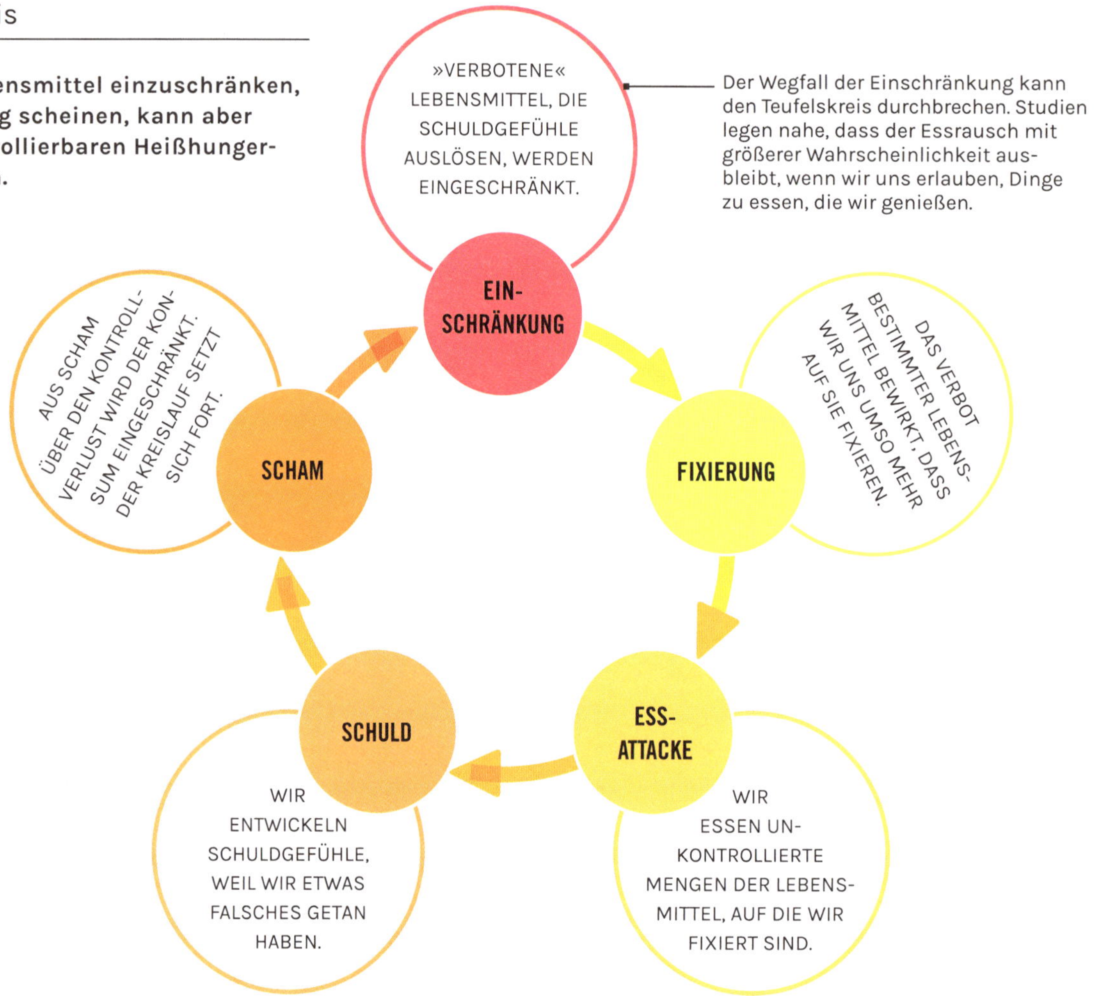

Den Teufelskreis durchbrechen

Der Kreislauf aus Einschränkungen und Essattacken kann jeden treffen, nicht nur Menschen mit Essstörungen. Wenn Sie dieses Muster jemals bei sich entdecken, denken Sie an Folgendes:

1 SELBSTWERT

Arbeiten Sie an sich selbst

Analysieren Sie Ihre Erwartungen und Werte und lernen Sie, Ihr Selbstwertgefühl und Ihre Selbstachtung zu steigern. Nehmen Sie bei Bedarf professionelle Hilfe in Anspruch.

2 TAGEBUCH

Führen Sie ein Ernährungstagebuch

(siehe S. 96–97). Ehe Sie versuchen abzunehmen, müssen Sie aus dem Kreislauf herauskommen. Achten Sie zunächst nur darauf, Ihr Gewicht zu halten.

3 EMOTIONEN

Verstehen Sie Ihre Gefühle

Wie ist Ihr Ernährungsstil? Gibt es viele Regeln? Fühlen Sie sich schuldig oder traurig? Wie fühlen Sie sich, wenn Sie eine Ihrer Regeln brechen und wie reagieren Sie darauf?

WAS TUN BEI EINER BINGE-EATING-STÖRUNG?

Manche Menschen essen unkontrolliert, obwohl sie nicht hungrig sind. Oft geht es darum, sich von etwas Schmerzhaftem abzulenken. Die Beziehung zwischen Essen und Stimmung reicht aber weit über den Moment hinaus.

Emotionales Essen dient oft dazu, fehlende Bewältigungsstrategien zu kompensieren. Wenn dieses Verhalten zwanghafte Züge annimmt, spricht man von einer Binge-Eating-Störung. Dies ist eine ernsthafte psychische Erkrankung. Betroffene nehmen große Mengen Nahrung zu sich und erleben dabei einen Kontrollverlust, der sehr belastend sein kann. Binge-Eating-Störungen können dazu führen, dass die Betroffenen nicht mehr wissen, was sie während einer Essattacke tun oder was sie gegessen haben.

BIN ICH BETROFFEN?

Alle Menschen essen gelegentlich aus emotionalen Gründen. Stress, Langeweile, Angst oder Schlafmangel können dazu führen, dass wir von bestimmten Lebensmitteln mehr essen möchten. Zum Problem wird es, wenn unsere Gefühle unser Essverhalten bestimmen. Wenn wir als Reaktion auf etwas Schwieriges oder Schmerzhaftes zu viel essen, können wir in einen Teufelskreis geraten (siehe S. 208). Auf eine Essattacke folgen Schuldgefühle und Scham, also negative Gefühle, denen Betroffene wiederum durch Einschränkung der Nahrungsaufnahme begegnen. Die Einschränkung löst zwanghafte Gedanken an das Essen aus, und so beginnt der Kreislauf von Neuem. Wenn Sie sich die Zeit nehmen können, neue Bewältigungsstrategien für emotionale Probleme zu entwickeln, kann Ihnen das helfen, den Kern des Problems zu erkennen und den Kreislauf aus Essattacken und Einschränkung zu durchbrechen.

Wenn Sie glauben, dass Sie an einer Form von Essstörung leiden, sollten Sie so schnell wie möglich professionelle Hilfe in Anspruch nehmen. Ihr Hausarzt sollte Ihre erste Anlaufstelle sein, da er Sie an einen Facharzt oder Therapeuten überweisen kann. Alternativ können Sie auch private Unterstützung bei einem zugelassenen Therapeuten suchen.

4 AUSLÖSER

Erkennen Sie die Auslöser

Kennen Sie einige der unten genannten Auslöser für Essattacken aus Ihrem Alltag? Was bewirken sie bei Ihnen?

ZORN | ANSPANNUNG | SORGEN | ANGST
DEPRESSION | SCHLECHTE LAUNE
LANGEWEILE | SCHULD | SCHAM

5 NEGATIVE GEDANKEN

Hinterfragen Sie Ihren inneren Kritiker

Geben Sie dem inneren Kritiker in Ihrem Kopf einen Namen. Sie werden vielleicht überrascht feststellen, dass Sie sich selbst schikanieren. Das ist ein Zeichen dafür, dass Sie ruhiger und liebevoller mit sich umgehen sollten.

6 SELBSTLIEBE

Seien Sie gut zu sich selbst

Denken Sie daran, dass Ihr Körper Nahrung benötigt, um zu funktionieren. Wenn Ihr Körper die Nährstoffe erhält, die er braucht, ist die Wahrscheinlichkeit geringer, dass Sie krank werden. Sie verdienen es, zu essen und zu genießen.

LEIDE ICH AN EINER ESSSTÖRUNG?

Eine Essstörung ist eine komplexe psychische Erkrankung, die nach festgelegten Kriterien diagnostiziert wird. Jeder, unabhängig von Geschlecht, Alter, ethnischer Zugehörigkeit, Figur und Größe, kann daran erkranken.

Wer ein gesundes Verhältnis zum Essen hat, kann flexibel und spontan eine Vielzahl von Lebensmitteln essen. Letztlich geht es darum, dass das Essen nicht Ihr Leben bestimmt und Sie sich nicht an bestimmte Ernährungsregeln halten müssen, wie zum Beispiel nur dann Kohlenhydrate zu essen, wenn Sie vorher Sport gemacht haben.

WAS IST EINE ESSSTÖRUNG?

Bei Menschen mit Essstörungen dient Nahrungsaufnahme als Bewältigungsstrategie für schwierige Situationen oder Gefühle. Manche schränken die Nahrungsaufnahme stark ein, andere essen unmäßig viel oder versuchen, aufgenommene Nahrung durch ungesunde Mittel loszuwerden (z. B. Erbrechen, Abführmittel, Fasten oder übermäßiger Sport) oder zeigen mehrere dieser Verhaltensweisen.

Es gibt keine einheitliche Ursache, und die Betroffenen weisen möglicherweise nicht alle Symptome einer bestimmten Essstörung auf. Am bekanntesten ist wohl die *Anorexia nervosa,* die Magersucht, die jedoch nicht immer mit Untergewicht einhergeht. Essstörungen können sich auch verändern, so kann sich beispielsweise eine Magersucht zu einer Bulimie entwickeln. Da vielfach angenommen wird, dass vor allem jüngere Frauen betroffen sind, werden Essstörungen bei anderen Bevölkerungsgruppen seltener diagnostiziert. Relativ häufig kommen unspezifische Essstörungen vor, deren Symptome nicht genau den Kriterien entsprechen, die Ärzte für die Diagnose einer Binge-Eating-Störung, Magersucht oder Bulimie heranziehen. Das bedeutet aber nicht, dass sie weniger ernst sind.

Symptome erkennen

Essstörungen sind schwierig zu erkennen, denn sie können sich bei jedem anders äußern. Auf diese Warnzeichen sollten Sie achten:

VERHALTEN

- Übermäßige Sorge um Körpergewicht und Figur
- Vermeiden von Verabredungen, bei denen gegessen wird
- Sehr geringe Nahrungsmengen
- Herbeigeführtes Erbrechen oder Einnahme von Abführmitteln nach dem Essen
- Übermäßig viel Sport
- Sehr strenge Ernährungsregeln oder -routinen
- Stimmungsschwankungen, Rückzug, Anspannung, Depressionen

KÖRPERLICH

- Frieren, Müdigkeit, Schwindel
- Schmerzen, Kribbeln oder Taubheit in Armen oder Beinen (Durchblutungsstörungen)
- Herzrasen, Schwäche, Ohnmacht
- Verdauungsprobleme (Blähungen, Verstopfung, Durchfall)
- Gemessen am Alter auffallend hohes oder niedriges Gewicht
- Ausbleibende Periode oder verspätet einsetzende Pubertät

IM LAUFE IHRES LEBENS ERKRANKEN VON

1000 FRAUEN

DURCHSCHNITTLICH

14 AN ANOREXIA NERVOSA (MAGERSUCHT)

19 AN BULIMIE

28 AN EINER BINGE-EATING-STÖRUNG

IM LAUFE IHRES LEBENS ERKRANKEN VON

1000 MÄNNERN

DURCHSCHNITTLICH

2 AN ANOREXIA NERVOSA (MAGERSUCHT)

6 AN BULIMIE

10 AN EINER BINGE-EATING-STÖRUNG

Esstörung und Alter

AN EINER ESSSTÖRUNG KANN JEDER ERKRANKEN, ABER JÜNGERE MENSCHEN SIND DEUTLICH STÄRKER BETROFFEN. Anorexia nervosa beginnt vor allem im frühen Jugendalter bzw. während der Pubertät, aber auch im jungen Erwachsenenalter. Bulimie und insbesondere Binge-Eating-Störungen setzen tendenziell etwas später bei älteren Jugendlichen und jungen Erwachsenen ein.

7355 FÄLLE VON ANOREXIA NERVOSA WURDEN 2020 IN DEUTSCHEN KRANKENHÄUSERN STATIONÄR BEHANDELT

Angaben zur Häufigkeit von Essstörungen schwanken in Studien sehr stark. Das liegt z.B. daran, dass unterschiedliche Diagnosekriterien und Definitionen verwendet oder unterschiedliche Gruppen untersucht werden. Die Zahlen hier stammen von der BZgA.

FAST **2 %** DER DEUTSCHEN LEIDEN AN EINER ESSSTÖRUNG

DAS SIND **1,66 Millionen** MENSCHEN

DAVON IST **1/4** MÄNNLICH

ETWA **9 %** DER US-BEVÖLKERUNG ERKRANKEN IM LAUF IHRES LEBENS AN EINER ESSSTÖRUNG

DAS SIND **29,9 Millionen** MENSCHEN

DAVON IST **1/3** MÄNNLICH

WENIGER ALS **6 %** DER MENSCHEN MIT EINER DIAGNOSTIZIERTEN ESSSTÖRUNG SIND IM MEDIZINISCHEN SINN UNTERGEWICHTIG

HILFSANGEBOTE

Wenden Sie sich bei Verdacht auf eine Essstörung an Ihren Hausarzt. Je früher die Krankheit behandelt wird, desto besser. Bitten Sie um einen langen Termin, damit Sie Zeit zum Reden haben. Geben Sie Ihrem Hausarzt so viele Informationen wie möglich, schreiben Sie Symptome und Fragen vorher auf, um gut vorbereitet zu sein. Ihr Hausarzt wird Sie wahrscheinlich an einen Spezialisten überweisen, der Ihre Bedürfnisse beurteilen und einen Behandlungsplan erstellen kann. Manche Betroffenen scheuen sich, wegen einer Essstörung die Zeit des Arztes in Anspruch zu nehmen, oder sie schämen sich für ihr Problem. Außerdem sind Hausärzte nicht auf Essstörungen spezialisiert und haben vielleicht falsche Vorstellungen. In diesem Fall können Sie sich an eine Beratungsstelle wenden oder einen anderen Arzt aufsuchen. Lassen Sie sich nicht entmutigen und geben Sie nicht auf: Eine Behandlung ist wichtig, und Essstörungen sind behandelbar, egal, wie lange sie bereits bestehen.

REGISTER

C

D

G

H

N

S

W

X–Z

DANK

BIBLIOGRAPHIE

Umfassende Liste von Quellen, Studien und Forschungsarbeiten, die als Grundlage dieses Buchs dienen: www.dk.com/science-of-nutrition-biblio

Für die deutsche Ausgabe wurden außerdem Informationen folgender Institutionen zurate gezogen (Auswahl, aufgerufen im Juni 2022): **BMEL** (Bundesministerium für Ernährung und Landwirtschaft), **BMUV** (Bundesministerium für Umwelt, Naturschutz, nukleare Sicherheit und Verbraucherschutz), **BZgA** (Bundeszentrale für gesundheitliche Aufklärung), **DGE** (Deutsche Gesellschaft für Ernährung), **DGEM** (Deutsche Gesellschaft für Ernährungsmedizin), **DGJK** (Deutsche Gesellschaft für Kinder- und Jugendmedizin), **Landeszentrum für Ernährung Baden-Württemberg, LAVES** (Niedersächsisches Landesamt für Verbraucherschutz und Lebensmittelsicherheit), **RKI** (Robert Koch-Institut), **Statista, Umweltbundesamt, Verbraucherzentrale Bundesverband, WHO** (Weltgesundheitsorganisation).

DANK DER AUTORIN

Auch wenn ich das Vertrauen, das so viele Menschen in mich gesetzt haben, nicht mit ein paar Worten vergelten kann, möchte ich ihnen allen auf diese Weise meinen Dank ausdrücken.

Natürlich danke ich DK für die Einladung zu diesem Projekt. Es ist eine Ehre, mit einem so engagierten Verlag zusammenzuarbeiten, der meine Leidenschaft für evidenzbasierte Beratung teilt. Die Zusammenarbeit mit Alastair, Katie und Dawn war eine Freude. Die redaktionelle Arbeit von Andrea, Salima, Holly und Megan bei der Verfeinerung meiner Texte verdient großen Dank, ebenso wie die innovativen Ideen von Alison bei der Gestaltung dieses Buchs.

Meine ersten Lehrer haben mir viel Respekt und Leidenschaft für die Wissenschaft vermittelt – ohne sie wäre ich nicht dort, wo ich jetzt stehe. Insbesondere möchte ich mich bei Dr. Sue Reeves, Kirsty Cotton und der University of Roehampton bedanken, die alle entscheidend zu meinem Berufsweg beigetragen haben.

Danke an alle, die sich die Zeit genommen haben, jede Seite kritisch zu lesen: meine Mentorin Jennifer Low, die Expertin für Darmgesundheit Kaitlin Colucci, meine Sporternährungsberaterin Faye Townsend, die Ernährungsberaterin für intuitive Ernährung Sophie Bertrand und Dr. P. für die medizinische Überprüfung. Ihr Gütesiegel bedeutet mir umso mehr, als ich weiß, wie sehr Sie mir als Freund verbunden sind.

Danke an mein großartiges Team bei Rhitrition: Bea, Jen, Kaitlin, Faye, Sophie, Sarah, Caff, Hala, Katie und Victoria. Ich bin sehr stolz auf alles, was wir geschafft haben, und freue mich auf das, was vor uns liegt.

Danken möchte ich auch meinem Mann und meinem Sohn, die in den schwierigsten Zeiten der Pandemie für mich da waren. Es ist nicht einfach, Familie und Beruf unter einen Hut zu bringen, aber ihr helft mir zu glauben, dass ich alles erreichen kann, was ich mir vornehme.

Großer Dank geht an mein Publikum. Ob Sie mir auf @Rhitrition folgen, ein Buch kaufen oder mich in der Praxis besuchen – Sie zeigen, wie sehr Sie die Wissenschaft schätzen. Die Pandemie hat uns alle gelehrt, noch besser auf unsere Gesundheit zu achten. Mit diesem Buch möchte ich mehr Menschen dazu inspirieren, daran zu glauben, dass sie etwas für ihre Gesundheit und die unseres Planeten tun können – in dem Wissen, dass Ernährung eine Wissenschaft ist.

DIE AUTORIN

Rhiannon Lambert ist eine der führenden Ernährungswissenschaftlerinnen Großbritanniens, Bestsellerautorin und erfolgreiche Podcasterin.

Im Jahr 2016 hat sie in der Londoner Harley Street ihre Praxis Rhitrition gegründet, in der sich ein qualifiziertes Team aus Ernährungswissenschaftlern, Diätassistenten und Psychologen auf Gewichtsmanagement, Sporternährung, Essstörungen sowie prä- und postnatale Ernährung spezialisiert hat.

Als evidenzbasierte Praktikerin ist Rhiannon von den Vorteilen eines wissenschaftlichen Ansatzes in der Ernährung überzeugt.

Sie hat als Beraterin für bekannte Lebensmittelmarken wie Deliveroo, Wagamama, Alpro, Yeo Valley und Little Freddie gearbeitet und deren Menüs, Produktsortimente und Kochmethoden verfeinert. Rhiannon hat außerdem Six Senses, Four Seasons Hotels & Resorts, Amazon, Microsoft, Samsung und Coty in Sachen Ernährung und Wohlbefinden beraten.

2017 erschien Rhiannons erstes erfolgreiches Buch *Re-Nourish: A Simple Way To Eat Well*, teils Handbuch, teils Kochbuch, in dem sie ihre Ernährungsphilosophie vermittelt, um den Grundstein für eine glückliche, gesunde Beziehung zum Essen zu legen. Danach veröffentlichte sie gemeinsam mit Snooker-Weltmeister Ronnie O'Sullivan den Titel *Top Of Your Game: Eating For Mind & Body.*

Rhiannon bietet außerdem mit ihrem Unternehmen RhiNourish Nahrungsergänzungsmittel an. Eine gesunde, ausgewogene Ernährung sollte alle Nährstoffe liefern, die der Körper braucht, aber es kann Gründe für eine Unterversorgung geben. Der innovative Ansatz von RhiNourish nutzt Rhiannons evidenzbasierte, wissenschaftlich fundierte Formeln, um Nahrungsergänzungsmittel mit den Vitaminen und Mineralstoffen herzustellen, die in vielen Ernährungsformen fehlen.

Rhiannon ist Gastgeberin des beliebten Podcasts »Food for Thought«, der den Hörern praktische, evidenzbasierte Ratschläge für einen gesünderen Lebensstil gibt. Mit mehr als fünf Millionen Downloads seit 2018 hat er sich als einer der beliebtesten Gesundheitspodcasts in Großbritannien etabliert.

Rhiannon ist bei der Association for Nutrition registriert. Sie hat Ernährung und Gesundheit studiert, ihre Masterarbeit über Adipositas, Risiken und Prävention geschrieben sowie weitere Qualifikationen in Sporternährung und in Ernährung vor und nach der Geburt erworben. Sie ist Master Practitioner für Essstörungen, akkreditiert von der British Psychological Society, und ist Personal Trainerin (Level 3).

Weitere Informationen über Rhiannon auf Instagram, Twitter, Facebook und YouTube @Rhitrition und unter Rhitrition.com.